卢祥之 —— 著

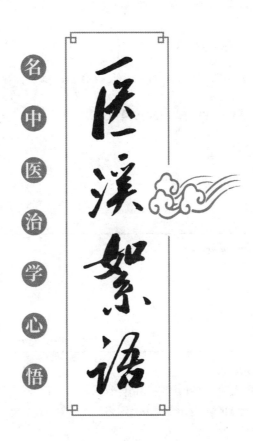

名中医治学心悟

医溪絮语

U0335143

中国科学技术出版社

·北京·

图书在版编目（CIP）数据

医溪絮语：名中医治学心悟 / 卢祥之著. — 北京 : 中国科学技术出版社, 2019.8（2024.6重印）

ISBN 978-7-5046-8250-5

Ⅰ. ①医… Ⅱ. ①卢… Ⅲ. ①中医临床—经验—中国—现代 Ⅳ. ①R249.7

中国版本图书馆CIP数据核字(2019)第052929号

策划编辑	焦健姿　王久红
责任编辑	焦健姿
装帧设计	长天印艺
责任校对	刘　健
责任印制	徐　飞

出　　版	中国科学技术出版社
发　　行	中国科学技术出版社有限公司销售中心
地　　址	北京市海淀区中关村南大街16号
邮　　编	100081
发行电话	010–62173865
传　　真	010–62179148
网　　址	http：//www.cspbooks.com.cn

开　　本	710mm×1000mm　1/16
字　　数	327千字
印　　张	19
版　　次	2019年8月第1版
印　　次	2024年6月第2次印刷
印　　刷	河北环京美印刷有限公司
书　　号	ISBN 978-7-5046-8250-5 / R·2379
定　　价	58.00元

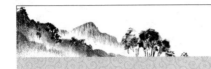

内容提要

　　本书系统阐释了近代中医名家，如张山雷、郑寿全、张锡纯等多位对中医学做出的重大贡献。书中内容多为作者的学习所悟，涉书较多，对前哲、先贤著述做了相当摘录、梳理和分析、论述。本书内容非富，而且紧密结合临床应用，语言生动，可读性强，相信能给广大青年中医师临床思路与重要启迪。也可作为临床中医师、中医院校师生及广大中医爱好者研习参考。

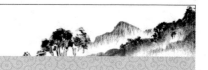

序

　　宋朝的苏轼，在其文集收录的《十八大阿罗汉颂》中写道："梵相奇古，学术渊博。"有人将"学术"的概念，界定为"对存在物及其规律的学科化论证"。这个词对应的英文academia是指"进行高等教育和研究的科学与文化群体"，也就是我们常说的学术界或学府。古希腊雅典的体育馆曾被柏拉图改为学术学习中心而闻名。如果延伸开来，这个英文词也可以用来指"知识的累积"。

　　我想，卢祥之先生的这本《医溪絮语》就是一些中医学术知识的积累。中医学术是一门科学知识，同时也是一种文化体系，是中华民族传统文化的重要组成部分，也是耀眼的明珠之一。祥之先生在这个体系中征事奥博，撷采妍华有年，时有佳作，不少硕士、博士拿他的作品传阅，很令我这个老友感到欣慰。

　　此前，祥之先生拿来此书的清样。适时虽已立冬，读其篇章，仍感暖意融融。斯谓"名中医治学心悟"，其实许多都是其自己所悟，他的识见和学养，读者自会体察。是为序。

孟庆云
于北京中国中医科学院

　　孟庆云，当代著名中医学家，中国中医科学院研究生院教授，曾任中国中医研究院基础理论研究所所长。主要从事中医理论研究，著述甚多，先后担任《中医大百科全书·传统医学卷》副主编及《中国中医药年鉴》《中国中医基础医学杂志》主编。

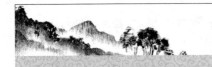

前　言

　　"絮"的本意，作形容词意指说话啰唆。明代学者王錂在《春芜记·邂逅》中写道："听花前絮语情无已。"蒲松龄的《聊斋志异·口技》中说："三人絮语间杂，刺刺不休。"《聊斋志异·周克昌》中又说："毋不能忍，朝夕多絮语。"看来，"絮"就是唠叨的话。20世纪70年代初期，北京大学的张岱年先生写他在30年代认识的熊十力先生和冯友兰先生，他把和熊、冯交谈的"只言片语记下来"，写了《哲苑絮语》。笔者的这部小书，之所以谓为"絮语"，无非是引来借用罢了。

　　笔者认为中医治学习艺，欲善其工，当先穷其源，顺流而下；认为只有熟悉经典，才能学有定见；唯有踏踏实实地不捐细流，博观约取，才能积沙成塔；推崇梅文鼎《中西经典同异考》所说："中与西异，中与中亦自有异；西与中异，西与西亦自有异……天度既有岁差，步算且多新智。执古以疑今，已为胶柱；尊西而废今，亦昧源流。以两说并存，标其同异，庶令仰视者有所依据，则专家之业，可以参互而益明。"

　　中医药学是中国古代文化"一源多流"发展格局的产物。中医药学不仅是一门科学技术，其实质还是一种文化体系的具体形态。这种形态是中国古代自然哲学的滥觞，并不是纯粹意义上的技术体系。历史悠久的中医药文化，自公元前6000年左右中国舞阳龟刻文字始生，到春秋战国时期《黄帝内经》成书，已历经5000余年，周平王东迁又春秋至战国近500年，迄秦至汉的文明、文化史，始孕而成中医基本体系，其中包括特有的社会形式、文化印记，尤以哲学、天文学、历算学、气象学、地理学、生物学、社会学、心理学等内容涵盖丰富。在这些内容中，占主要地位的是中国哲学思想。中国哲学思想是认识社会、研究自然的基本方法，也是中华民族思想体系的主干，而研究中医学须臾不能离却的，就是中国哲学。

中医学伴随着人类进化的脚步，其嬗变的历史给今天和今后的最重要启迪就是既要植根，又要有时代气息。中西合璧，犹如两棵亲缘相合的大树，唯有合抱，才可参天。

书中讲述绝大部分是笔者的学习所悟，虽然力求不蹈畦径，但溥博渊泉，涉书较多，笔记札记，难免录记、引用前哲和他人的著述，其著述权益，自归原作。所述有当亦有不当，这里只是提供一些思路、节略，没有絮聒他人的意思。所以，恭请读者诸君览阅，择善而从，各取所需。

卢祥之

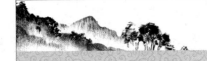

目 录

第一部分 随 悟

1. 张山雷：肝胆火升，浮阳陡动，扰乱脑神经，此皆中风也 …………… 002

2. 郑寿金：万病总在阴阳之中 …………… 004

3. 张锡纯：临证调方，必细心斟酌，详审病机，而后百用不至一失 ……… 006

4. 曹颖甫：中医从源寻流，不舍本逐末，就在于仲景"经方" …………… 010

5. 张生甫：拘守成法，何能治病 …………… 013

6. 章次公：有是证用是药，其失在有偏有颇 …………… 015

7. 章次公：治湿温，汗、润、下"三禁"不可拘 …………… 017

8. 施今墨：八纲辨证气血、表里、虚实、寒热，而阴阳实为总纲 …………… 020

9. 吴佩衡：临证宜注重表证，宜在变中求治 …………… 022

10. 吴佩衡：老于临床者，睿辨真假寒热，当为首要 …………… 024

11. 吴佩衡：阴盛格阳，临证不可不细审其因 …………… 026

12. 袁鹤侪：苓桂术甘汤、苓桂枣甘汤、茯苓甘草汤三方之有同有异 …………… 028

13. 孔伯华：施治以保护元气为主 …………… 029

14. 陆渊雷：《伤寒论》是治疗之极则，学医所必由 …………… 031

15. 张镜人：治热病，宜"表""透"一统 …………… 035

16. 魏长春：学贵于疑，重证不惊，轻征不怠，用药务精，切当忌庞 ………… 037

17. 张镜人：慢性肾炎有内、外两因 …………… 039

18. 张镜人：红斑狼疮当责其风热邪毒，气阴已伤 …………… 040

19. 聂咏丰：肝病之治，重其濯断无所，宜保肝胃而顾四脏 …………… 041

20. 金寿山：学如积薪，后来居上 …………………………………… 043

21. 程门雪：施治宜细析治法，方药宜细化活用 …………………… 045

22. 秦伯未：比证活用，酌脏腑而择药，为立方之道 ……………… 048

23. 张赞臣：高手治咽之道，在肺在胃 ……………………………… 049

24. 陆南山：临诊治眼病，合参四诊，不尚分型 …………………… 051

25. 徐丽洲：治幼儿诸病，务求一透 ………………………………… 053

26. 刘渡舟：抓主征，用经方；重六病，尚简精 …………………… 055

27. 汪逢春：治之王道者何？盖轻可去实，温脾益气 ……………… 057

28. 岳美中：临床诊治之正途，就在于专方专药与辨证论治结合 … 060

29. 黄竹斋：三阳三阴，本钤百病 …………………………………… 062

30. 赵心波：儿科证难在辨因，只要有"准"，治易也 …………… 064

31. 张伯臾：论治杂病，诀在平调阴阳，培补脾肾 ………………… 066

32. 张伯臾：心梗之根，多在阴阳两虚，痰瘀互阻 ………………… 068

33. 丁甘仁：风温之疾，利在速战，勿拘温邪不投温剂 …………… 069

34. 丁甘仁：湿温治在三阳三阴，变在从阳入阴 …………………… 071

35. 严苍山：治温病，切要在"三护" …………………………… 073

36. 陈道隆：上控经，下承诸，悉推善策，是治疑难病之大旨 …… 074

37. 路志正：治病求本。凡施治之初，宜深思，又宜持重 ………… 076

38. 祝味菊：八纲论杂病，五段论伤寒 ……………………………… 079

39. 秦伯未：疑难杂病，治兼标本 …………………………………… 083

40. 秦伯未：成方固可贵，临证宜活不宜拘 ………………………… 085

41. 刘树农：久泻不忌通下 …………………………………………… 087

42. 张赞臣：泻而防弊，务护正气 …………………………………… 089

43. 沈自尹：中医精华之所在，在乎证也 …………………………… 091

44. 程门雪："化"字为先，治法、方药化而用之 ………………… 092

45. 张骧云："表""透"两法，是伤寒证治的中心 ……………… 094

46. 陈苏生：凡病多郁，治郁当以调气为要 ………………………… 095

47. 金明渊：临证辨宜谨守病机，治宜崇醇尚缓 …………………… 099

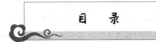
48. 徐荣斋：妇科之辨，素有十问 102

第二部分 杂 札

49. 胡希恕：六经辨证有"三辨" 106

50. 蒲辅周：方有"王道""霸道" 108

51. 蒲辅周：必先岁气，毋伐天和 110

52. 蒲辅周：中、西医结合，只求"神"合，不求"形"合 114

53. 邹云翔：不讲五运六气学说，就是不了解祖国医学 116

54. 何承志：无论内伤外感，贵在守法脾肾 118

55. 严世芸：调气活血，百病乃安 120

56. 王辉萍：祛邪扶正，法在调中 123

57. 王辉萍：妇科之治，首重肝肾 125

58. 严苍山：道之一端，各有短长，为医须兼取百家，推陈致新 128

59. 陈道隆：理法者，不拘一格；方药者，以简驭繁；辨证者，去芜存菁 ... 130

60. 胡建华：临证治脑神经诸病，重在治肝 133

61. 夏应堂：用药难，识病知理更难，而临证总宜举重若轻，药用轻灵 ... 135

62. 夏墨农：痈疽疮疔，形诸外而本诸内，正气为御邪之本 138

63. 庞泮池：异病虽同治，本源自仲景 142

64. 顾伯华：疔疮走黄，必以通下 145

65. 蔡小荪：彰古参今，辨证辨病，衷中参西 148

66. 杨永璇：真正辨证而施治，秘而不传者，在经在络 150

67. 杨依方：药物取归经，执简而驭繁，大扬阐医理 152

68. 施 杞：经隧不通，气机逆乱，瘀阻经络，从肝而治 154

69. 张重华：五官之病，多涉肝肺 157

70. 李济仁：调理五脏可养生 158

71. 邓铁涛：博而不失其精，实而不失其高，近而不失其远 162

72.苏荣扎布：以八戒安心，以四法调身 ……… 164

73.金明渊：老于临床者，辨在义理之得当，不在药物之新奇 ……… 168

74.王翘楚：脑属脏器，而非奇恒 ……… 169

75.邵长荣：中医内涵的扩展，就在于辨证论治与西医辨病相结合 173

76.王灵台：子母戚戚，肝肾息息，阴阳互根，乙癸同源 ……… 177

77.叶景华：临证有五要：主证、主次、共性、阶段、整体 181

78.奚九一：无因不成瘀，因邪而致瘀 ……… 183

79.陆德铭：识病是关键，辨病与辨证相结合最重要 ……… 185

80.陈筱宝：治妇人以元气为本，调血为主，调肝为本 ……… 188

81.蔡柏春：治女科之经候，从气从血而辨寒热虚实 ……… 190

82.陆瘦燕：五行气法是针术取效之关键 ……… 192

83.朱瑞群：小儿顾护纯阳，滋补稚阴，温阳而抑阴 ……… 194

84.王子平：擒拿与点穴，正骨理筋于一炉；手法与药物，练功相合于一体 … 198

85.姚和清：眼科之治，分辨在阴在阳，证辨在脏在腑 ……… 201

86.钱伯文：积聚之成乃气滞之故，疏达理气乃治本之法 ……… 204

87.刘嘉湘：扶正求本，尤重脾肾，辨病祛邪，着眼局部，立足整体 206

88.谢利恒：六淫重在于湿，治湿之法，惟辛惟燥 ……… 208

89.王正公：辛透以疏风，清轻以泄热 ……… 210

90.夏少农：益气养阴法为外科基本之法 ……… 212

91.黄文东：久病不愈，与脾胃关系最为密切 ……… 215

92.费绳甫：步东垣，宗丹溪，从补阳，重补阴，治虚劳，长调理 ……… 220

93.王慰伯：外感论治，六门三法最宜；新感、伏邪，只在辨证，识分六气… 223

94.姜春华：截断扭转，开一代温病新法门 ……… 226

95.王大增：女病重在治肝 ……… 230

96.陈大年：承先人，继素庵，明病理，调肝血 ……… 232

97.黄鸿舫：先议病，后议穴 ……… 234

98.董廷瑶：检谱对弈弈必败，拘方治病病必殆 ……… 236

99.时毓民：治小儿病，重在健脾助运 ……… 240

100. 赵炳南：皮肤湿疡为病，起于湿热，主在心肝，惟以龙胆泻肝 ········ 241

101. 陈健民：医哲本相通，参合宜求索 ················ 243

102. 彭培初：不通乃百病之源，凡病惟求于通 ············ 245

103. 裘沛然：疑难病证因有五因，治有八法 ············ 248

104. 王　左：解排热毒散，气血贵畅和 ·············· 249

105. 徐仲才：人若失其阳，则折寿不彰 ·············· 253

106. 姚培发：人衰之本，肾精竭矣 ················ 254

107. 朱南孙：乙癸一源，肝肾相系 ················ 256

108. 唐吉父：治学宜"熟""博""活" ·············· 258

109. 顾筱岩：疮疡形之于外，病源必根于内 ············ 261

110. 奚伯初：小儿之治，尤重滋阴 ················ 264

111. 徐蔚霖：儿科之治，重在调肺、脾、肾 ············ 266

112. 孟仲法：何为整体谓？阴阳平衡最 ·············· 270

113. 朱子云：喉疾之辨，源为脏腑经络 ·············· 273

114. 王仲奇：辨病证，溯经络，酌盈虚，济升降 ········ 275

115. 夏　翔：脾肾为本，气血为治，益气活血为要 ········ 277

116. 徐小圃：小儿以阳气为本 ·················· 280

117. 陈作霖：情志致病，必取厥阴 ················ 282

118. 秦亮甫：和调五脏，辨识经络，尤崇督脉 ·········· 284

119. 哈荔田：临床调经者有"五要" ·············· 286

第一部分

随悟

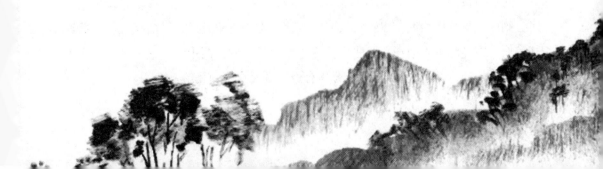

1. 张山雷：肝胆火升，浮阳陡动，扰乱脑神经，此皆中风也

在中国医学学术史上，张山雷与张锡纯、张生甫齐名。笔者在1994年被聘为中国中医研究院研究生部客座教授时，时任研究生部主任的时振生先生就曾与笔者畅谈"海内三张"，其神情之尊崇，溢于言表。

张山雷，名寿颐，江苏嘉定（今属上海）人。本系前清诸生，精于朴学训诂，因其母亲多病，遂留意医学。甲午战争中，光绪帝主战。以后李鸿章"初败于牙山，继败于平壤。日本乘势内侵，连陷九连、凤凰诸城。太连、旅顺相继失守。复据威海卫、刘公岛，夺我兵舰，海军覆丧殆尽。于是议者交咎李鸿章，褫其职。以王文韶代督直隶，命鸿章往日本议和"。当时局不稳，《马关条约》一签，张山雷先生灰心仕途，乃弃儒习医。早年师从朱氏疡科传人朱阆仙先生，1920年，被聘为兰溪中医专门学校教务主任，从此其为近代中医教育奋斗了一生。

山雷先生的名著是《中风斠诠》，该著作阐发了《素问》"血之与气并走于上，则为大厥，厥则暴死……"与"血菀于上，使人薄厥"两条的意义，以为此乃今之所谓"中风"，正与西医"脑溢血"血冲脑络说法符合，其学术水平一直为当世、后世所推崇。

现在说的中风，从近30余年来，其病因已明确，分为缺血性脑卒中和出血性脑卒中。斯病死亡率高、致残率高、复发率高，多少年来就被列为威胁健康最大的疾病之一。中风，风乘虚而为病也。向来唯东垣主虚，而河间则主火，丹溪则主痰，似乎各异。所以徐大椿说："今之患中风偏痹等病者，百无一愈，十死其九，非其症俱不治，皆医者误之也。凡古圣定病之名，必指其实。名曰中风，则其病属风可知。既为风病，则主病之方必以治风为本。故仲景侯氏黑散、风引汤、防己地黄汤，及唐人大小续命等方，皆多用风药，而因症增减。盖以风入经络，则内风与外风相煽，以致痰火一时壅塞，惟宜先驱其风，继清痰火，而后调其气血，则经脉可以渐通。"张山雷先生则强调"融洽西中"，这一观点，今大大家都已熟知，而在100多年前，可是有极其重要意义的见解。

《素问》中的"厥"病，张山雷先生认为即后世所说的中风病。这种病非由外感风邪所致，而是由于肝火内盛，化生内风，激其血气，并走于上，直冲犯脑，震扰神经，而表现为昏不知人，口眼㖞斜，肢体不遂，语言不清等症。张山雷先生明确指出，今之中风病"皆是肝胆火升，浮阳陡动，扰乱脑神经，或为暴仆，或为偏枯，或为眩晕昏厥，或为耳鸣耳聋，或更瞤瘛瘲，强直暴死，诸般病状，俱已历历如绘，此皆近世之所谓中风也"。言中医中风病证，借助于西医脑神经之说。在病机探讨上，中、西医理论结合，杂病之中风是以内风为主要病机，治疗时强调应以"潜镇摄纳"为总的治疗原则。

《中风斠诠》中，按中风病情，分为闭证、脱证两大类，并根据具体表现总结出治疗八法。譬如：开窍法，用于气窒声不出，牙关紧闭者，用通关散（细辛、牙皂为末，吹鼻中）以搐鼻取嚏，同时针刺水沟、合谷等穴；固脱法，用于中风病证中由于正气之散亡，无根之火暴动而见的脱证；潜镇法，用于中风发作之前，可以防患于未然，在已发作之后可以抑制病情的变化；开泄法，用于肝阳上扰，气火上升，同时夹痰浊上壅，阻塞气道，可用稀涎散、礞石滚痰丸（大黄、黄芩、礞石、沉香）、青州白丸子（白附子生用、半夏生用、南星生用、川乌生用）之类，体质虚弱者，则宜用平和之剂以化痰泄痰，如二陈汤或杏仁、枳实、贝母、竹茹之类，另外如胆南星、天竺黄、竹沥、荆沥之类，性最和平，可以重用。

此外，如顺降法，用于中风痰火上逆，气逆火升，气必然因之而逆，在临床上可兼见喘促之症，此时治疗，宜定其横逆，调其升降，顺达气机，可用匀气散（白术、乌药、人参、天麻、沉香、青皮、白芷、木瓜、紫苏、甘草、姜）、乌药顺气散（麻黄、橘皮、乌药、僵蚕、川芎、枳壳、炙甘草、白芷、桔梗、炮姜、生姜、大枣）；育阴养血法，用于怔忡惊悸、健忘恍惚，肝血不足，不能养心，心血亏虚之证，可用滋水清肝饮（山茱萸、熟地、山药、茯苓、泽泻、丹皮、当归身、白芍、柴胡、山栀、大枣）、一贯煎（沙参、麦冬、生地、当归身、掏杞子、川楝子）等；滋填肾阴法，用于肾水不足，不能制火，肝阳暴动而化风，可用六味丸之类；通经宣络法，用于半身不遂，手足不用以及疼痛瘫痪等证，可用独活寄生汤、桑枝煎、虎骨四斤丸（木瓜、天麻、牛膝、肉苁蓉）等。

"删繁就简三秋树，领异标新二月花。"张山雷先生的学术观点，主张中、西医融合，在对中风病的病因、病机、分类以及治疗的认识和总结上，结合自己的个人经验，为后人在中风病的辨证分型和治法方面奠定了坚实的基础。他亦成为民国时期最有见解、最有卓识、最著名的医学家，其所做出的贡献，青史标名矣。

2. 郑寿金：万病总在阴阳之中

郑氏可谓是中国近代中医学术的领跑者。郑寿全，字钦安，四川邛州（今属成都）人，学医于一代通儒兼名医刘止唐先生。郑寿全先生熟读深思《黄帝内经》《易经》《伤寒论》，穷20余年之精力，探索始知人身阴阳合一之道，认为仲景立法垂方之义，就归于阴阳。对仲景学术的发挥，以阴阳为纲，尤重心肾阳气。卓识云："医学一途，不难于用药，而难于识症。亦不难于识症，而难于识阴阳"；"以病参究，一病有一病之虚实，一病有一病之阴阳。知此始明仲景之六经，还是一经；人身之五气，还是一气；三焦，还是一焦；万病总是在阴阳之中"。

细品之下，我们可以发现，郑寿全先生是以《周易》丰富的辩证法和天地整体运动为指导，用八卦原理阐发人体生理病理的阴阳法则，确实是十分精妙的。其坎卦解、离卦解、辨认一切阳虚证法与一切阴虚证法，尤属切要。"坎为水，属阴，血也，而真阳寓焉。中一爻，即天也。天一生水，在人身为肾，一点真阳，含于二阴之中，居于至阴之地，乃人立命之根，真种子也"；"离为火，属阳，气也，而真阴寄焉。中二爻，即地也。地二生火，在人为心，一点真阴，藏于二阳之中……人身之主也"。他从此论点出发，则心肾为人身立命之本，人身赖以生存的元阴元阳，彼此互为其根，相互依存转化，体现出分之则二、合之则一的对立统一观。他曾说："坎中真阳，肇自乾元，一也；离中真阴，肇自坤元，一也。一而二，二而一，彼此互为其根。"实际上，这也是对《素问·生气通天论》"阴平阳秘，精神乃治；阴阳离绝，精气乃绝"的进一步阐发。

联系到人体病理，郑寿全先生认为"此阴阳二气原是均平，自然百病不生"。如果不能使之"均平"，故有盛衰之别，水盛则火衰，火旺则水弱，此阴证、阳证所由来也。并强调"要知阴阳调和之人，六邪不侵，七情不损"；"发病损伤即有不同，总以阴阳两字为主"。在辨证论治中，始终突出阴阳这个总纲，阴盛者阳必衰，阳盛者阴必弱，不易之理也。郑寿全先生总结的辨认一切阳虚证法与一切阴虚证法，是积其临床数十年之经验所成的，理论上，也是对仲景学术的丰富与充实。在辨认阳虚证时，他说："阳虚病，其人必面色唇口青白无神，目瞑倦卧，声低息短，少气懒言，身重畏寒，口吐清水，饮食无味，舌青滑，或黑润青白色，浅黄润滑色，满口津液，不思水饮，即饮亦喜热汤，二便自利，脉浮空，细微无力，自汗肢冷，爪甲青，腹痛囊缩，种种病形，皆是阳虚的真面目，用药即当扶阳抑阴。"在辨认阴虚证时，他说："阴虚病，其人必面目唇口红色，精神不倦，张目不眠，声音响亮，口臭气粗，身轻恶热，二便不利，口渴饮冷，舌苔干黄或黑黄，全无津液，芒刺满口，烦躁谵语，或潮热盗汗，干咳无痰，饮水不休，六脉长大有力，种种病形，皆是阴虚的真面目，用药即当益阴以破阳。"

在其名著《医理真传》中，郑寿全先生采取问答形式，详加论证，反复推明；在《医法圆通》中，对心病不安、肺病咳嗽等51种病症，逐证逐条分辨，充分体现了仲景辨证论治以阴阳为纲，并联系实际的具体运用方法。然而郑氏在阴阳两纲中特别着重阳气，认为"有阳则生，无阳则死。夫人之所以奉生而不死者，唯赖此先天一点真气耳。真气在一日，人即活一日；真气立刻亡，人亦立刻亡。故曰人活一口气，气即阳也，火也，人非此火不生"，故论治时即强调"治之但扶真阳，内外两邪皆能灭，是不治邪而实治邪也"。他论气、命二者，认为气占主导地位，指出"人体合而观之，一阴一阳而已，更以阴阳凝聚而观之，一团元气而已"。他特别强调坎中一点真阳的作周，为人立命之根，真种子也。他说："阳者阴之根也，阳气充足，则阴气全消，百病不作"；"真气命根也，火种也，藏于肾中"。故其治病立法，首重扶阳，临证时必首先考虑元气盈虚损伤情况，以扶阳救逆，抑制阴邪，善用大辛大热的姜、桂、附之类来治疗阳虚之证，而且屡用大剂量治愈许多群医束手无策的大症、重症，于是开创了火神一派，直接影响了近代的张锡纯、张简斋、祝味菊、吴佩衡、徐小甫诸医家的学术思路。

郑寿全先生是把伤寒病理法方药发挥至登峰造极的第一人，他大量运用理中、四逆辈治疗诸种杂病，如血证、心痛、头痛、咳嗽、脐痛、中风、发斑、胃痛、谵语，以及耳、目、喉、舌、齿、鼻等百余种病证，均能见微知著，活法圆通，技巧独超，疗效卓然。他认为"四逆汤力能扶先天之真阳"，并非专为少阴立法，而上、中、下三部之法俱备，"此方功用颇多，得其要者，一方可治数百种病，因病加减，其功用更为无穷，余用此方救好多人，人咸目余为姜附先生"。可见，郑寿全先生在临床实践上大大扩展了仲景三阴证四逆辈的治疗范围，其功厥伟。

3. 张锡纯：临证调方，必细心斟酌，详审病机，而后百用不至一失

张锡纯，河北盐山人氏。盐山，"千古居齐燕兮，黄河入海奔流急，故道留遗迹。历史之谜多，碣石山奇。北连津京，东临渤海，南接齐鲁，八面来风，重镇要地。汉高祖五年置，建造高城县，渤海郡领。隋文帝杨坚更宝地名盐山。"锡纯先生为人忠厚，志行高洁。其书自序云："人生有大愿力，而后有大建树……学医者为身家温饱计则愿力小，为济世活人计则愿力大。"这种志向基于"不为良相，必为良医"的思想，张锡纯先生虽终生未直接参与政治，仍常于诗文中流露出忧患的心情。1924年，其自题其书第五期卷首云："自命生平愿不凡，良医良相总空谈。坎坷无碍胸怀阔，遭际常怜国运艰。忧世心从灰后热，活人理向静中参。轩岐奥理存灵素，化作甘露洒大千。"其诗委婉地表达了未能医国的遗恨。

张锡纯先生的朋友和病人中，既有军政界要人，也有城乡贫民，张先生与其相处均一视同仁，终生不见傲下媚上形迹。他不置产业，日常业务仅足维持生计。1913年，黄河泛滥，有一灾区孤儿流落至大名，病饿垂危，张锡纯先生携至寓所救活。因不知其乡贯里居，即收为义子，取名张俊升，成人后为其成家立业，使谋生于大津。张锡纯先生逝世前终于查清其为河南滑县卢姓，遂改名卢俊升，一时传为义举。

锡纯先生，盛名之下，总不避劳苦，自奉甚俭，及至晚年，亦每为人施药饵，且必躬自监制，修订著作及复信答疑不肯假手他人。每遇疑难重症，辄辗转筹思，查考书籍，一旦有定见，虽昏夜也亲赴病家调治。1954年，石家庄组织中医运用先生重用石膏的经验治疗流行性乙型脑炎，获得良好的效果，卫生部曾作为重大科技成果向全国推广。这一宝贵的见解和经验，就是张锡纯先生的经验，

在岳美中先生等当代大师手中，得到极大的推进，也得到了很好的继承和发扬。

锡纯先生治医勤恳，精研其术，尤重实践，总结其一生临床经验，撰写了《医学衷中参西录》，书中主要方剂有170余剂，出于其反复实践、匠心拟成的就有160多首，经临床实证均有显著疗效，许多都是本自经典，又经新思独创的良方。

锡纯先生认为："临证调方者，必须细心斟酌，详审病机，随时体验，息息与病机相符，而后百用不至一失也。"如治疗阴虚劳热时，"愚对于此证，悉心研究，知其治法，当细分为数种：肾传肺者，以大滋真阴之药为主，以清肺理痰之药为佐，若拙拟之醴泉饮是也；肺传肾者，以清肺理痰之药为主，以滋补真明之药为佐，若此参麦汤是也；其因肺肾俱病，而累及脾胃者，宜肺肾双补，而兼顾其脾胃，若拙拟之滋培汤、珠玉二宝粥是也。"

对于中药的使用，他也甚有独到之处。如对生地榆的认识，前人用于止血，多炒炭用，取其黑能胜红。锡纯先生用地榆加入燮理汤中治赤痢则生用，根据地榆性凉而涩，能凉血兼能止血，见林屋山人用生地榆和香油敷之治烫火伤，皮肤溃烂甚效，从而受到启发，认为赤痢之证即是肠中溃烂，故用生地榆，每用必效。又如对茵陈的体会，《神农本草经》、张仲景及后世医家都用其治疗肝胆湿热，为治黄疸之圣药。锡纯先生根据其生长特点及采集时间，认为此药立春即勃然生长，正月中旬采之，其气微香，其味微苦微辛，秉少阳最初之气，是以凉而能散，其性颇近柴胡，实较柴胡之力柔和，凡欲提出少阳之邪，而其人身弱阴虚不任柴胡升散者，皆可以茵陈代之，故将本药用于镇肝熄风汤中，用其泻肝热，疏肝郁，顺肝木之性，以治疗肝风上扰之眩晕等。

锡纯先生善用生药，且量大。如生山药、生石膏、生杭芍、生明乳香、生明没药、生黄芪、生龙骨、生牡蛎、生水蛭、生鸡内金、生薏米、生茨实、生白术等，其中以生白芍、生山药、生黄芪、生龙骨、生牡蛎、生乳没、生赭石用得最多。在《医学衷中参西录》中，医方篇列的185方里，生白芍就占了57方，生山药占了51方，生黄芪占了32方，生赭石占了23方，生乳没占了21方，生龙骨占了18方，生牡蛎占了17方。对生山药，他用量最大，有时用4两[①]代茶饮，并称之为"一味薯蓣饮"，治疗劳瘵发热，喘咳，自汗，心中怔忡，或用于小便不利

① 为尊重中医学习惯，本书仍使用斤、两、钱等计量单位。

致大便滑泻及一切阴分亏损之证。有时用生山药1斤轧细面煮粥吃，称之"薯蓣粥"，治阴虚劳热等一切虚损之证。山药色白如肺，味甘归脾，液浓益肾，能滋阴又能利湿，能滑润又能收涩，能滋润血脉，固摄气化，宁嗽定喘，强志育神，性甚平和，宜多服常服，在滋补药中诚为无上之品。

另外，锡纯先生对诸家本草有争议之处，也以临床为准。如人参，《神农本草经》谓其微寒，而《名医别录》谓人参能疗肠中冷，证之于临床，党参与玄参等份并用，可使药性无寒热。他的结论是"人参性温，疑年湮代远，《本经》字句或有差讹"，甚至自尝其药而验其效。虽效剧如巴豆、甘遂、细辛、花椒，亦必亲自尝试，以深知其药力和性味，记于《医学衷中参西录》的"药解"中："犹记曾嚼服甘遂1钱，连泻10余次，后所下皆系痰水，由此悟为开顽痰之主药，唯服后主欲吐，遂与赭石并用，以开心下热痰，而癫狂可主愈。"

《医学衷中参西录》中所创之方，立意创新，既师古而不泥古，出新意于法度之中。正如其自序中所说："夫事贵师古者，非以古人之规矩准绳限我也……贵举古人之规矩准绳而扩充之、变化之、引申触长之。"如麻黄汤为辛温峻汗之方剂，主治伤寒表实证。若表邪得汗而解，则不内陷化热，而病可愈。但也有汗不解者，表邪内陷化热，病情旋即加重，认为是太阳欲转阳明之兆。"悟得此理后，再用麻黄汤时，必加知母数钱以解其内陷之热，主治伤寒无汗，服后未有不愈者。"且一方多用，如白虎汤治伤寒病，临证若见其脉洪滑，知其阳明热盛，宜投以白虎汤原方，其热随汗而解，或暗消于无形；若见其脉浮滑，知其病犹连表，可于方中加入少量薄荷，或连翘、蝉蜕，清热解表；若见其脉滑而厥，知系厥阴肝气不舒，可用白茅根煮汤以之煎药，清热舒肝而厥回。又如白虎汤加人参以山药代粳米汤，"粳米不过调和胃气，而山药兼能固摄下焦元气，使元气素虚者，不致因服石膏、知母而作滑泻。且山药多含有蛋白之汁，最善滋阴，白虎汤得此，既祛实火，又清虚热，内伤外感，须臾同愈"。本方既能补助元气，托邪外出，更能生津止渴，滋阴退热。不管体实、体弱之人，若遇阳明热盛伤津之证，用之皆效。

清末民初，西学东渐，结合中医的情况，锡纯先生"今汇集十余年经验之方"，"又兼采西人之说与方中义理相发明，辑为八卷，名之曰《医学衷中参西录》"。"衷中"者，根本也，不背叛祖宗，同道无异议，是立业之基；"参西"者，辅助也，借鉴有益的，师门无厚非，为发展之翼。典型如石膏阿司匹林汤等。最值得重视的是锡纯先生的注重配伍，善用对药的珍贵经验，直接启发了后来的施今墨对药的用量、加减、单用、合用、服法、疗效经验的形成。

锡纯先生用药的几方面特点，在今天仍有重要价值。

如寒与热同用。黄芪温补升气，知母寒润滋阴，两药并用具阳升阴应，云升雨施之妙；又"黄芪补肺气，益肾水之源，使气旺反能生水，而知母又大能滋肺中津液，俾阴阳不至偏胜"。黄芪之热以知母之凉济之，互补互制，扬长避短，补气益阴，是临证使用最多的对药。而治胁痛时，柴胡为首选之药。柴胡者，"生于半阴半阳坡，此物微苦性微寒。疏散少阳经寒热，春升万化中气添"。而桂枝与龙胆草配伍，治疗胁下痛兼胃口痛，为最宜之，"寒热相济，性归和平"，用之无失。方后解说谓："桂枝之妙用，不但为升肝要药，实又为降胃要药"；"唯其性偏于温，与肝血虚损有热者不宜，故特加龙胆草以调剂之，俾其性归和平而后用之，有益无损也"。明确指出了桂枝与龙胆草配伍之理。

又如秘红丹以肉桂、大黄相配伍，再配以赭石，以治肝郁多怒，胃郁气逆，致吐血、衄血，及吐衄之证屡服他药之不效者。再如白茅根与生姜配伍，以百茅粮为主药，"凡气之郁而不畅者，茅根皆能畅达之，善利水又善理气"；"加生姜者，恐鲜茅根之性微寒也。且其味辛能理气，其皮又善利水也"。补药与破药为伍。治妇女闭经、癥瘕及男子劳瘵之理冲汤，选用补气之参、术、芪，与善破血，尤善调气之三棱、莪术配伍。"愚于破血药中，独喜用三棱、莪术者，诚以其既善破血，尤善调气。补药剂中以为佐使，将有瘀者瘀可徐消，即无瘀者亦可借其流通之力，以行补药之滞，而补药之力愈大也"；"参、芪能补气，得三棱、莪术以流通之，则补而不滞，而元气愈旺"。二者相得益彰，补而不滞，消瘀而不伤正。

通与涩并举。"寒温之证，上焦燥热，下焦滑泻者，皆属危险之候。因欲以凉润治燥热，则有碍于滑泻，欲以涩补治滑泻，则有碍于燥热。愚遇此等证，亦恒用生山药，而以滑石辅之，大抵一剂滑泻即止，燥热亦大轻减"；又"用滑石与生山药各两许，煎汤服之，则上能清热，下能止泻，莫不随手奏效。又外感大热已退而阴亏脉数不能自复者，可于大滋真阴药中（若熟地黄、生山药、枸杞之类）少加滑石，则外感余热不致为滋补之药逗留，仍可从小便泻出，则其病必易愈"。

升与降并用。降胃镇冲，非赭石莫属。称赭石"质重坠，善镇逆气，降痰涩，止呕吐"，但"其重坠下行之力或有碍于肝气之上升"，所以每以生麦芽辅之，"麦芽生用之则善于升达肝气"，"宣通肝气之郁结"，且"不至于升提"。赭石、生麦芽合用，降胃升肝，并行不悖，达到"顺气化之自然，而还其左升右降之常"，升降出入之机则趋平矣。

散与敛相配。桂枝、柴胡与龙骨、牡蛎并用，治疗胁下胀痛。胁下胀痛者，缘于肝气郁滞，以柴胡、桂枝疏肝理气，加龙骨、牡蛎，龙骨收敛元气，镇静安神，固涩滑脱，而牡蛎则能软坚化痰，善消瘰疬，止呃逆，固精气。至此"肝气自不至横恣，此敛之即以泻之，古人治肝之妙术也"。且生龙骨、生牡蛎主治心阳虚损，心神外越之心悸烦躁，锡纯先生用此药治疗阳脱、气脱、血脱等危重证，屡有卓效。

润与燥相合。半夏味辛，力能下达，为降胃安冲之要药，能止呕吐，又能引肺、胃中湿痰下行，纳气定喘，还能治胃气厥逆、吐血。柏子仁甘实不腻，且能益脾胃，《神农本草经》谓其除风湿痹，胃之气化壮旺，由中四达而痹者自开也。将燥之半夏与润之柏子仁合用，祛湿调胃，既止吐又壮胃气。

锡纯先生终生治学不辍，不蹈畦径，被称为一代大师，无愧矣。

4. 曹颖甫：中医从源寻流，不舍本逐末，就在于仲景"经方"

蒋维乔在《曹颖甫先生传》中写道："辛亥革命（1911年）时，颖甫以巾裹发，不肯去辫，乡人有谋用利剪剪之，则乘夜遁至沪上，久之方归。袁世凯称帝时，各县士绅列名劝进，某太史受袁氏金，为江阴县代表。颖甫于某，论亲则姻叔，论谊则业师，闻之，突诣某所，诘之曰：'叔竟受袁氏之贿，而作此无耻之事耶？我江明人之颜面，为汝剥尽矣！'某大惊，急曰：'无此事，无此事。'1927年以后，余息影沪渎，则颖甫已悬壶市南，而托迹于韩康矣。盖颖甫之治学也，不深造则不休，中年肆力于医，乡人亦莫知之。及其应世，凡他医所谓不治之症，颖甫辄着手愈。且于富者有时不肯医，于贫者则不取酬，且资其药。其义侠之行类如此。孟河丁氏，世业医，创医校于海上，延颖甫主讲座，虑其高傲不可屈也，颖甫乃夷然就之。其授课也，携水烟筒，纸媒一把，且吸且讲。以《伤寒》《金匮》深文奥义，抉择隐微，启迪后进，学者亲炙其绪余，咸心悦诚服，而忘其举动之离奇矣。颖甫年七十，曾开筵祝寿，与余过从之密，如在南京时。'八·一三'变作，即返里，久无音耗，数月以后，其婿来沪，则言颖甫已骂贼死矣！先是，江阴城破，有敌酋入其室，颖甫尚与之笔谈，未有他变。及敌兵蜂拥而至，辱及妇女，颖甫则肆口大骂不止，敌举枪毙之，且刳其腹。呜呼！烈矣！"

曹颖甫先生气节崇高，于学一生致力于对《伤寒论》和《金匮要略》的研究，毕生强调临床实践的重要性，提出"经方实验"，即在临床实践中验证经方的主张；认为《伤寒论》《金匮要略》是中医临床辨证论治的根本，强调"经方"是后世方剂的基础，中医应当从源寻流而不该舍本逐末。

"源"，《礼记·月令》说"祈祀山川百源"，《礼记·礼乐志》又说"犹浊其源而求其清流"。"流"，《诗·小雅》说"譬彼舟流，不知所届"。"源流"之谓，是水的本源和支流。《后汉书》说："则水不润下。"刘昭注引汉郑玄曰："无故源流竭绝，川泽以涸，是谓不润下。"源流，亦指事物的起源和发展。《荀子》谓："故禹十年水，汤七年旱，而天下无菜色者……是无它故焉，知本末源流之谓也。"宋代王巩《王氏谈录·小篆奇古》谓："小篆源流可究，便于施用。"故知有流方可以溯源，知源方更可明流。

曹颖甫先生借喻"源流"来研究经方，其学术渊源受张隐庵、黄坤载、陈修园三家的学术思想影响极大，曹颖甫先生的治学真谛就是尊崇仲景，重视经方，发微探幽，矢志究经，类证鉴别，论证精深，独立思考，师而不泥，虚心学习，精勤不倦，态度严谨，治学专精，强调实践，反对空谈，汇通西学而又贵具通识。

曹颖甫先生注重临床实际，以案论经，主张错简重订，中西汇通，并且善用前后比较，用比喻手法阐明医理，对《伤寒论》经方的实际运用、伤寒理论的发明及中、西医结合的发展，起着十分重要的推动作用。

从曹颖甫先生对六经气化论的相关论述中，可以知道其重视临证六经理论指导，说明了六经不仅为伤寒而设，同时亦完全能用以指导治疗杂证。曹先生虽然受学宗张隐庵、黄坤载影响，也受到气化学说的影响，但并不恪守维护旧论之说，亦不为黄氏五运六气之论所拘，唯于张氏之说药，黄氏之重阳，则每申其义而扩充之。尤其是对某些条文的正误、仲景方的运用，皆以临证实际为依据。譬如寒温争辩，由来已久，历代医家大多直指《伤寒论》专论狭义伤寒，其方亦独为狭义伤寒而设。曹先生纠正其误，点明《伤寒论》是讨论广义伤寒的，指出太阳经即有温病，对寒温之辨强调以临证实效为指归。在对《伤寒论》《金匮要略》病证的研究中，颖甫先生以"候"来解释伤寒传变日数规律，另在辨治伤寒三阴（太阴、少阴、厥阴）病时注重保护阳气，这与明、清时期温病学说"存得一分津液，便有一分生机"注重保存阴液的思想不同。亦正如曹先生在《伤寒发微·凡例八则》所云："三阴之病，纯阴则死，回阳则生。"故于临证时常用、善用乌、附。

张仲景组方的原理，根本上，是遵循《黄帝内经》的旨义，依"方证相应"，以"凭脉辨证"为基础，根据四诊所获得的具体脉症，严格依据病证而确定立法组方。方证相应，是仲景组方的一大原则，要求组成的方剂必须与病证相对应，故指出"病皆与方相应者，乃服之"，所以病证是组方的标准和依据。然病证又是病因、病机、病位、病性、病势等多方面的概括，针对这些方面，确定组成方剂的法则，即祛除致病因素、防止病势发展、调和病机、康复机能。"观其脉证，知犯何逆，随证治之。"

经方的效价，可以概括为"普、简、廉、效"。经方被称为"医方之祖""活人之书"，孙思邈曰"江南诸师秘仲景要方不传"，此处不称"药方"，含意之深，可见视仲景之方十分重要。这正说明仲景医术的高明及其经方效验引起世医的高度重视和珍爱。可见仲景所著医学巨著，其理法方药具有很高的实用性、科学性，并具有极高的效验性，经过千百年的实践验证，价值永盛不衰。故成无己说"自古诸方，难可考评，惟仲景之方，最为医方之祖"。仲景之方被誉为"医方之祖"，意在说明经方是"医方之源"，更是"医方之母"，意即可用经方作为母方，即基础方，由此衍变而化裁出一系列方剂。经方可灵活变通，仲景运用方剂，常常灵活多变，这也充分体现了"同病异治""异病同治"的中医基本哲学精神。"同病异治"即同是一种疾病，但由于人的体质或病机上的差异，或是病位的不同，故治法上往往有所区别，采用不同方剂。另一种情况是"异病同治"，即一方可以用于多种不同的疾病，由于病因、病机或病位相同，虽病名有异、症状不同，但其治法及用方亦可以同矣。

5. 张生甫：拘守成法，何能治病

张生甫先生谓："治医不识成法，焉有准绳？拘守成法，何能治病？"在20世纪二三十年代，驰誉中医界有称"海内三张"者，又称"名医三达""三张三达"。"三张"各擅胜场：张山雷标识新论，张锡纯衷中参西，张生甫则在辨证论治中以知常达变而独树一帜，为研习者所法程。在"三张"中，张生甫以其绩学醇厚，成名最早。

张生甫（1864—1933），字国华，浙江慈溪东郊（今属慈溪）人。毕生行医于慈溪东郊贾家市，以严谨的治经法研习医籍，上考诸古，下质诸今，真积力久，自得于心。何廉臣称赞张生甫说："本通变之宏才，著《达变》之医学。"张生甫先生治医，功力博湛，对辨证论治领悟独到，并治有专长，擅治虚劳，又把医理融通于养生，成为"治未病"的上工。他重视治未病，晚年著《性道实学》。他以儒医研读《易经》，兼通道学。《黄帝内经》中道家思想原本至为丰富，他又兼习道家养生之书，这使其从临床医疗的角度审视养生与治病，并有所发挥。道家讲性命双修，以"形"为性，以"神"为命，又有精、气、神为人生三宝之论。道家养生，首重三宝，牵系生死存亡，保之则健，伤之则亡。对虚劳的治疗实践，启悟了他对精、气、神的理解；又在对精、气、神的感悟中，强化了他的对虚劳等诸病要重视摄生、先机防治的意识。

张生甫先生在舌诊方面也通权达变而有创新。如在《医学达变·察舌通变》中说："外感舌苔变动多，而内伤舌苔变动少。上、中焦证，其苔变动亦多，而下焦及经络证，其苔变动亦少"；"内伤多淡白无荣，至见光绛、白糜，不可为矣"。他又指出："舌苔之变动，恒赖阴津"；"故老人病，其苔每多燥白，不甚变动，有时或见厚白，不可误以为湿，皆因气虚不能化津所致"。在临证的辨证论治中，他更是料量于达变，并提炼出新义，如对四饮中痰饮的诠释，就是从水为阴类的饮证特征而概括出治痰饮证的要点。痰饮是水之气化不利，当以温药和之是其常，但在治法上，应依据呼气或吸气之短，选择温化水腑或温化水脏的途径。

张生甫先生对虚劳病证的研究，可谓以其实力超逸，达疏明大例之要旨。关于虚劳的医学思想，既概略于《医学达变》，也卓见于其专著《虚劳要旨》。因五劳七伤，循仲景之建中、祛风、除瘀，而于东垣之甘温除大热相贯并通。虚劳乃五劳七伤之总称，虚是虚损，劳即劳伤，其疾重在治未病。对于治法的演进，其云："岐伯出甘温以示法，越人按五损以立法，辞简旨赅，并皆精妙，虽仅有法无方，要已方寓法中。仲景师承经旨，尚甘温以补虚，而又合祛风除瘀为三大纲，可谓继往开来，守经达变者矣。"

斯"变法"一说，北宋神宗时期，就有人提出"祖宗之法不可变"，而王安石则说祖宗之法应当效法，但效法不等于硬搬，力主变法，提出了"三不足"论："天变不足畏，祖宗不足法，人言不足恤。""天变不足畏"，原意是自然界的灾异不必畏惧，这是对当时有人用各种所谓"天生异象"的奇谈怪论来攻击新法的回应，同时透露出一种朴素的唯物主义思想。"祖宗不足法"，意即前人制定的法规制度若不适应当前的需要甚至阻碍了社会进步，就要修改甚至废除，不能盲目继承效法。"人言不足恤"，意即对流言蜚语无需顾虑。自宋以降，许多哲人常引用这句话作为精神支柱和思想武器。

如著名思想家王韬，1875年发表了著名的《变法自强》政论，在中国近代历史上首次提出"变法"的口号，比郑观应的《盛世危言》早18年，比康有为、梁启超的变法维新早23年。他提出："上之所好，下必甚焉。雷厉风行，安见其有不可者！设或不然，动遵故例，拘守成法，因循苟且，不知变迁，则我中国当自承其弊"；"居今日而论中州大势，固四千年来未有之创局也。我中朝素严海禁，闭关自守，不勤远略"；"设非熟思审处，奋发有为，亟致富强以图自立，将何以善其后乎"……

光绪年间，有位知名的进士杨兆麟，在殿试策中说过："臣闻自古求治之主，欲大有所为于天下，则必君臣先与筹划于庙堂之上，商酌于夙夜之间。利害得失之故，本末轻重之序，见之已明，虑之已悉，而后布之于施为，以推之于政治。由是行一法，有一法之益；更一政，有一政之效。是故二典三谟皆当日商治之言。即汤之于伊尹，武王之于太公，亦皆勒有成书。下如管仲之霸齐，商君之强秦，赵武灵之变服，其君臣多则数万言，少亦万余言。盖一切设官、明刑、理财、柔远诸大政，非谋定后动，难期尽善。钦唯皇帝陛下，自嗣服以来二十余年矣。上承付托之重，下系四海臣民之望，孜孜求治，以冀太平。乃近年外患日迫，而外洋之祸开千古未有之奇局。审度彼此，势不能拘守成法以应今日之变。

于是特诏内外臣工，思与天下更始之道。兹复进臣等于廷而策以设官之法、明刑之经、理财之要、柔远之方。诚预收壤流之助，以期变法于美善之地。"真是"墨守成规霉气熏，社会进步岂因循。唯有推陈又创新，枯枝宿叶碾史轮"。这些求变求通、不拘前法的政治家思想，影响到了医学家张生甫先生的治学思路，提出创新思变的思想，也直接催化并影响了接踵而至的清末民初一代中西汇通派的诞生。

6. 章次公：有是证用是药，其失在有偏有颇

章次公（1903—1959），名成之，号之庵，江苏镇江丹徒人。师从孟河名医丁甘仁及经方大家曹颖甫，又问学于国学大师章太炎。精研医书经典及诸家学说，于伤寒学造诣尤深。临诊主张运用中医之四诊、八纲、辨证论治，兼采现代科学诊断手段，"双重诊断，一重治疗"，博采众方，无论经方、单方、验方乃至草药，兼收并蓄。

次公先生1925年毕业后在上海开业行医，并任职于广益中医院，曾执教于上海中医专门学校、中国医学院、新中国医学院、苏州国医专科学校；1955年冬任北京医院中医科主任、卫生部中医顾问。

辨证论治是中医学的精髓，其基本精神就体现在仲景的《伤寒论》中。古往今来的大多数著名医家，无不对《伤寒论》的研究痛下功夫。譬如在清代，"以方类证"研究《伤寒论》之风崛起，以柯韵伯著《伤寒来苏集》为肇端，徐大椿继之于后，所著的《伤寒论类方》着重从方证入手，阐明《伤寒论》辨证论治的方法，颇便于临床应用。而不善学者，乐其简易，认为只要因证求方，对证发药，即可应病。风气所及，因有"有是证用是药"之说。仅仅从字面上分析，"有是证用是药"并无不妥，但在错综复杂的临床实际中检验就会发现，有时真会感到失之偏颇。

辨证论治的整个过程中，缜密和科学的方法，是应详审症状、去伪存真，应当格外注意"病期""辨病"环节。章次公先生说过：如果仅重视"症状"而忽视"病期"，就会把辨证论治简化为"对症疗法"，这是因为得病的"时间"和病程的"经过"是辨证不可或缺的环节。在《伤寒论》中，"无不重视症状出

现的时日，因为临床上症状虽或相同，而因出现的时间不同，其用药施治也不能同一处理"。症状出现的"时机"，反映了正邪消长的内在变化，审时方能度势，"时间"是辨证之要素。此外，"时间"还可用来识别不同的病证。"尤其急性传染病的发病和痊愈转归都有一定的时间，就时间来认识病证异同，更有必要。"这就是说，"时间"也具有诊断与鉴别诊断的意义。

在章次公先生的医案中，有一湿温病案，记得是治孔姓男子，其患病湿温匝月，苔灰腻，脉濡数，扪其肌肤，不甚润泽而热。与人问答，有意识者半，不知所云者半，合目则谵语频作，不更衣十日许。邪气尚未肃清，而正气虚已是吃紧之极。章先生治以软柴胡4.5克，制川朴4.5克，生苍术4.5克，黄芩9克，全栝楼12克，杭白芍9克，生枳实9克，连皮槟榔9克，山楂肉12克，莱菔英9克，六神丸30粒（分3次吞）。另，参须15克，浓煎代茶。此人午后服药，至翌晨3时许，得垢腻之大便甚畅，热减神清。后从此方加减，凡十日许而病瘳。

这个病人，为湿温重症，病已"匝月"，正气大伤，"神衰"与"神糊"兼见，虽"不更衣十日许"，热结阳明，仍当通腑泄浊与扶正强心兼进，药后果收佳效。在这里，病发谵语神糊，一般人会认定祛邪为急，或以清阳明为主，或以开痰窍为主，不会用人参须，而实践证明，扶正以祛邪，重视"症状"与"病期"，两方面都来不得半点忽视。

许多人在临床上片面强调症状，有时容易忽视"识病"。这一点，次公先生指出："按照社会发展的规律，从历史唯物论来观察，特别对多数以发热而起的传染病，在古人的知识不可能严格地予以鉴别，尚不能由'辨证'而发展到'识病'的阶段，是时代条件的限制。"

临证之际，仅仅重视症状是不够的，还必须识病。喻嘉言在《寓意草》中说："治病必先识病，然后议药。"他讲的是识中医所说的"病"，而次公先生认为，还必须识西医所说的"病"，才能认识病证的特异性，并确定病灶，使治疗更具有针对性。次公先生指出："不问病灶，不究病源，纯凭辨证用药，仲景天士俱有得失。"

细究之下，可以发现，"有是证用是药"的观点，失之于狭隘刻板，并不是用发展的眼光看待方药的现代应用。前人遗留下来的大量方剂，包括《伤寒论》《金匮要略》里的方药，至今仍有研究的价值，但绝不能一成不变，按图索骥。其研究，"并不一定限于原有条文中的病证，也就是说以现代的观点来看某一方剂也许应用在原有病证上不很适合，但是临床上移治别一疾患，有时却非常有效，这是扩大仲景药治范围"。

次公先生早年受了曹颖甫先生的影响，对叶氏学说不敢苟同，后来才明白叶氏治病不仅以轻灵取胜，且能上穷吉法，以意化裁，多所创获，如应用虫类药物，即其一端。后人景仰叶氏，如果仅仅效法他轻灵的一面，犹未能尽得叶氏之长。次公先生的这个论证，具有重要的启发作用。常用蜈蚁、全蝎等治头风痛，用蕲蛇、露蜂房等治风痹走注，用蝼蛄、蜣螂、蟋蟀等治积聚肿胀，效果甚好。特别是用蜈蚣，全蝎治头风，疗效非常突出，经治后有不少患者从未复发。根据历来使用蜈蚣、全蝎的经验，不仅有镇痉之效，而镇痛之力特强，用之得法，有立竿见影之妙。又川乌与当归同用，镇痛之力亦殊不弱，若再配合蜈松、全蝎，可以相得益彰。

古方今病往往枘凿不入，当知变通论治。随着人们实践的深化和科学研究手段的应用，一些方药的新的功用正被发掘出来，这一点，次公先生给我们留下了榜样。从次公先生留下的医案中，可以看出他的处方广泛汲取了"新知"和民间医疗经验，对传统的方式进行了大量的革新。正如章先生指出的那样："中国医学的特点是综合整体性的疗法，一种方剂并不限定医治某一病证。"狭隘的主张"有是证用是药"，看来，确实是比较单纯的观点。

7. 章次公：治湿温，汗、润、下"三禁"不可拘

"发皇古义，融会新知"，这是章氏对中、西医学问题的基本看法。他认为：中、西医互有短长，应该互相学习，共同提高，同样不应该有门户之见；极力主张在中医学院里设置现代医学课程，使培养出来的中医新生力量熟悉现代科学知识，这样可以更好地继承、发扬医学；认为医生治病，既要看到局部，也要看到整体，既要治病，又要治人；认为中医以四诊八纲、辨证论治为主，治病首先从整体着眼，能运用现代科学的诊断，加强对病原病灶的认识，则就更加完善。

传统上，湿温汗、润、下"三禁"之说，见于吴鞠通《温病条辨》。吴氏认

为湿温"汗之则神昏耳聋，甚则目瞑不欲言；下之则洞泄；润之则病深不解。"然而湿温既有不宜汗、润、下之证，复有可汗、可润、可下之时，但"三禁"之说，章先生认为，诚不可拘。

章次公认为，湿温用汗法，"表热虽不扬，但形寒尚在，是表证未罢，表证未罢者，法当解外，无论伤寒、温病、湿温，外解之方法，虽各自不同，而解外之定例，俱不得违反"。

笔者多年前，听老师印会河先生说，有表证当解表，驱邪外出，是为因势利导。惟湿温之解表，当注重解肌，非用麻、桂、羌、防强责其汗之义。章次公先生尝用柴胡、葛根，谓："余近日遇有湿温证，外有表邪，苔腻，胸满，好以柴葛并用，盖柴胡虽不能发汗，然而疏导少阳，使上焦得通，津液得下，其人汗出；若表寒未罢，而里热已结，则柴胡更属妙品。"盖因"柴胡具有解热及泄下作用……用其通便泄浊，稳当无比"。

柴胡用于热病，舌上有白苔为一重要症状。若舌光红，断无用柴胡之理。《伤寒论》云："阳明病，胁下硬满，不大便而呕，舌上白苔者，可与小柴胡汤。"舌上有白苔，说明胃肠湿浊尚不甚重，章次公先生认为：柴胡能解热、泄下，于表寒未罢、里热已结之证用之，引申了仲景之义。吴又可达原饮加柴胡一方，亦为章次公先生治疗湿温所常用。至于葛根，则取其能"清热解肌，止渴除烦"。在章次公先生的湿温医案中，有用葛根至30克者，可见对此药解热之倚重。除柴、葛外，荆芥、薄荷、青蒿、藿香亦列为湿温之解表药，取辛散芳化，透热达表之意，这种选药，颇具匠心矣。

如果是素体阴虚，津液亏乏，邪热入营，劫伤阴液，或者是正邪纷争，正气不支，养阴之法，决不可废。"滋水制热之法，用于热病，意与现代所谓营养法同。其义发于王冰，其风起于明季，至于叶氏而益臻完备。"章次公先生推崇叶天士治疗温热病注重养阴之法，认为"阴液为抵御温邪之根本"，若"初起阴液即耗，将来之变化殊难逆料"。鲜地黄、生地黄、麦冬、石斛等，均为章先生所常用。

清代赵瑾叔说："地黄能开血痹、行小便"，"湿温证毒素弥漫时"用之很好。"地黄气禀仲冬行，怀庆携来大有名。温可养荣宜用熟，寒能凉血只宜生。拌同姜酒脾无泻，食共萝卜发变更。四物为君八味首，九蒸九晒制须精。"地黄性味甘、寒，无毒，入心、肝、脾、肾四经。《图经》曰："生咸阳川泽黄土地者佳，今处处有之，以同州为上。"陶隐居云："生渭城者乃有子实，实如小麦，淮南七精散用之。中间以彭城干地黄最好，次历阳，今用江宁板桥者为胜。"李时珍曰："今人唯以怀庆地黄为上，亦各处随时兴废不同尔。禀仲冬之气，兼禀地之和气以生。气薄味厚，沉而降，阴也。逐血痹，填骨髓，长肌肉。主男子五劳七伤，女子伤中、胞漏下血，破恶血溺血。利大小肠，去胃中宿食，饱力断绝。补五脏内伤不足，通血脉，益气力，利耳目。姜汁浸则不泥膈；酒制则不妨胃。"

仲景制八味丸，以熟地黄为诸药之首，天一所生之源也。《汤液》四物以治藏血之脏，亦以干熟地黄为君者，癸乙同归一治也。生则性大寒而凉血，熟则性寒而消肾。其制之法以生地黄去皮，瓷锅上柳木甑蒸之，摊晒令干，拌酒再蒸，如此九度，谓之"九蒸九曝"。此药忌葱、蒜、萝卜、诸血。鲜地黄能"维持水分，养阴解热，尤为湿热证所需"。章先生曾用大剂鲜地黄治疗下肢湿毒收到佳效，足证其有清利湿热之功。若温热阴伤两甚，可以苦寒、甘寒同用，一面清温泻火，一面滋阴增液。至于湿温阴伤津涸而心脏衰弱，徒恃养阴无效，必须温阳强心与滋阴增液并用，章先生常采附子配生地黄之法，"则强心增液，双管齐下，心脏既得维持，津液亦不至于涸矣"。湿温多系肠伤寒，其病灶在肠。湿热宜清宜化，不轻用下法，下之不当，不仅会洞泄不止，还有诱发肠出血之危险。然邪入阳明，自有可下之时，用之得当，大能缩短疗程，提高疗效。

章先生在其医案里，对湿温可下与否曾作出过大致的区分：凡"脉洪数，口干欲饮，神昏谵妄……有阳明实证"者，可下；"如病人脉濡软不数，苔薄，口干不欲饮，神志似明似昧，则下法当然不可孟浪"。下法之选药，一般用大黄、芒硝，章先生还推崇用竹油（竹沥），谓"湿温证如病者不能用硝黄之攻下，或病者于硝黄有疑虑，则淡竹油润燥通便，确是妙法"，特别可用于"湿温证温重于湿，其人神志模糊，而大便秘者"。竹沥甘寒，能泻火润燥，化痰利窍，其性滑利，兼有通便之功，湿温津伤肠燥，兼夹痰热，用之尤切。

8. 施今墨：八纲辨证气血、表里、虚实、寒热，而阴阳实为总纲

施今墨先生认为，原八纲辨证中无"气""血"，实为欠缺，病证无外感、内伤，无不侵及气血，不辨气、血，施治则不能确切。

施今墨（1881—1969），原名施毓黔，浙江萧山人。13岁跟随舅父李可亭学医，后曾就读于京师法政学堂。受民主革命思潮影响，参加辛亥革命，后弃政从医。早年悬壶北京，以疗效卓著、医德高尚深受群众信赖。施今墨先生在学术上提倡革新中医，认为中医之改进方法，舍借用西医有关生理、病理以互相佐证，实无别途，主张从标准化、规范化入手，进行中医改革。因中医病证名繁杂，有碍学术发展，呼吁统一病名，率先打破框框，把西医的疾病名称引入中医诊疗之中。1931年，中央国医馆成立，施今墨先生出任馆长，主持学术整理委员会工作。

"千年保守太深沉，难望一时遽革新。医术归根真理在，宣明自有后来人。"这是在1964年，施今墨先生于全国政协四届一次会议上对中医改革的提议通过，兴奋地提笔赋诗抒怀。

有弟子曾得其手书先人之药名诗。《春》："地锦草发路边青，石燕翻飞雁来红。紫菀牡丹桃花笑，仰望子跑放风筝。"《夏》："前湖莲子菖蒲深，清风藤荫垂钓人。浮萍断处见山影，花落石边逢使君。"《秋》："又到红豆金橘时，当归无日苦羁迟。不知菊花开还未，远至离人饶梦思。"《冬》："飞若白毛冬花天，寒水石边落玉团。守宫红炉黄酒暖，国老贝母正合欢。"

先生认为八纲辨证是各种辨证的总纲。辨证，即分析、辨认疾病的证候，是认识和诊断疾病的主要过程和方法。辨，即辨认、辨别，也就是分析。证，即证候，是机体在致病原因和条件作用下，机体与环境之间，脏腑、经络、气血津液之间关系紊乱的综合表现。所以，明确了某一证候，即是对疾病发展阶段中的病因、病位、邪正斗争的强弱、阴阳的偏盛偏衰等病理情况的概括。辨证的过程，是以脏腑、经络、气血津液、病因等理论依据，对四诊所得综合、归纳、分析的结果。

八纲的内容，早在《内经》中，已经奠定了八纲辨证的基础。张仲景更具体地运用于伤寒与杂病的诊疗。《景岳全书》中有《阴阳》《六变辨》等篇，对八纲尤有进一步的阐发。疾病的临床表现是千变万化、错综复杂的。从八纲辨证来看，任何一种病证都可用阴阳确定类别，用寒热阐发性质，用表里反映其病位深浅，用虚实说明邪正、盛衰的强弱。八纲是分析疾病共性的辨证方法，是各种辨证的总纲，在诊断疾病的过程中，有执简驭繁、提纲挈领的作用，适应于临床各科的辨证。具体地说，各科辨证是在八纲辨证的基础上加以深化的。

在八纲辨证中，阴阳、寒热、表里、虚实八类证候之间的关系，并非是彼此平行的。一般而言，表证、热证、实证隶属于阳证范畴，里证、寒证、虚证统属于阴证范畴。所以，八纲辨证中，阴、阳两证又是概括其他六证的总纲。此外，八类证候也不是相互独立的，而是彼此错杂、互为交叉的，体现复杂的临床表现。

在一定的条件下，疾病的表、里病位和虚实、寒热性质，往往可以发生不同程度的转化，如表邪入里、里邪出表、寒证化热、热证转寒、由实转虚、因虚致实等。当疾病发展到一定阶段时，还可以出现一些与病变性质相反的假象，如真寒假热、真热假寒、真虚假实、真实假虚等。所以，进行八纲辨证时不仅要熟悉八纲证候的各自特点，同时还应注意它们之间的相互联系。

八纲辨证中表、里，是说明病变部位深浅和病情轻重的两纲。皮毛、肌肤和浅表的经属表，脏腑、血脉、骨髓及体内经络属里。里证是与表证相对而言的，是病位深于内（脏腑、气血、骨髓）的证候，病邪既不在表，又未入里，介于表里之间，而出现的既不同于表证，又不同于里证的证候，即半表半里证。

八纲的区分并不是单纯的、彼此孤立的、静止不变的，而是错综复杂、互相联系、互相转化的。有经验的老中医，临床基本从多元辨证，多层次、多侧面、多因素，或者说是多变量、多方位地考虑疾病的始因与变化。运用系统观念的"关系"，通过辨人、辨时、辨地、辨病位、辨病因来明辨病态，分辨病机，对疾病的认识不但要看到现在的症状，还要了解过去的症状，同时要预测未来的症状。就辨证而言，八纲辨证和病因辨证、气血津液辨证、脏腑辨证、经络辨证、六经辨证、卫气营血辨证、三焦辨证、七情辨证结合，方致全面。在治症、治病、治人方面，何者为先，何者为急，都必须在系统整体观念上，采用综合的原则去认识疾病、分析疾病、处理疾病。

实际上，八纲之间也存在着"相兼""夹杂""转化"的关系。"相兼"，即两个纲以上的症状同时出现，如外感热病初期，见有表证，还须进一步辨其兼寒或兼热，故可分为表寒证和表热证；久病多虚证，当进一步辨其属虚寒证抑或虚热证。相兼证的出现，不能平均看待，而是有主次和从属关系，如表寒、表热证都是以表证为主，寒或热从属于表证，治疗当以解表为主，可以分别应用辛温解表或辛凉解表；虚寒、虚热证都是以虚证为主，寒或热也从属于虚证，治疗时当以补虚为主，分别用补阳或滋阴的方法。至于表里相兼时以何证为主，须看具体病情而定。

"夹杂"，即指患者同时出现性质互相对立的两纲症状，如寒热夹杂、虚实夹杂、表里夹杂（习惯上叫"表里同病"）病。另外，在疾病发展过程中，还会出现一些假象，如真热假寒、真寒假热等。所以，在辨证过程中，要细心观察，全面分析，去伪存真，抓住本质，以免造成误诊、误治，延误病情。

"转化"，即指某一纲的症状向其对立的一方转化。表里之间、寒热之间、虚实之间、阴阳之间既是相互对立的，又可在一定条件下相互转化。如外感风寒见恶寒发热、头痛等表寒证，若因病情发展或治疗不当，则病邪可由表入里，病变性质可由寒转热，最后由表寒证转化为里热证；实证可因误治、失治等原因，致病程迁延，虽邪气渐去，而正气亦伤。夫转化者，必在一定条件下发生，故审时度势，细察病机，慎避病向恶化，方为上工。

9. 吴佩衡：临证宜注重表证，宜在变中求治

吴佩衡先生，云南中医学院老院长，一代著名中医耆宿。佩衡先生曾指出，太阳病是《伤寒论》六经病名之一，太阳主人身之表，统摄皮肤营卫，有卫外御邪之功。太阳病脉证为"脉浮、头项强痛而恶寒"。吴先生对外感一证辨证极为重视，"若不认真，辨明在表之虚实寒热，极易误治，甚至导致疾病的传变"，十分强调"一定要把住太阳这一关"，抓住"脉浮、头项强痛而恶寒"为主要特征。

斯发热者，是太阳病常见症状之一，又因感邪性质和人体虚实差异，分别表现为表寒、表虚、表实、表热。若确认为表证，则当急治、早治，以免病邪传变之患。严格按照风、寒、温三纲变法及三者辨证要点，抓住"恶寒"与"恶热"

之分，"渴与不渴"或"渴喜热饮或冷饮"之别等临床要点，其治法上，太阳表虚寒证用桂枝汤，伤寒表实无汗者用麻黄汤或相应方剂，两者之间一虚一实全在乎有汗和无汗、脉之浮缓与浮紧之别。如发热无汗，头体疼痛，但欲寐，脉细微者，此乃太阳少阴两感证。

临床实践上，佩衡先生惯用麻辛附子汤治疗，多年来挽救了很多危重患者。盖少阴心肾两虚，寒邪在太阳，又因肾虚抵抗力弱，寒邪陷入少阴而成太阳、少阴两感合病证。方以麻黄开腠理，散表之寒，附子温里寒而暖肾水，再得细辛温散少阴经络之寒，使之由阴出阳，达于太阳，借麻黄之功达肌表，得汗解，为温经解表扶正祛邪之良剂。

钱潢在《伤寒溯源集》一书中说："以麻黄发太阳之汗，以解其在表之寒邪；以附子温少阴之里，以补其命门之真阳；又以细辛之气温味辛专走少阴者，以助其辛温发散。三者合用，补散兼施，虽微发汗，无损于阳气矣，故为温经散寒之神剂也。"譬如，临床上麻黄细辛附子汤与麻黄附子甘草汤都治阳虚外感风寒证，但前方证病重势急，外寒与里寒均较重，故以麻黄、附子配细辛，助阳发汗，使表里之邪速解；后方证病轻势缓，故用麻黄、附子配甘草，助阳益气而微发汗，使表里之邪缓解。这也正是"病有轻重，治有缓急"的意义。又如，麻黄细辛附子汤与再造散皆有助阳解表功用，但前方以麻黄与附子、细辛相配，为专于助阳发汗之剂，宜于素体阳虚，复感寒邪者；后方不仅用桂枝、羌活、防风、细辛及附子，更配大补元气之人参、黄芪，敛阴和营之白芍，所以在助阳解表之中，兼有益气健脾，调和营卫之功，对于阳虚气弱，外感风寒者，更为适合。

昔时在成都有一老中医，一年四季治病，无论男女老幼，亦无论所患何病，开手便是麻黄附子细辛汤，竟门庭若市，门诊人次逾百，且经年不衰，"火神菩萨"之名鹊起。据说此老中医经年累月如此开方，追责者偶尔有之，但有效率仍然很高。至于其观舌之"诀窍"则是：凡舌质不现明显热象者，便一律使用麻黄附子细辛汤。当然，如遇发热无汗，口渴喜冷饮，脉浮滑而数者，则宜选用麻杏石甘汤以治，取其麻黄一辛温，石膏一辛寒，杏仁宣利肺气，往往一剂而热退，再剂而病愈。此实为医家大忌。表证者，看似简单，若一误治，则变化莫测，不可不慎。

10. 吴佩衡：老于临床者，睿辨真假寒热，当为首要

凡病有真寒证与真热证之分，又有真热假寒与真寒假热之别，真者易识，假者难辨。"阴盛阳必衰，阳盛阴必弱。"临床上前者居多，后者亦不少。《黄帝内经》云："阳复则生，阴盛则死。"佩衡先生十分重视真寒假热的辨证，善于在阴阳上探求至理。先生说过："论病之要在于认证，论证之要在辨阴阳，唯辨诬确凿方能得心应手。"他总结出寒热辨证的基本纲领——"十六字诀"，即，热证为"身轻恶热，张目不眠，声音洪亮，口臭气粗"，寒证为"身重恶寒，目瞑嗜卧，声低息短，少气懒言"。真热证兼见烦渴喜冷饮，口气蒸手；真寒证口润不渴或渴喜热饮而不多，口气不蒸手。此为辨明证候的要领和鉴别真伪的关键。特别指出"阳虚阴寒"往往被忽视，致使误治而垂危，"着实为病者一难关，医者一难题"。

对"阳虚阴寒"一类证候，应本着"治病必求其本"的原则。《素问·阴阳应象大论》曰"治病必求于本"，可谓千古不易之名言。大凡疾病之发生，必有其根本原因；病机之变化，必有其关键所在；疾病证候虽繁杂，必有其主次真假可辨。"本"就是疾病之根本和关键，主要矛盾或矛盾之主要方面。故凡治病，必当求其本，犹如伐木，枝叶虽繁，去其根本则枝叶皆去，徒恣力去其枝叶，而根本不除，则于事无补。

"本"到底为何也？历代医家孜孜追寻，对其理解各异，但大体上，认为其是"疾病之本原"，即疾病发生的原因，也就是指病因。倡导此论者，一般先"审病求因"，然后"去除病因"为其治疗疾病的基本手段，其实就是辨病论治。古代有之，近代亦不乏其人，尤其是近年来，在中医药临床工作中提出所谓"方病相对论"，即用中医一个方作为西医治疗一病的专方专药，而且针对"方病相对论"开展的研究和报道俯拾皆是。

然辨病论治是一种消极的疾病观，它认为致病因素决定疾病的性质、病理变化，决定疾病的转归。辨病诊断要求是"识病求本"，其认知方向是向后、向下、向外地回答"病从何来"，是寻求疾病的本质和原因的诊断，是以病因、病

理、病位三要素为基本的疾病分类学诊断。

随着技术的发展，识病求本的诊断要求得以不断地向微观层次深入。人们都希望能通过针对性地消除病因，纠正病理，消除病灶的努力，实现征服疾病和消除疾病的医学目的。治病求本，实为求于人生之阴阳，而非"疾病之本源"，人为本，病为标。《黄帝内经》云："生之本，本于阴阳，人以阴阳之气生，四时之法成。"中医并非仅是治病的医学，而是治人的医学。人之本，本于阴阳，论病求本，本必为阴阳。

张仲景治病，就重在辨证，刻刻以求其病机关键所在。比如，辨其为太阳经证，又须辨其为表实表虚。虚、实一字之差，实为病机关键所在。表实者，治以麻黄汤解表发汗，以去在表之风寒；表虚者，治以桂枝汤，调和营卫，以治营卫之失和。又如，《金匮要略》治里实下利用承气汤，即在于治其本质之里实，而不惑于下利之假象；《伤寒论》治少阴病寒化证之明盛格阳证，而用白通汤、白通加人尿猪胆汁汤，在于治其本质之真寒，而不惑于之假热；等等。凡此皆治病善于求本。验诸临床，治病求本的指导意义，尤为重大。

王应震说过"见痰休治痰，见血休治血，无汗不发汗，有热莫攻热，喘生毋耗气，遗精勿涩泄，明得个中趣，方是医中王"，即谆示人治病求本。从前，有一位刘姓医生，一次治一个患"大头瘟"的病人，病人头面肿胀而痛，时发寒热，脉浮弦而数。辨为温热时邪，上客高位，凝而肿。于是以"普济消毒饮"的原方与服，自认为一定是药到病除。但是事与愿违，非但头面之肿未消，而两侧腮颐竟红肿疼痛不已。正在推敲此证如何治疗之时，其师兄史许君登门来访，遂告其惑。师兄听定，诊察病人后，即在原方上加夏枯草30克，嘱病人服用，患者药到病除。此后，凡治大头瘟时，刘姓医生往往加夏枯草，以为预防之计。后又有一人患此病，服此方竟无效可言，且反添烦躁不安，不得已又请师兄前来会诊。师兄诊毕而言曰：此证不但头面肿，而且舌黄便秘，脉来有力，为表里皆病之象。普济消毒饮治头面之表，消瘟解毒而至高巅为其所长，惟其方不能泻在里之实热，以致服后无效。凡兼夹之证，必用加减之法方能有效也。于方中减去夏枯草、陈皮，加酒炒大黄10克，服1剂即大便通，小便黄如柏汁，而头面之肿由此而消，其病竟愈。由此，可以看出用方之妙，在于机动灵活，方必随证而变，不要死于书下，犯胶柱鼓瑟之弊，始能提高疗效。这正是"治病求本"的明证，同时亦说明"方病相对论"确有其内在的不确切性。

吴佩衡先生还主张温扶真阳，扶正祛邪，"益火之源，以消阴翳，壮水之主，以制阳光"，以期达到"阴平阳秘，精神乃治"的目的。在临床上常用四逆汤、通脉四逆汤、白通汤、麻辛附子汤治之，疗效可靠。对四逆汤的运用，吴佩衡先生曾论曰："按四逆汤为少阴证主方，太阳少阴合病，重其发汗，则汗出不止而出现亡阳，此证可用之，以招纳欲散之阳。太阳证亦用以温经，与桂枝汤同用以救里；太阴证用之，以治寒湿；厥阴证用之，以回厥逆。临证中若遇邪热内盛，热邪内陷，造成真热假寒者，转变成阳明腑证者，遂以承气加白虎汤治之，以期达到方药对证而收功。"阳虚阴盛的治疗要达到"邪尽正复"，宜"与其失治于寒凉断难生活，不若试之于温补尤可一试救疗"。

《景岳全书》有谓："寒热有真假者，阴证似阳，阳证似阴也。盖阴极反能燥热，乃内寒而外热，即真寒假热也；阳极反能寒厥，乃内热而外寒，即真热假寒也。假热者，最忌寒凉；假寒者，最忌温热。察此之法，当专以脉之虚实强弱为主。假热者，水极似火也。凡病伤寒，或患杂证，有其素禀虚寒，偶感邪气而然者，有过于劳倦而致者，有过于酒色而致者，有过于七情而致者，有原非火证，以误服寒凉而致者。凡真热本发热，而假热亦发热。其证则亦为面赤躁烦，亦为大便不通，小便赤涩，或为气促，咽喉肿痛，或为发热，脉见紧数等证。昧者见之，便认为热，妄投寒凉，下咽必毙。"郑钦安先生有"周身腹中发热难安时"可为疗效判断标准，"周身腹中发热"是真阳全面来复的必然反应，亦可以此作为限用辛温药物的依据。

11. 吴佩衡：阴盛格阳，临证 不可不细审其因

"阴盛格阳"是一种询阴阳离决发展的危证。实际上，这也是阴阳失调中特殊的一类病机，谓真寒假热证，又谓"阴证似阳"，究其本质就是很重的虚寒证。大凡阳虚之人，阴气自然必盛，阳气或有上浮。阳不制阴，偏胜之阴盘踞于内，逼迫衰极之真阳浮越于外，为阴阳不相维系、相互格拒的一种病理状态。阳

虚病，其人面色、唇口青白无华，目瞑倦卧，声低息短，少气懒言，身重畏寒；口吐清水，即饮水亦喜热饮，二便自利，脉空浮，细微无力，自汗肢冷，爪甲青，腹痛蜷缩，皆为阳虚真象，据此辨证不难。但当阴盛之极，阳格于外时，却现一派"阳热表象"。

临床上，"阳虚证有面赤如珠而似实火者，有脉大如实者，有身大热者，有满口齿缝流血者，有气喘、咳嗽痰涌者，有大小便不利者"。此火旺实为阴证似阳，不可不辨。张景岳说："凡假热之脉，必沉细迟弱，或虽浮大紧数而无力无神，此乃热在皮肤，寒在脏腑，所谓恶热非热，实阴证也。凡见此内颓内困等证，而但知攻邪，则无有不死。急当以四逆、八味、理阴煎、回阳饮之类，倍加附子填补真阳，以引火归源，但使元气渐复，则热必退藏，而病自愈。所谓火就燥者，即此义也。故凡见身热脉数，按之不鼓击者，此皆阴盛格阳，即非热也。仲景治少阴证面赤者，以四逆汤加葱白主之。"东垣曰："面赤目赤，烦躁引饮，脉七八至，按之则散者，此无根之火也。以姜附汤加人参主之。"《外台秘要》曰："阴盛发躁，名曰阴躁，欲坐井中，宜以热药治之。"

《伤寒心法要诀》谓："阴盛格阳色浅赤，发热不渴厥而烦，下利尿清爪青白，浮微通脉复阳还。经曰：阴气太盛，阳气不得相营也。不相营者，不相入也。既不相入，则格阳于外，故曰阴盛格阳也。色浅赤，谓面色见浮浅之红赤色也。其外证面赤发热而烦，颇类阳热，其内则不渴，下利清谷，小便清白，爪甲青白，四肢厥冷，脉浮微欲绝，一派明寒虚证。宜通脉四逆汤冷服之，从其阴而复其阳也。利止脉不出，加倍人参。下利无脉，宜白通加猪胆汁人尿汤。厥烦欲死，宜吴茱萸汤。"

研究吴佩衡先生的医案可以发现，吴氏辨真识假，从阴证论治，用温阳散寒，温通经脉法治厥阴缩睾证；引火归源法治虚火牙痛、牙龈出血；回阳救逆法治阳气厥脱证；温阳益气通腑，温阳安蛔法等，皆抓住阳虚本质，以温中，收纳，回阳，救逆，潜阳，封固为要。如齿龈出血，自古多用凉血止血法，吴佩衡先生谓："素秉阳虚之人，并无火邪之症，阴血全俱，忽见满口牙龈出血，此是肾中阳虚，不能统摄血液，阴血外溢，只有扶阳收纳一法为妥。"常用大剂炮姜、甘草以止血，再用四逆汤加补肾药治之，屡用屡效，足堪重视。

12. 袁鹤侪：苓桂术甘汤、苓桂枣甘汤、 茯苓甘草汤三方之有同有异

袁先生谓：苓桂术甘汤、苓桂枣甘汤、茯苓甘草汤，"三方所异者，只术、枣、姜三味，而所治迥别"。《杨嗣勋惠茯苓》云："道是青神谷，元通白帝崖。有松如壮士，其魄化婴儿。云湿侵鸦嘴，天寒翦兔丝。尧初香摘髓，秦后雪凝脂。穴动龙蛇窘，山空鸟兽悲。唯将千岁力，白了一生奇。"另有诗云："千年茯苓带龙鳞，太华峰头得最珍。金鼎晓煎云漾粉，玉瓯寒贮露含津。南宫已借征诗客，内署今还托谏臣。飞檄愈风知妙手，也须分药救漳滨。"

《名医别录》谓：其"止消渴，好睡，大腹，淋沥，膈中痰水，水肿淋结。开胸腑，调脏气，伐肾邪，长阴，益气力，保神守中"。而白术苦温而燥，健脾而化饮。中州有停饮，以致土不制水，下焦寒水因而为病者，宜用之培其本，则土崇面水伏。大枣甘而多脂，有益脾之功，而燥湿化饮则非其所能，故土虚而水上冲者，为所当也。"茯苓甘草汤与五苓散对举，曰：汗出而渴者，与五苓散；不渴者，与茯苓甘草汤。盖汗出而渴者，太阳之气不化也；汗出不渴者，太阳之阳气虚于表而中州留饮，胃阳不宣，故用生姜以宣胃阳，而不取术，枣补土之法也。"

苓桂术甘汤乃为治疗中阳不足痰饮病之主方。以胸胁支满，目眩心悸，舌苔白滑为辨证要点。现代常运用无慢性支气管炎、支气管哮喘、心源性水肿、慢性肾小球肾炎水肿、梅尼埃病、神经官能症等属水饮停于中焦者。苓桂术甘汤证发病关键是"水气上冲"，极易引起心悸、胸闷、短气，即之谓"水心病"。临床辨识此病名注意色、舌、脉、证的变化。

望色：多见面色黧黑，此为"水色"。病重者，在颧、颊、鼻柱围、下额等处，或皮里肉外出现类似色素之黑斑，名为"水斑"。

察舌：舌质淡嫩，苔水滑欲滴。

察脉：其脉见或弦，或沉，或沉弦并见，病重者见结代或沉弦不起。

察证：其辨证的要点是有水气上冲之候。病人自觉有一股气从心下上冲胸咽；胸满，夜间为甚，遇寒加重，多伴有咽喉不利，如物梗阻；心悸，多发于晨起、夜卧、饮食之后，或伴有左侧颈部血脉胀痛；短气，表现为动则胸闷发憋，

呼吸不利，甚则冷汗自出。治疗"水气上冲"的"水心病"，首选苓桂术甘汤，本方温阳下气而治心悸、胸满，利小便以消水阴而治痰饮咳逆。药仅四味，但配伍精当，大有千军万马之声势，临床疗效惊人，尤治"水心病"一证，可谓独树一帜。本方用于临床时，可以随证加减。痰多脉滑的，可与二陈汤配合使用；头眩较重的，可加泽泻；头面有烘热之象的，可加白薇；血压偏高的，可加红花、茜草、益母草、牛膝；若脉见结代，则减去白术而加五味子；若湿痰作咳，则减去白术而加薏米；若见惊悸不安，可加龙骨、牡蛎。

苓桂甘枣汤，主寒水上逆，证见先有脐下悸动，旋即逆气上冲，心慌不安，形寒肢冷，苔白腻，脉弦紧。其方温阳行水，降逆理气。

茯苓甘草汤，主伤寒水气乘心，厥而心下悸者。先治其水，却治其厥，水渍入胃，必作利。太阳证饮水过多，水停心下必悸；火畏水，故心惕惕然动，多不自安。亦治伤寒汗出不渴者。《伤寒论》曰："伤寒汗出渴者，五苓散主之；不渴者，此汤主之。"汗而不渴为邪热未入里，故但解表利水而兼和中。亦治膀胱腑咳，咳而遗溺。实乃足太阳药也。淡能渗水，甘能宁心助阳，故用茯苓；辛能散饮，温能发汗解肌，故用姜桂；益土可以制水，甘平能补气和中，故用甘草。

夫悸证，有过汗而悸者，有吐下而悸者，有气虚而悸者。唯饮之为悸，甚于它。以水停心下，无所不入，侵于肺则咳，传于胃为呕，溢于皮肤为肿，渍于肠间为利。故前人曰：先治其水，后治其厥。厥为邪之深者，犹先治水，况病之浅者乎。本方去生姜，加白术，名茯苓桂枝白术甘草汤。仲景治伤寒吐下后，心下逆满气上冲胸，起则头眩，脉沉紧，发汗则动经，身为振摇者。逆满气冲，寒邪伏饮，上搏于膈也，故令头眩；沉为在里，且既经吐下，复发其汗，则阳益虚而津液耗，故身振摇也。与此汤导饮和中，益阳固卫。《金匮要略》用治心下有痰饮，胸胁支满，目眩。

13. 孔伯华：施治以保护元气为主

孔伯华，名繁棣，山东曲阜人。与汪逢春、萧龙友、施今墨并称"北京四大名医"。主张病必求其本，临证注重湿与热。以善治温病著名，更以善用石膏一药，为医林所景仰。

中医在临床上不能见"病"不见"人"，即不能见"树"不见"林"，而应从"人"出发，照顾到病人的整体。孔先生特别强调"元气"在人体所起的重要作用。他认为《黄帝内经》所谓"邪之所凑，其气必虚"及"精神内守，病安从来"这两句话，就是指病邪之所以能使人体发病，都是人身元气不足的缘故，若人体本身自卫的元气很充足，病邪就不足为患。所谓乘虚而入，无虚则病邪何从而入乎？是故元气充足，"内胰闭拒，虽大风苛毒，弗之能害"。

孔伯华先生在辨证论治方面，力主"医之治病，首先在于认证；将证认清，治之则如同启锁，一推即开。认证之法，先辨阴阳，以求其本，病本既明，虚实寒热，则迎刃而解"。强调阴阳为"两纲"，表、里、虚、实、寒、热为"六要"，不同意把阴、阳、表、里、虚、实、寒、热并列为"八纲"。孔伯华先生还指出："辨证论治，全凭纲要。纲者两纲，曰阴曰阳；要者六要，曰表、里、虚、实、寒、热。徐灵胎言之最详，亦即张景岳之所谓'两纲六变'者也。人之疾病，千变万化，但总不外乎阴阳，故医者临证，必须先审阴阳，因为病因证脉与药皆有阴阳。阴阳既明，怡自无讹。其间且有错综乱象，阴中有阳，阳中有阴，二者相间，彼此多少，疑似之间，更须明辨。"具体一个病进而求之，则疾病之部位亦存在表里，正邪之消长与虚实，若论疾病之征象自有寒热之分，但其间情况复杂，如由表入里，由里达表，寒热错综，虚实互见等，必须审慎辨识。

总之，表、实、热三者，可概于阳；里、虚、寒三者，可概于阴。故阴阳者，医道之总纲领也。至于六要者，病变之关键也。医者既须提纲挈领，又要把握关键，则病无遁情，了如指掌矣。辨证既明，论治用药更应详酌，故有对参、术、硝、黄，俱能起死，芩、连、姜、附，尽可回生。喻嘉言尝谓："医不难于用药，而难于认证。故必先议病，而后议药。"朱丹溪亦主张，认证为先，施治为后。若但知以执某方治某病，不论因时、因地、因人，不审何脉、何因、何证，是冀病以就方，非处方以治病。辨之不明，焉能用之无误？施治之妙，实由于辨证之准确。寒、热、虚、实，不昧于证，而又不惑于证；汗、吐、下、和，不违于法，而又不泥于法。否则疑似甚多，临证莫决，见病治病，十难效一。孔先生非常推崇徐灵胎在《病因人异论》中的论述。徐灵胎云："天下有同此一病，而治此则效，治彼则不效，且不唯无效而反有大害者，何也？则以病同而人异也。夫七情六淫之感不殊，而受感之人各殊。或气机有强弱，质性有阴阳，生长有南北，性情有刚柔，筋骨有坚脆，肢体有劳逸，年力有老少，奉养有膏粱藜霍之殊，心境有忧劳和乐之别。更加天时有寒暖之不同，受病有深浅之各异，一概施治，则病情虽中，而于人之气体迥乎相反，则利害亦相反矣。故医者必细审其人之种种不同，而后轻重缓急，大小先后之法因之而定。"

孔伯华先生在临床上确信：无论祛邪与扶正，都是为了达到恢复和充足元气的目的。

元气者，《白虎通义·天地》谓："天地者，元气之所生，万物之祖也。"唐代柳宗元提出："庞昧革化，唯元气存。"明代王廷相称："天地未判，元气混沌，清虚无间，造化六元机也。"至于祛邪扶正之孰先孰后，那就必须在辨证之时参机应变了。孔先生说：邪之与正，二者并重，扶正可以祛邪，祛邪即可安正，是互为因果者也。而孰先孰后，则必须因人、因地、因时而施，绝不可先有主见。固然经有"邪气盛则实，精气夺则虚"之明训，示人正气之虚，是由于被邪劫夺，倘不被劫夺，正气无由致虚；其所以被劫夺者，系于邪气之盛。此时，若直捣巢穴，扫灭邪氛，使不再劫夺正气，其病自愈，亦即祛邪为重。初病急病，诚可以一扫而痊，久病缓病，其人虚象毕露，则当顾其正气。所谓养正邪自除，亦即扶正当先也。盖病有久暂不同、缓急之异，则祛邪与扶正之治，妙用就在于灵活。有宜急祛其邪而后调其正者，有宜先固其正徐退其邪者，有宜寓攻于补者，有宜攻补兼施者。似此轻重先后，当随证制宜，临证治病，皆应如此，则可不致拘执有偏耳。

14. 陆渊雷：《伤寒论》是治疗之极则，学医所必由

陆渊雷先生少从朴学大师姚孟醺治经学、小学，遍览诸子百家。工书法、金石，对天文历算及医术造诣尤深，通晓英、法、德、日诸国文字。其父儒而知医，常称医道能愈人疾苦，勉励其学医。早岁曾问学于章炳麟先生，并从名医恽铁樵探究医学。学术上主张远西的理法和中土的方术糅合为一。对仲景学说能"用古人之法，释以今日之理"；对于仲景的方药有自己的独到见解，不仅能随证加减，而且能做到古方新用，推陈出新，疗效显著。

陆氏沉潜反复，研索独勤。博考深思，认为伤寒即今之流行性热性病，太阳

病即急性传染病之前驱证，阳明病括清医之温热病。其不发病热之病，非流行性之病，或发热流行而别有他种显著证候之病，皆属杂病。古医书治疗流行性热性病，不问其病原为何，皆根据其证候而归纳为若干种症候群，即六经是也。复按六经施以方药而示其宜忌。至于杂病，各有特殊显明之证候，诊察较易。而其疗法，又各有特效方药，不若伤寒方之可以广泛应用。故就中医之治疗法言，伤寒有共同性，杂性为个别性。而杂病中若干宜忌，亦与伤寒六经无异，此伤寒、杂病之所以区分。

陆渊雷先生曾施治一女。初诊：6月15日。伤寒六日，昼轻夜重，大便数日不行，脘腹痛，舌苔黄，脉数，此真大柴胡证之兼心弱者。柴胡9克，白芍9克，厚朴3克，炒枳实45克，生姜9克，枣仁12克，麻仁（杵）9克，玄明粉（冲）9克，磁石（先煎）30克，黄附子（先煎）15克，甘露消毒丹（包）12克。二诊：6月16日。昨服药后，得大便，腹痛除，胸满减，唯有泛恶，微咳，脉甚数弱，舌中间微黄。柴胡9克，太子参12克，姜半夏9克，淡黄芩6克，炒山栀子9克，炙甘草2.4克，磁石（先煎）30克，黄附子（先煎）21克，麻黄3克，杏仁9克，生姜9克，红枣4枚。2帖而起。

陆渊雷先生认为仲景之三阳，皆视其抗病力所在而为之界说，太阳为在表在上，阳明为在里在下，而少阳为半表半里。所谓半表半里者，非半在表半在里之谓，谓在表里上下之间也。少阳病主证之一往来寒热，往来寒热与恶寒发热不同。恶寒发热者，恶寒之自觉证，与发热之他觉证同时俱见；往来寒热则恶寒时不知热，发热时不知寒，寒与热间代而见，疟疾其代表型也。如治唐某，3日前曾发热至39℃，曾退尽，今日又热，顷测之已38.5℃，年75，又素有咳嗽，脉大而数，舌苔白，作疟治。柴胡、淡黄芩、吉林参须、姜半夏、生首乌、煨草果、鸡骨常山、枣仁、炙甘草、生姜、红枣。另，鸦胆子10粒，去壳取仁，白亮完整者，吞，勿嚼。1帖。药后得汗，热退。但痞闷呕恶，大便不行。柴胡、淡黄芩、川黄连、姜半夏、干姜、太子参、麦芽、山楂炭、栝楼、杜仲、地龙、槐花、红枣，三剂而痊。

学习《伤寒论》，贵在"灵活"，既要正确评价《伤寒论》，也要学以致用，把《伤寒论》的辨证论治和各科临床实际紧密结合起来。《伤寒来苏集》谓："六经为百病立法，不专系伤寒。"《伤寒论》固然是以六经辨证为核心论述外感伤寒，却也颇适用于各科杂病。

　　临床上，笔者治过一位17岁的高中女学生，平素带下量多，色白，质稀，经将行时少，小腹胀痛剧烈，按之更甚，疼痛剧烈时汗出肢冷，唇面发青，经行错后，经血色泽暗红，夹紫块，舌苔白，脉沉紧。此属寒凝经脉之病，以附子汤加肉桂、吴茱萸、当归治之。取附子之辛热，同行十二经脉，以温经散寒；肉桂之甘温与附子同用，能走能守，既能补火归原以温养冲任，又能散寒逐瘀止痛，是阳虚阴盛必不可少之品；吴茱萸、当归入肝，以散其阴之寒邪而温养肝血，从而可达温肝暖宫，散寒止痛之功，肝、脾、肾并治，药到病除。

　　王祥徵先生（胡希恕先生的老师），认为六经辨证不是脏腑辨证而是八纲辨证。《伤寒论》虽以六经分篇，如"辨太阳病脉证并治上""辨太阳病脉证并治中""辨厥阴病脉证并治"等。对八纲之辨，如论中第7条"病有发热恶寒者，发于阳也；无热恶寒者，发于阴也……"是辨阴阳；第70条"发汗后恶寒者，虚故也；不恶寒但热者，实也……"是辨虚实；第91条"伤寒，医下之，续得下利清谷不止，身疼痛，急当救里；后身疼痛，清便自调者，急当救表……"是辨表里；第122条"病人脉数，数为热，当消谷引食，而反吐者，此以发汗，令阳气微，膈气虚，脉乃数也。数为客热，不能消谷，以胃中虚冷，故吐也"是辨寒热，如此等等。这可以说是辨证施治的一般规律。

　　经方大家胡希恕先生曾指出：《伤寒论》之六经，虽称"之为病"，其实质是证，而且来自八纲。八纲囊括了表、里、阴、阳、寒、热、虚、实，任何疾病的基本类型，都在其中。而六经即出自八纲，毋庸置疑。

　　经方治杂病，事实如斯。

　　陆渊雷先生临证治温邪犯肺，逆传心包（即大叶性肺炎）者，每遇此等，视其证候，总投以仲景方麻杏甘石、小青龙、麻黄等汤，不过三五日即愈；瘀血之病，西医所谓血栓栓塞者，于此等病，每视其证候，投以仲景方桃核承气汤、抵当汤丸、桂枝茯苓丸、大黄牡丹皮汤、当归芍药散、下瘀血汤等剂，取效亦速。陆氏从仲景用桔梗之诸方中，悟得仲景之所谓"脓"，指人体内不当有而有的半流动体，上之在气管、支气管，下之在肠……皆谓之"脓"。排上部之脓，桔梗与贝母、杏仁等治肺药同用，排下部之脓，须与枳实、橘皮等肠胃药同用；治痢疾，应和芩、芍、枳实同用，就能多下冻物而愈。

　　譬如胸腔积液，古人统称"痰饮"。外有表证，里有水饮者，当先解其表，后攻其里水也。急性胸膜炎初起时，恶寒发热头痛，甚似太阳中风，论病理固因胸膜发炎所致，与伤寒中风之纯由外感者不同，论治则仍当先解其表，否则表热入里，为祸更烈。无表证之悬饮，为骤得之证，攻之下嫌骤峻，若延缓则为水气喘息浮肿矣。故可用十枣汤攻之。但掣痛大减者，即须改用轻剂。

例治单某。初诊：12月25日。昨忽觉自右背至右胁下有掣痛。此乃胸膜炎十枣汤证。脉弦，舌有苔故也。询之，果验得胸膜炎。大戟9克，甘遂2.4克，芫花6克，红枣10枚。上药用1帖，无论下利与否，掣痛若大减，即服下方：柴胡6克，赤苟6克，太子参9克，生姜3片，枳壳6克，大戟6克，淡黄芩6克，生甘草3克，桔梗6克，芫花1.5克，姜半夏9克，红枣4枚。二诊：1月4日。胸膜炎大势定后，咳不全除，时唾黏白痰，胁膈部不适，食思亦少，舌白，脉滑，涕出。葶苈6克，米仁15克，桔梗4.5克，陈皮9克，活芦根30克，冬瓜子9克，枳壳4.5克，煅牡蛎24克，桃仁9克，柴胡6克，辛夷1.5克。

又治王某。初诊：4月21日。去腊感冒后，迄不甚健，时恶寒，胁下刺痛，有咳而痰多，食尚可，大便通，脉甚弦细，舌有白苔。柴胡6克，淡黄芩6克，桔梗6克，炙甘草3克，桂枝1.5克，北沙参6克，栝楼9克，生姜3片，赤芍6克，枳实6克，黑附子3克，红枣4枚。2帖。二诊：4月23日。药2帖后，自觉爽适，咳亦瘥，胁中痛轻减而未尽，头微眩，脉甚细弱。可加养荣汤。柴胡9克，栝楼9克，太子参12克，炙甘草3克，枳壳6克，当归9克，黑附子6克，杭菊花9克，桔梗1.5克，白芍9克，干姜2.4克，红枣4枚。2帖。三诊：4月25日。胁痛几全止，咳嗽转爽而痰出，此愈之象矣。

譬如诊治肠痈，小腹肿痞者，肿胀痞鞭亦在右腹角。然初起时，望之多无异症，按之则右腹直肌牵急，重按则痛。又有肿而不鞭痞者，肿痞非必具之证也。肠痈始起未成脓之候可下，大黄牡丹汤主之，近于急性；脓已成不可下，米仁附子败酱散所主，近于慢性。西医治盲肠、阑尾诸炎，唯于宿便闭塞者，用蓖麻子油或灌汤法，此外绝外禁用下剂，惧其穿孔也。然陆渊雷先生治肠病，审是阳明实证后，颇有以小承气汤获愈者，未遇穿孔之弊。往年治肠痈，以大黄牡丹皮汤加败酱获愈者，预后皆佳。

盖西医之法，乃理所当然，而事实亦有不尽然者，其后得马齿苋、红藤为肠痈特效药。例治龚某。初诊：11月6日。感胸脘痛，往医院求治，车上颠震，脘痛自解而痛移至右腹角，医触压之，断为急性阑尾炎，须开刀。因不愿开刀，故服药。牡丹皮9克，黑附子6克，马齿苋15克，炙甘草3克，冬瓜子12克，红藤30

克，桃仁6克，生大黄3克（后下）。2帖。二诊：11月8日。服药2帖，回盲部已不自痛，唯按之仍有微痛，既利便多次，即无须再下。米仁15克，黑附子6克，红藤21克，冬瓜子12克，败酱草12克，马齿苋15克，丹皮6克，生甘草3克。2帖。三诊：11月10日。阑尾炎已愈，调补以善后。生黄芪12克，黄附子15克（先煎），红藤15克，巴戟12克，炙甘草2.4克，生姜9克，潞党参9克，磁石30克，红藤15克，马齿苋12克，仙灵脾9克，云茯苓12克。

旧时沪上，曾有一联传于民间，赞陆渊雷先生的医风，谓："志在救人，剂温凉寒暖，而万姓感德妙手；心欲济世，诊沉浮迟数，遂著成万家生佛。"可见当年陆氏国医圣手之貌也。

15. 张镜人：治热病，宜"表""透"一统

张镜人，1923年出生，上海市第一人民医院主任医师、内科专家。家学渊源，不仅擅治发热性疾病，而且对内科杂病及疑难疾患，亦别有心得。先生承上祖数代之学，渊源有自，其对内科杂病，颇崇景岳；外感热病，则服膺叶、吴。临床治疗提倡遵经而不泥古，师法而不拘方，尝谓："用药如用兵，有攻有守，知常达变，贵在灵活，化裁在我，唯求取胜。"

张氏一门，诊治热病，主张"表"与"透"，提出新感务求表透，不使入内；伏气务求透表，促其外达。"表""透"之法，重在祛邪，所以卫气营血各个阶段，凡欲祛邪外解，或导邪由里出表，离不开"表"与"透"二法，而豆豉、豆卷兼具"表"与"透"的性能，最为适当。据此学术观点，治疗变应性亚败血症、巨细胞病毒感染，取得良好效果。裘沛然先生曾赞其两字要诀说："醍醐重振旧家声，两字精严客尽惊。"

外邪的感袭"受本难知，发则可辨"。症候的属寒属热，治疗的需温需凉，各有其宜，不容偏差。所以，叶天士说："营卫气血，虽与伤寒同，若论治法则与伤寒大异也。"

实践表明，属于伤寒范畴的热病，不外乎新感外袭和伏气内发两端，新感虽有寒温之分，唯外邪的侵犯，由表入里，治疗只能表散；伏气因新感引动，由里出表，治疗必须透达，除了里结阳明的腑证可下夺而外，新感与伏气的出路同

在肌表，故"表"与"透"实为治伤寒热病的大法。新感务求"表透"，勿使内入；伏气务求"透表"，促其外达。特别应重视的是豆豉一味兼擅"表"与"透"的功效，乃治新感与伏气的至当不易之品。

张镜人先生强调治热病以"表"与"透"为前提，推崇豆豉亦表亦透的作用，必须是在辨证论治的基础上，根据卫气营血的病程传变，不同阶段采取不同配伍，以达到"表"或"透"的目的。如邪在卫分者，以葱豉汤加减，因南方多湿而无北地的寒邪阴凝，故卫分之邪偏寒的，不必赖麻黄、桂枝的辛温，辛温反助邪热，偏于温的也不宜桑菊饮、银翘散的辛凉，辛凉恐遏邪湿。这与章虚谷"始初解表用辛，不宜太凉，恐遏其邪，反从内走也"的见解是契合的。此时，葱豉的微辛微温，恰到好处。邪留气分者，从栀豉汤加减；邪入营分或血分者，从黑膏方加减。三方都有豆豉。由于配伍的关系，葱豉着重于发汗解表，犹叶氏"在卫汗之可也"的原则；栀豉着重于轻清泄热，表里双解，犹叶氏"到气才可清气"的原则；黑膏方着重于育阴达邪，犹叶氏"乍入营分，犹可透热仍转气分而解，入血犹恐耗血动血，直须凉血散血"的原则。

邪未传入气分化热，决不能轻予栀子的清泄；邪未传入营分或血分，劫烁津液，决不能轻予生地、石斛的育阴生津。进一境始转一法，独豆豉的"表"与"透"则贯彻于整个病程的始终。这种方法，打破了温热学派对汗法的清规戒律。明、清两代，很多医家拘泥于朱肱的"风温不可发汗"及王履的"每见世人治温热病，误攻其里，亦无大害，误发其汗，变不可言"等说法，视汗法为畏途。然治疗上确有得汗而解的机理，因此，薛生白说："温病发汗，昔贤有禁，此不微汗之，病必不除，盖既有不可汗之大戒，复有得汗始解之治法，临证者当知所变通矣。"吴鞠通也说："伤寒非汗不解，最喜发汗，伤风亦非汗不解，最忌发汗，只宜解肌，此麻、桂之异其治，即异其法也。温病亦喜汗解，最忌发汗，只许辛凉解肌，辛温又不可用，妙有导邪外出，俾营卫气血调和，自然得汗，不必强责其汗也。"内伤杂病重在扶正，所谓精气夺则虚；外感时气重在去邪，所谓邪气盛则实。新感非表不解，伏气非透不愈。救阴尚易，达邪最难，邪去则正安，热退则津还。与其养痈遗患，无如曲突徙薪。叶霖说："治热病知补阴，是最为扼要处，知泻阳之有余，即所以补阴之不足。不仅恃增液诸汤，进乎道矣。"可算得上是切实的经验之谈。

汗法的任务，专主去邪，"表"或"透"均隶属于汗法范畴。不过"表"有发表，有解表，有育阴以滋发汗之源等的区别；"透"有清透，有温透，有化湿以开达邪之路等的异殊。这些区分，为伤寒热病开辟了广阔的治疗途径。但这是就一般情况而言，如阳气虚弱，脉细肢冷，或汗出甚多及有其他不可"表"或"透"的见症者，则就自当别论了。

16. 魏长春：学贵于疑，重证不惊，轻证不怠，用药务精，切当忌庞

魏长春，字文燔，浙江宁波慈城（今属宁波）人。闻业于江浙名医张禾芬入室弟子颜芝馨，曾辑《温病条辨歌括》传世。

魏长春先生一贯主张熟读经典著作是学好中医的关键。历代医著汗牛充栋，后世诸家均有阐述发明，但流出由源，不论哪种学术流派，均是以经典著作为基础的。因此，在理解的基础上反复背诵、熟记经典著作中的原文，是十分必要的。如他曾说：《灵枢·口问》"上气不足，脑为之不满，耳为之苦鸣，头为之苦倾，目为之眩"，临证时逢类似之症，回想起此段经文，对于病因、病机、治则，脑海中就有了清晰的概念，也能为选用方药做出重要启示。如治疗毕姓男子，苦嗳气、呃逆，曾先后用半夏泻心、丁香柿蒂、橘皮竹茹等方治疗未效。后想到《金匮要略》有言"噫哕而腹满，视其前后，知何部不利，利之即愈"，而改用大承气汤加味治之，一剂而愈。

魏长春先生说："学有根底，见多识广，文医杂说，博采众长，汇通诸家，化裁创新。"

宋代大词人辛弃疾新婚不久辞别妻子奔赴抗金前线，一日夜深人静，填词一首，遥寄娇妻："云母屏开，珍珠帘闭，防风吹散沉香。离情抑郁，金缕织硫黄。柏影桂枝交映，从容起，弄水银塘。连翘首，掠过半夏，凉透薄荷裳。一钩藤上月，寻常山夜，梦宿沙场，早已轻粉黛，独活空房。欲续断弦未得，乌头白，最苦参商。当归也，茱萸熟，地老菊花黄。"魏先生认为从中可以学到不少药名。《西游记》的第二十八回里，吴承恩曾用药名写了一首《西江月》的词："石打乌头粉碎，沙飞海马俱伤。人参官桂岭前忙，血染朱砂地上。附子难归故里，槟榔怎得还乡？尸骸轻粉卧山场，红娘子家中盼望。"用了乌头等中药，描

写了拼杀和猎户残亡的场面。还有冯梦龙的情书中云："你说我，负了心，无凭枳实，激得我蹬穿了地骨皮，愿对威灵仙发下盟誓。细辛将奴想，厚朴你自知，莫把我情书当破故纸。想人参最是离别恨，只为甘草口甜甜的哄到如今，黄连心苦苦嚅为伊耽闷，白芷儿写不尽离情字，嘱咐使君子，切莫做负恩人。你果是半夏当归也，我情愿对着天南星彻夜地等。"情书用了14个药名，情思情趣跃然纸上。人视如此，有感言："中华草木虫石药，君臣佐使各其途。望闻问切寸闭尺，寒热真假经络枢。斯统岐黄传永久，医文如一悬壶中。"

读各家医说时，应着眼于心得发明之处，对各家之特长尤应探本求源，而对各书陈陈援引，则不必深究。如吐血、便血，仲景有黄土、泻心等法，用于虚寒、实热之证其效甚彰，但对阴虚郁热之证则未予论述。有一例胃溃疡并上消化道出血的患者，曾用止血药及移山参治之未效。长春先生根据患者略有低热、左脉沉弦不扬及少腹有痞气走窜，以陈远公壮水汤（生熟地、参三七、荆芥炭）合芍药甘草汤加竹茹治之，一剂获效。又如大叶性肺炎，一般按风温论治，以麻杏石甘汤加减多能收效，但对阴虚体弱患者则不甚适宜。长春先生根据温病学派轻清宣透、甘寒润燥之法，以千金苇茎汤、钱乙泻白散、喻昌清燥救肺汤、吴塘桑菊饮化裁变通，自订六二清肺汤（桑叶、枇杷叶、桑白皮、地骨皮、杏仁、冬瓜仁、贝母、知母、南沙参、北沙参、鲜芦根、白茅根）随证加减，屡获良效。

长春先生最大的长项就是博采众长，文史哲医，灵活而用，质疑磋商。"学贵于疑"，前人谓"学起于思，思源于疑"。明代学者陈献章说过："学贵有疑，小疑则小进，大疑则大进。疑者，觉悟之机也，一番觉悟，一番长进。"有疑有惑，便会出现"心求通而未得之意""口欲言而未能之貌"的情形。

当年名医范文虎先生阅览群书看到用小青龙汤泡汁饮，能治疗咳喘；乌梅安蛔丸捣碎加白蜜用滚开水泡后，连渣饮服治疗蛔证。后来在实践中一用，都体现真实可靠的疗效。《五代史平话·周史》说："凡兵在乎精，不在乎多。"用药如用兵，其理则一。但常中育变，又不能执泥不化。长春先生曾回忆说，早年遇一商人之妻因水土不服而致湿困中州。前医处表散之剂后，又嘱忌口。几旬之后，胃纳益差，体肿、腹泻，详询病情经过，认为是忌口太过，脾胃受损，病久体虚，不胜重药。乃以芳香花类拨动气机，并选择喜食之品以馨其胃，病随即转机，体渐复康。又如治盗汗多属阴虚内热之证，但详加审察仍有差池。1971年曾治一自汗患者，虽服养阴敛汗之剂已久，但均未见效。细究病因，知为素体表虚，睡卧草地，感受风湿所致。选用桑枝、桂枝、防己、防风、大豆卷、稻根行卫气，祛风湿。药后，盗汗即减，继以原法调治而愈。

17. 张镜人：慢性肾炎有内、外两因

张镜人先生在深入研究慢性肾炎过程中提出："慢性肾炎的内因为脾肾虚损，外因为湿热扰攘，徒益脾肾，则湿热之扰不已，专清湿热，则脾肾之虚难复，必须虚实并顾，标本同治。"此确属真知灼见，在中医治疗慢性肾炎的领域中，创立了新的思路。

在慢性肾炎的肾功能衰竭期，症见面色晦滞，泛恶呕吐，舌质淡胖，常被视作脾肾阳虚，浊阴上逆。先生独持异议，认为主要是湿浊困聚，耗伤气阴致营血，阴损虽可及阳，但阳虚仅处于从属地位。治疗不应本末倒置，宜清湿热以泄邪浊，益气阴而养营血。这些观点，已被大量临床实践所证实。

在祖国医学继承和发扬的问题上，张镜人先生总的思路是"继承与创新互济"，常道："不继承就没有基础，不创新就缺乏活力，既要重视中医经典著作与各家学说的论述，又不能忽视运用现代科学方法对祖国医学继承和发扬、补充与创新的重要性。"唐代杜甫说"不薄今人爱古人，清词丽句必为邻"。张镜人先生就有这种精神。他利用胃镜观察胃黏膜色泽、形态的病理变化，实验室检查，尿常规所见的红、白细胞与蛋白、管型，以及肾功能的测定，扩大了"望诊"的范围，丰富了慢性肾炎的辨证内容，提供了有益的治疗的启示。

慢性肾炎在临床上可分列3个基本证候，以纲举目张。证见脾失健运，肾气不固，湿邪夹热，面无华色，目睑及下肢浮肿时减时甚，腰酸疲乏，胃纳呆钝，小便少利，色深，脉濡细带数，舌苔薄腻或薄黄腻，质偏红。实验检查，尿有蛋白，24小时尿蛋白定量<3.0克，可见少量红细胞及管型。治宜健脾益肾，化湿清热。方药以防己黄芪汤合参苓白术散加减。

生黄芪12～15克，木防己9克，白术9克，茯苓皮15克，炒山药9克，枸杞子9克，制狗脊15克，炒川续断15克，厚杜仲9克，香扁豆9克，泽泻15克，米仁根30克，石苇15克，大蓟根30克。

急性肾炎，属"风水"；慢性肾炎，则属"肾劳"。外邪的反复感染，与肾

劳的发病，常是积渐的结果。推究其病因病机不外乎两端，一是外邪侵袭；二是脏腑虚损。脾肾之气既虚，湿热之邪不去，于是水肿持续存在，并且每每兼见面白，食欲减退，腰酸乏力，溺少色深等脾运失健，肾气不固，湿热相搏的证候。这与《诸病源候论》"水病无不由于脾肾虚所为，脾肾虚则水妄行，盈溢皮肤而令全身肿满"的论述相符。临床治疗宜宗《金匮要略》防己黄芪汤，配合《和剂局方》参苓白术散加减，酌入化湿清热之品。

临床上慢性肾炎，日久病深，无形之邪热和有形之水湿结合，遏阻三焦，中侵伤脾，下注伤肾，湿愈困则脾愈弱，热愈甚则阴愈耗，脾肾气阴俱虚，导致"升降""开阖"乖常，当升不升，当降不降，当藏不藏，当泄不泄，于是大量尿蛋白丢失，血浆白蛋白降低。湿浊滞留，引起血胆固醇高；里热灼阴，络脉受损，虚阳上扰，引起高血压及血尿；肾府失养，故腰部酸楚。临床治疗，宜宗《脾胃论》黄芪人参汤合《小儿药证直诀》六味地黄丸加减。《证治汇补》引丹溪云："大法，宜补中健脾，脾气实，自能升降运行，则水湿自除，此治其本也。"坚持调治，庶几缓缓图功。

慢性肾炎发展至后期，脾之转输与肾之固摄功能，日益衰退。水湿邪浊蕴聚，饮食精微无以升运吸收，下趋外泄。临床治疗，宜宗《病机气宜保命集》黑地黄丸合《景岳全书》五阴煎加减。《证治汇补》引云："脾病则津液不化，不特肾精损削，且湿热下注，足跗浮肿者有之，必土强而后肾水收摄，以归隧道。"《临证指南医案》邹按："如厥阴风木上触，兼内风而为头痛者，用首乌、柏仁、甘菊、生芍、杞子辈，熄肝风，滋肾液为主。"临床若能体会斯旨，疗效提高，则指日可期矣。

18. 张镜人：红斑狼疮当责其风热邪毒，气阴已伤

张先生治此证，多责其肝肾精血阴津亏，虚邪火内生，感受风湿热毒或因暴晒日光，内外相合，两热相搏，导致气血逆乱，阴阳失调，经脉痹阻，脏腑亏损，故系统性红斑狼疮是一个肝肾亏损为本，邪毒亢盛为标，本虚标实的疾病。斯治大法当以滋养肝肾，清热解毒为原则。由于其病程漫长、症状复杂，因此其

邪正虚实并非一成不变。最多为风湿热痹证。低热,关节游走痛楚,肌肉酸痛,或伴局部关节红肿,渗出,舌苔黄糙,质红,脉滑数,或细数,血沉增快。治宜祛风通络,清热和营。用独活寄生汤去细辛、地黄、人参、桂心,选加丹参、茅莓根、虎杖、忍冬藤、鬼箭羽、鸡血藤、川草薢。

其次为热毒烘盛证。高热持续不解,面部红斑,其他部位反映亦有损害。全身关节、肌肉疼痛,神昏,谵语,口干欲饮,吐血,衄血,便血,尿血,舌质红或紫暗,苔黄腻或光红如镜,脉细数或滑数,血沉增快,血中多可找到狼疮细胞。治宜清热解毒,凉血护阴。方以犀角地黄汤合清营汤去丹参。可选加升麻、龙葵、鹿含草、板蓝根、野葡萄藤、生甘草、紫草、白花蛇舌草。

《黄帝内经》谓"少火生气,壮火食气""阳生阴长",对治此病确具指导意义。斯证以实热及阴虚内热者为多见,但气虚亦不少见,因热邪不仅伤阴而且耗气,且病情迁延日久者,多有气虚,此即"邪之所凑,其气必虚"。

正气已虚,阴虚而生内热、血虚而生风邪,气阴两伤,故治以益气滋阴,每多效矣。

19. 聂咏丰:肝病之治,重其濯断无所,宜保肝胃而顾四脏

聂咏丰先生对肝病的调治,重其濯断无所,独具匠心,首要者,诊疗肝病应重体质。肝病的发生、发展与体质因素明显相关,也就是说个体之间存在差异性,体质的强与先天禀赋及后天充养、气血盛衰、自然环境、年龄性别有着密切的关系。一般来说,体质强盛,正气充足,能抵御外邪(病毒)侵袭,即使在易感染病邪的环境中也不会导致肝病的发生。如果体质素虚(免疫功能低下),一旦触及病邪即会发病。从临床来看,在有的肝病患者的家庭环境中,患者与其周围的人并没有做到严格地隔离消毒,而有的则会传染,有的则不会传染。这就是说,体质的强弱是肝病发病与否的重要因素,正是《黄帝内经》所说"正气内存,邪不可干;邪之所凑,其气必虚"之道理。

体质的不同,患病后则会出现证型的各异,病势的轻重,病程的长短,都不一样,在临床中所见肝炎则有肝郁脾虚,湿热壅滞,血瘀滞积,肝肾阴虚等证

型。有的发病后治愈快，乃因人的体质状况不同而各有差异。临床所见肝病之人，其体质大多可归纳为肝郁质、湿热型两种类型。

肝郁质之人平常情绪不乐或烦躁易怒，形体偏瘦，肝主疏泄，调节情志，由于机体禀赋不足，情志内伤，疏泄失常，濯断无所，肝失条达，横逆伤脾，而易致脾虚，一遇病邪则无力抗争而发病，乃显虚实夹杂之象，症见右胁胀痛或串痛时作，常与激动为甚，嗳气，胸脘满闷，心悸失眠，纳少，乏力，便溏，脉弦等，治以健脾疏肝。湿热质之人形体适中或偏于虚胖，此类病人较为多见，湿热之邪，蕴结于肝胆，留恋不去，邪状内扰致正邪相搏尤成盛，而见实证为多，身重体倦，胁痛口苦，胸闷纳呆，恶心厌油，小便赤黄，或身目发黄，苔黄腻，脉滑数或弦滑，治以清热利湿。又如黄疸之证，同是湿邪所致，然而素体阳虚者易见阴黄，治以阴阳化湿；素体壮实者易见阳黄，治以清热利湿。在临床实践中所迨肝病之人，大多以肝郁质和湿热质为多见，常采用自拟"茵田四苓汤""何夏合剂"二方，用来治疗急、慢性肝炎，效果甚佳。

急性肝炎大都以湿热蕴结证型为多，其人属湿热质。无论是黄疸型还是无黄疸型，病机为湿热中阻，肝胆失于疏泄调和，治以清热利胆，健脾祛湿之法。其中由茵陈蒿、田基黄、云茯苓、猪苓、泽泻、滑石、木通、薏苡仁、白术、郁金、当归、赤芍、赤小豆组成。呕甚者加藿香，腹满甚者加鸡内金，胁痛甚者加枳壳，便结者加大黄，便溏坠胀者加黄连，黄疸明显者茵陈蒿用至30克。若病人服药后证情不减，黄疸加深，纳呆形瘦，胁痛日趋加重，肝明显肿大变硬，神志改变，此时务必步步防范，不可虑及，一者有恶变可能，二者有重证肝昏迷发生。当此更宜中、西医结合治之。慢性肝炎以肝郁脾虚型为多见，其人属肝郁质。

"何夏合剂"，用于治肝功能异常，转氨酶长期增高之慢性甲、乙型肝炎患者。此方由何首乌、夏枯草、鸡内金、丹参、黄芪、条参、白术、云茯苓、当归、广藿香、赤芍、虎杖、薏苡仁、枣仁、甘草组成，共奏扶正祛邪，邪去正安的作用。方中所用黄芪、条参、当归、白术、丹参、赤芍、何首乌、云茯苓、虎杖、甘草等由现代药理研究表明，具有诱导干扰素，可增强免疫功能，清除肝病病毒，保护肝细胞，促进肝细胞再生，促使降浊、降酶。用之临床方能得心应手，其效亦如桴鼓。

肝病用药切不可多而杂，因肝为娇嫩之脏，功能受损难于恢复而变他病，肝病常及于脾，脾胃虚弱，药多量大不易吸收，重者伤胃损肝，轻者药不达病所反而加重肝脏负担。处方用药在14味左右。再者肝病病因及证候复杂，用药需考虑周会，单纯用一个四君子汤、茵陈蒿汤、四苓汤往往不能达到满意效果。何夏合剂既能调理心脾，又能保其肝胃，四脏兼顾，一举数得。从药物功能来看，虎杖清热解毒，白术、条参健脾益气，广香可以疏肝，苡仁、云茯苓可以利湿。可以用药不繁而面面俱到，且方中药量在10克以内，故有轻剂灵活，使脾胃有生发之机，从而有利于肝脏功能修复再生。

20. 金寿山：学如积薪，后来居上

金寿山先生说：中医学是一门不断发展着的学问，我们当代人要比古人高明，决不能妄自菲薄。每个老中医都有一技之长、独特经验，不能以为这算不了什么，小看这些经验，应把自己的直接经验毫无保留地传给下一代，"集涓滴之细流，可以汇成江河"。对古人的经验要取其精华、弃其糟粕，要有真正的心得体会。古人的书切忌死读，要引导学生懂得把书本知识拿到实践中去检验，看看是否真有道理，以真正做到"古为今用"。

《史记·汲黯传》上说"陛下用群臣，如积薪耳，后来者居上"。说的是汉武帝时，朝中有三位有名的臣子，就是汲黯、公孙弘和张汤。三人虽然同时在汉武帝手下为臣，但情况却不一样。汲黯进京供职时，资历、官职已经很高了，公孙弘和张汤两人只不过是小官。可是由于他们为人处世恰到好处，加上政绩显著，公孙弘和张汤都一步一步地被提拔起来，直到公孙弘拜为相国，张汤也升到了御史大夫，两人官职都排在汲黯之上。汲黯这个人原本业绩就不及公孙弘、张汤，可他又偏偏心胸狭窄，眼看那两位过去远在自己之下的小官都已官居高位，心里很不服气，总想要找个机会跟皇帝评评这个理。有一天散朝后，文武大臣们陆续退去，汉武帝出宫正朝着御花园走去。汲黯赶紧趋步，对汉武帝说："陛下，有句话想说给您听，不知是否感兴趣？"汉武帝回过身停下，说："不妨说来听听。"汲黯说："皇上您见过农人堆积柴草吗？他们总是把先搬来的柴草铺在底层，后搬来的反而放在上面，您不觉得那先搬来的柴草太委屈了吗？"汉武帝有些不解，看着汲黯说："你说这些，是什么意思呢？"汲黯说："你看，公孙弘、张汤那些小官，论资历论基础都在我之后，可现在他们却一个个后来居上，职位都比我高多了。皇上您提拔官吏不是正和那堆放柴草的农人一样吗?"这就是后来者居上的典由。

金寿山先生认为，中医只会辨证、不会辨病实属是一种误解。中医是讲辨病的，有许多疾病中医与西医的认识基本一致，病名也相同，如感冒、中暑、痢疾、疟疾等；有的病名不同而内容是一致的，如西医的神经官能症中医称"百合病""脏躁"，西医的白塞综合征，仲景早已称之"狐惑病"；有些病名为中医所特有，如痰饮、伤寒、温病、血痹、虚劳等，都有其病因、发病机制、发展规律、治疗原则。"病脉证并治"就是说明要在识病的基础上来辨证施治。以为中医只讲辨证施治，只要辨气虚、血虚、阴虚、阳虚、气滞、血瘀等证就可异病同治，是把中医看得太简单了。

辨证只能解释疾病过程中出现某些证候的病理，而不能认识到某一个病的全部病理。"有是证用是药"是指在见症确切的情况下应放胆使用而说，并不是说治病可以毫无原则地"随证变法"。在临床上，暂时不能判明属于何病，只能辨证施治，这是特殊情况，不能认为异病同治，更不能因此认为可以不要辨病。但强调辨病，并不是说不要辨证，不能认为辨病既确，治法就可千篇一律。如果不通过辨证，辨病是无从入手的。只是辨证要有全局观点，不能仅着眼于当前的见症，而宜通常达变。如宋代张伯端说："安炉立鼎法乾坤，锻炼精华制魄魂。聚散氤氲为变化，敢将玄妙等闲论。"

我们知道，现代医学和中医认识疾病有各自不同的理论体系。中医的一个"证"往往包括西医的多个病，而西医的一个病也常散见于中医的多个"证"内。究其原因，通过比较分析的方法就可以找到它们的共性和个性，如此才能看清中医学、西医学各自的优势与特点。中医重视宏观，西医重视微观；中医重整体，西医重局部；中医重辨证，西医重辨病。中医是在古代朴素自然科学观念下形成的，是特定的历史阶段和认识层次下的自然科学，是处于宏观整体下的研究成果。研究方法为粗略的解剖，亲身的感受，眼观、寻摸、耳闻；研究思路的取类比象；研究内容以外在表现为主，内在为辅，以外推内。这些都是客观有效的，但不能与现代科技仪器的客观检测准确性、精密性和直观性相比，这就形成了中医学与西医学的不相适应性。而西医学则是近代历史上又一层次的自然科学，它是现代科学与技术在多学科、多领域不断发展而取得的成果。研究方法注重微观、准确、具体、客观；研究手段以仪器、设备为主；研究思路是从分子、细胞、致病原等基础上阐明机制；研究路线是由外到内，层层深入分析。这些都无疑是现代医学的长处。而中医辨证论治的体系，千变万化，是一门非常灵活、复杂的学问。要掌握数百上千种临床资料的辨证意义，要从复杂的排列组合中抓住疾病的本质，确实很不容易。辨证的基本原则规律是什么？恐非每个中医医生能轻而易举地作出回答，甚至会感到玄妙迷惑而难言。尽管每个医生辨证时的思维过程与方法不尽相同，但仍可总结出基本的规律，这就是中医辨证论治的相对性。

临床上有些病证，辨证论治时无效，而一些偏方、单方、验方却有奇效。另外则如不孕症，临床上无症状，脉舌变化也不大，造成临床上无证可辨的现象。由于中医学本身具有一定的模糊性，加上医生受学识和经验多少不同的影响，即使一些名老中医会诊同一病人，往往也有各种不同的，甚至是相反的结论。这是由于中医基础科学的特殊性和中医临床实践的经验性所造成的，它体现了中医同病异治、异病同治的特点。

辨证的所谓"辨"，其最基本的程序，应该是对各种临床资料的定性、定量分析，并对有关辨证项目进行综合定量判断，然后将确定的辨证基本内容有机地概括为完整的证名，并作出病机分析。就此一点，赵锡武先生说过，有病始有证，辨证方能识病，识病后方可施治，辨证与辨病是二者不可分割之统一体。对于"随证治之"一语，要有深刻的认识，"辨证"二字最为重要。

21. 程门雪：施治宜细析治法，方药宜细化活用

程门雪先生毕生对诸多治法方药都曾加以仔细研究，不仅理解精深，而且反对生搬硬套，始终着眼于一个"化"字。

程门雪先生阐述说："热病可以表里同治，解表时必须清里；如寒病则不宜表里同治，应先温里而后解表，温里药不致妨碍外邪而有托邪之功。"这显然是对前人表里关系的发挥。又如说："温病单用或重用苦寒药的时候较少，因为苦寒药用之不当往往容易伤阴"；"温病往往夹湿，湿重时唯一办法是重用苦寒药，因为苦能化湿、寒能清热。如黄白腻苔（即嫩黄苔），除用苦寒外，应配合厚朴、橘红等燥湿之品；如老黄苔则可用陷胸、承气等法"；"温病一开始用苦

寒药，以口苦为主症。如开始口不苦而淡，则黄芩等不一定适合。口甜也可以用苦寒药，但必须配合芳香温化之品"；"苦寒药中之山栀、黄芩、黄连，严格地讲运用时是有区别的，初起时有表邪，宜用山栀，往往与豆豉相配，因山栀有透达作用；第二步用黄芩，或认为不宜施用过早，以免有遏邪之弊，但亦不必过于拘泥，如葛根黄芩黄连汤即可用于表证未解、夹热下利之初期；至于黄连，对心烦、舌红、呕吐之症尤为相宜"。这些都是对苦寒法十分切实的阐发。

门雪先生文采博发，学识广博。生前读书极多，在平日教学或临床之暇，常吟引为谈助。先生说过，唐代著名诗人皮日休、陆龟蒙春日出游，看到野外自然景色清新秀丽，皮日休当即吟七绝一首："数曲急溪冲细竹，叶舟来往尽能通。草香石冷无近远，志在天台一遇中。"吟罢，他对陆龟蒙说："我这首诗虽不见佳，但却暗含三味中药名，老兄你能否猜得出？"陆龟蒙听后，不禁笑道："不必过谦，诗写得好，但药名并不难猜，是竹叶、通草、远志三味药，是也不是？"沉吟片刻后续念道："桂叶似茸含露紫，葛花如绶蘸溪黄。连云更入幽深地，骨录闲携相猎郎。"皮日休不假思考地答道："不过是紫葛、黄连、地骨三味药而已。"

"断红兼雨梦，当归身世，等闲蕉鹿。再枕凉生冰簟滑，石鼎声中幽独。活火泉甘松涛嫩，乳香候，龙团熟。地偏丛桂枝阴，又吐丛菊。花时约过柴桑。白衣寒蚤，体负深杯绿。青镜流光，看逝水银波，漂残落木。瓜蔓连钱，草虫吟细，辛苦惊髀肉。从容乌兔，丝丝短发难续。"这是清代梁溪诗词大家，明代东林党领袖顾宪成之曾孙顾贞观所作的词《断续令》。这是一首藏头词，又可称为药名词。顾贞观将中药名当归、鹿角、滑石、独活、甘松、乳香、熟地、桂枝、菊花、桑白皮、蚤休、绿青、水银、木瓜、连钱草、细辛、肉苁蓉、菟丝子、断续嵌入词中，读来恰到好处。尤其是"断续"这味中药名，将其分嵌于词的首尾，一般人难以觅见，让人读来，觉得整首药名词连环复始，回味无穷。

门雪先生广学，而又善采众长，此外，还力求变化。如他曾说："有人治湿温胸痞用泻心汤，舌苔转焦黑，神昏而恶化。其原因就是不了解伤寒的用泻心都有下利清谷、腹中雷鸣的见症，所以干姜、生姜无害；如果不大便的胸痞苔腻也原方照搬，怎会不出毛病呢？所以辛开苦泄也要看情形，不能拘守成方。"又曾说："我也治两个类似膈证的病，一个是忧郁气结而引起的，胸闷作痛，时时噫嗳，脉沉弦涩，便秘不通，我用心悟，启膈见好不愈，进一步用四磨饮法，人乳磨沉香，和入前方而瘥，即乳金丹也。一个是食入脘中刺痛，饮热汤则更甚，呕吐不能纳，脉亦沉弦涩不流利，始用启膈不效，四磨亦不效，改以瘀血着想，用韭汁牛乳加桃仁、丹参、郁金等少效不瘥，适阅《医醇》，见费氏批判云岐子治膈九方很有理解，但阅所附原方内有几张都加麝香，我联想到叶天士治血淋用虎杖散有效，即虎杖草、麝香二味，彼而有效，此亦或然，遂加麝香一厘冲服，果然效果显著，渐渐向愈。"

门雪先生治病用方，或攻其重点或复杂而治，有其很多独特见解。如他说："我对复方的看法，先后是不同的。起初我是赞成罗罗清疏、理法俱足的方子，后来逐渐有所转变，如小续命汤、麻黄升麻汤等亦粗解其妙。等于徐灵胎所说叶天士对他的看法一样，这对处方的攻其重点、照顾一般是有所不同的。我所体会的攻其重点的看法，大概有三种，一是致病的主因，二是病中的主症，三是病症中比较易于解决的弱点，以便逐一击破，但是这还是一般易治的病症。对于真正顽固的复杂重症，一切可能用的方法均已遍投无效，实不能不另寻出路。历来所见各地各家用方，每每数十味之多，粗看不惯，细思之亦实有苦衷，所谓不得已而为之者也，每每用之亦有效验，出乎常例之外。因思昔人论本草引经文'五味入胃，各归其所喜攻'一语，果如所说，则寒热温凉、攻补、气血、升降，各行其道，亦大有可能。复杂之症，复杂之治，亦是一法。"

清代名医家徐灵胎曾曰："一病必有一主方，一方必有一主药。"近代张锡纯先生在这方面亦是独具特点，其在理冲汤方中论曰："用药攻病，宜确审病根结聚之处，用对证之药一二味，专攻其处。即其处气血偶有伤损，他脏腑气血犹可为之输将贯注。亦犹相连营垒之相救应也。又加补药以为之使，是以邪去正气无伤损。从来医者调气行血，习用香附，而不习用三棱、莪术。盖以其能破癥瘕，遂疑其过于猛烈。而不知能破癥瘕者，三棱、莪术之良能，罪二药乏性烈于香附也。愚精心考验多年，凡习用之药，皆确知其性情能力。若论耗散气血，香附尤甚于三棱、莪术。若论消磨癥瘕，十倍香附亦不及三棱、莪术也。"

这一点，程门雪先生所评甚高。

22. 秦伯未：比证活用，酌脏腑而择药，为立方之道

"无论是外感和内伤，外因和内因，都是通过脏腑后发生变化"，即"所有病症，包括病因、病机在内，都是脏腑生理、病理变化的反映"，而"药物的功效也是通过脏腑后才起作用"的。可以说，"临床上辨证施治归根到底都是从脏腑出发"，所以验证"必须重视脏腑发病及其用药法则"。

关于脏腑发病和用药法则，秦伯未先生作过深入研究。但他阐述了在脏腑发病方面，如《内经》所云"五脏所主，五脏开窍，五脏化液，五脏所恶，五脏变动，五脏所病等，明确地指出了脏腑的生理、病理及与形体的关系"；在用药法则方面，如"《本草纲目》序例里叙述了《五脏五味补泻》和《脏腑虚实标本用药式》，《本草分经审治》以脏腑为纲，更具体地指出了药物对脏腑病变的使用"。

基于此，秦先生归纳了判断具体病证脏腑病位的四种线索，即"一关于本脏的体用性质，包括本身的变化，如肝藏血，以血为体，以气为用，性主升发，宜条达舒畅，及肝用太强，气盛化火，血虚生热生风等；二关于本脏与形体各组织器官而联系，包括经络循行部位，如肝主筋，开窍于目，爪为筋之余，及肝脉循胁肋、少腹，络前阴，冲脉隶属于肝胃"。

"淡薄虽师古，纵横得意新"的《血证论》中说："脏腑各有主气，各有经脉，各有部分，故其主病，亦各有见症之不同。有一脏为病，而不兼别脏之病者，单治一脏而愈；有一脏为病，而兼别脏之病者，兼治别脏而愈，业医不知脏腑，则病原莫辨，用药无方，乌睹其能治病哉。"唐容川专门指出了肝、胆、胃、脾、肺、肾及二焦、小肠、大肠，并云："以上条列，皆脏腑之性情部位，各有不同，而主病亦异，治杂病者宜知之，治血证者，亦宜知之，临证处方，分经用药，斯不致南辕北辙耳。"

夫脏与腑者，当有不同。心、肝、脾、肺、肾为五脏，其为实质性器官，其主要功能是化生和贮藏气血精津液。小肠、胆、胃、大肠、膀胱、三焦为六腑，其为空腔性器官，其主要功能是受纳和腐熟水谷，传化和排泄糟粕。正如

《素问·五脏别论》说："所谓五脏者，藏精气而不泻也，故满而不能实；六腑者，传化物而不藏，故实而不能满也。"脑、髓、骨、脉、胆、女子胞称为奇恒之腑。"奇"为"异"的意思，"恒"为"常"的意思，因其形同于腑，功同于脏，故有其特殊性。其中胆，有一般腑"泻而不藏"的共性，故为六腑之一；但其排泄的胆汁，并非糟粕，而是精汁，又与一般腑有所不同，故又属于"奇恒之腑"。临床谓脏腑证治，是中医各种辨证论治的基础。它是根据脏腑的生理功能、病理表现，结合八纲、病因、经络等理论，通过四诊合参，对疾病的证候进行分析归纳，借以推断病因病机、病变部位及性质、正邪盛衰等，以确定所患何证，然后根据证来决定治疗原则和方药。而实际中，脏腑病变是复杂的，在进行脏腑证治时一定要从整体观念出发，不仅要考虑一脏一腑的病理变化，还必须注意脏腑间的联系和影响。只有这样，才能把握住病变的全局，抓住疾病之主要矛盾。

23. 张赞臣：高手治咽之道，在肺在胃

张赞臣，字继勋，晚年自号壶叟，江苏武进人。祖育铭、父伯熙精于外、喉科。张氏幼承家学，16岁随父来沪，入上海中医专门学校，后转读于上海中医大学，师从谢利恒、曹颖甫诸名家。1926年毕业后，悬壶沪上。精内、外、妇、儿、五官各科，尤以外、喉科见长。

咽喉病证虽属局部，又是人身整体的一部分，因此，一旦咽喉发生病患，势必影响及于全身，在治疗上务必根据具体病症考虑到整体的变化，采取相应的疗法；如果只看到局部症状的表现，而不照顾全身的变化，要想在治疗上取得理想的效果是很难实现的。但是，赞臣先生又认为：既然咽喉病证发生于局部，无论是何种病因、何种病症，在诊察病情时都不容忽视局部病变。而对局部病变的治疗，又应着重于肺、胃二经。因为"喉主天气，咽主地气"，分别为呼吸之要道，饮食之关隘，故与肺、胃两经有着比较密切的关系。为此，凡诸咽喉病证属于热毒为患者，则以清泻肺胃热毒为法。

赞臣先生的"金灯山根汤"（挂金灯4.5～9克，山豆根4.5～9克，白桔梗3～4.5克，牛蒡子4.5～9克，射干3～4.5克，生甘草1.5～3克）为主方：凡属明虚

火旺之证，则以养肺胃之阴为法，创"养阴利咽汤"（南、北沙参各10～20克，百合10克，白芍9克，天花粉9克，射干5克，桔梗4.5克，生甘草2.5克）为主方以治之。以上两方临床应用，屡建殊功，充分证实了张赞臣先生理论的正确性。

赞臣先生虽治重肺胃，但又十分重视中医"辨证求因，审因论治"的原则，如对某些咽喉病证属于"肝火郁遏"者，则施以清泄肝火之法；属于"心火上炎"者，则投以清降心火之药。咽喉诸证，昔有三十六候、七十二症之说。认为"咽喉之证，其证虽繁，总归于火"。其所以作如此断言者，主要依据乃是咽喉诸证多有色红之候。由于咽喉色红又有深、浅之别，故其火亦应有虚、实之分，"咽喉红肿胀疼痛者，多属热毒壅盛；其色暗红、痛而不剧者，多属阴虚火旺之证"。在咽喉色红之处，对出现红点者，称为"小瘰"；出现丝状赤脉交叉者，称为"哥窑纹"。他认为"哥窑纹"粗而鲜红者，为虚火与实火相参；纹细而色暗红者，属虚火。"小瘰"生于咽前及底壁，有结节而色红高突者，为火盛；细而色红者，为虚火上炎；若其形大，斜视之有如水晶泡状而透明者，大都为夹湿之证。在咽喉色红之处，热毒炽盛、咽喉红肿疼痛者，往往兼有痰涎壅滞，出现痰热之证，在治疗上通常以清热化痰为法。而赞臣先生则认为多系热炽火炎、结于大肠所致，在治疗上务必抓住时机，运用攻里通腑之法。因为如能及时通利大便，往往能取得上病下取、引热下行以及釜底抽薪之效；否则，应通而迟疑不决，而邪火不得下泄，咽喉红肿之势终难消除。

至于在具体运用通下法方面，又每因病证各异而采取不同措施，约而言之，有如下四种：通下泄热法，主要用于发热炽盛而大便干结之证；通下涤痰法，主要用于肺胃火升、痰热壅盛而大便干结之证；通下平肝法，主要用于肝火郁结、腑失宣通之证；滋阴通下法，主要用于阴虚火旺所致咽痛、肠燥之证。由此可见，赞臣先生所用通下法均直接或间接与泻火泄热有一定联系。特别是在运用中能灵活掌握、通常达变，故能得心应手、效如桴鼓。

赞臣先生医文互通，写诗填词，诗风弘张。如他述《离骚》，认为其是文学史上宏伟的长诗，诗人的想象力极为丰富，天上地下，四极八荒，任其驰骋。风雷云月等自然现象，虬龙鸾凤等珍禽异兽，甚至许多中药如兰、椒、蕙、芷等香花美草，都用来抒情。实际上，屈原就是医与艺相通。屈原诗中，与中药相关的就达19首，其中植物类药物多达50多种。屈原抒情奔腾浩瀚，笔法昂扬激荡，诗中一些中草药的形态、生长、栽培、采集，被描绘得栩栩如生、酣畅淋漓。如

"扈江离与辟芷兮，纫秋兰以为佩"，记载了江离、芷、兰三味中草药，意思是：我披上了江离和辟芷，又连缀起秋兰为佩饰，借喻象征自己的美质和才能；"余既滋兰之九畹兮，又树蕙之百亩。畦留夷与揭车兮，杂杜衡与芳芷"四句，留夷、揭车、杜衡、芳芷都是中草药名，以大量种植芳草比喻自己曾积极广泛地推荐和培养人才，希望共同从事政治改革；"朝饮木兰之坠露兮，夕餐秋菊之落英"，意思是早晨饮木兰的露水，晚上吃秋菊的花朵，说明早在2000多年前的战国时代，古人已认识到木兰、秋菊等花草具有药物保健作用。屈原诗赋中还可见到，如"秋兰兮青青，绿叶兮紫茎"；"采三秀兮于山间，石磊磊兮葛蔓蔓"；"采薜荔兮水中，搴芙蓉兮木末"，是写采集灵芝草、薜荔和芙蓉花的，有山有水，相互辉映，犹如一幅绝妙的山水图。

赞臣先生认为，治医者宜广博，而临证用药则务求精当，切忌庞杂。对热毒炽盛，咽喉肿痛之证，固须选用清热解毒，泻火利咽之剂，但也应顾及脾胃。即使平素脾胃健运功能正常者，使用苦寒泄热之品，须中病即止，不宜过服。若是脾胃虚弱者，更勿纯用苦寒。夫中焦已先受损，胃气一败，后天失调，从而有碍康复。对于通下法之运用，有经验的老医，虽用荡涤邪热，但都注意应用不当，诸如药不对证、病轻药重等，每能损伤正气，消耗阴液；其为阴虚喉痹者，尤应注意，即实热结于阳明，易于化燥伤阴，亦不容忽视。

盖阴液之存亡，对于病情之转归至关重要。所谓"留得一分津液，便有一分生机"，虽为治疗温热病证之格言，在治疗咽喉病证方面，亦应视为重要的原则。对于阴虚喉痹而兼有脾胃虚弱者，避免使用辛燥伤津之品，还应"益气不可升阳，健脾不可温燥"，选用之药多偏于甘寒清润，酸甘敛阴，养胃生津之类为妥，缓图治效，其意在护正也。

24. 陆南山：临诊治眼病，合参四诊，不尚分型

陆南山先生，家传眼科察病，四诊合参，强调"四诊"中问诊为其首。故临诊必详细询何患者各种情况，还编了一首《眼科十问歌》，兹录于下："一问视力二问泪，三问羞明四问眵，五问疼痛六问时，七头八身俱当辨，九问旧病十问因，阴阳虚实辨分明。"

唐人白居易，作过不少关于眼疾的诗文。其一生坎坷，27岁考取进士后，先后任过秘书省校书郎、翰林学士、左拾遗、江州司马、杭州刺史等官职，宦海沉浮，仕途辗转，直到37岁才结婚。长女金銮3岁夭折，白居易诗哭。58岁时，喜得一子，3岁又夭折。老年丧子，白居易作诗说："悲肠自断非因剑，啼眼加昏不是尘。"后在《眼暗》诗中，白居易写道："早年勤卷看书苦，晚岁悲伤出泪多。眼损不知都自取，病成方悟欲如何？"诗中谈患眼病的原因是秉烛苦读、穷经积学，不注意视力保护，到了晚年视力减退，又屡遭子女夭亡的精神打击，悲郁多泣，才导致眼疾缠身，发出"欲如何"的无奈感叹！在另一首《眼病》诗中，白居易还描述症状说："散乱空中千片雪，朦胧物上一重纱。纵逢晴景如看雾，不是春天亦见花。僧说客尘来眼界，医言风瘀在肝家。"叙述了患眼疾的症状，也是诗体的眼科病案。

清代医家张倬在《医通·金针开内障论》中指出，眼病是"肝气上冲，凝结而成"，其主要表现是"视物微昏或朦眬如轻烟薄雾。次则空中常见黑花，或如蝇飞蚁垂，睹一成二"。从这些议论中，似也可以洞观白居易的医学素养，确亦深厚。

南山先生认为，对眼科来说，望诊特别重要。可分为两个方面：一是肉眼一般观察；另一是仪器检查。南山先生非常强调眼科检查，认为每一个眼科医生都必须掌握现代眼科检查方法，应亲自检查自己的病人，方能明确病变情况，做出准确判断。

眼科疾病的治疗，也应"治病必求于本"，要求"审证病因，辨证施治"。但要有"证"有"病"，有按证立方，也有一病专方，但绝不可"对号入座"。根据疾病发展的病理过程及病人特定病情、脏腑、气血、痰湿情况而做出诊断立法。如角膜炎盖分型很复杂的疾病，极不易掌握，而抓住角膜炎是由外邪所引起而逐步入里这一线索，进行辨证治疗，将病分为三个阶段，可以以简驭繁。

南山先生说："'上工治未病'，对眼科医生来说，尤其是重要。"他认为"治未病"含义有二：一是预防疾病的发生；二是防微杜渐，制止并发症或兼症的发生。大多数危重眼病的发生，都有一个由轻到重逐渐发展的过程，医生若能"眼"察秋毫，预先采取措施，对疾病的转归预后有着积极的意义。如化脓性角膜炎（凝脂翳）是细菌引起的一种角膜炎症。该病发展一般较凶险，很容易发展成角膜瘘、角膜葡萄肿而致盲。对付该病要及早采取必要措施。特别是那些有角膜稻谷伤或其他异物入目者，最易发展为本病。故不论是否已成本病，皆应先按炎症处理：眼部要彻底清洗，并用消炎眼药水频繁点滴。一旦发现有炎症，哪怕仅是一小点如"银星独见"，也应按角膜溃疡处治，密切监护其变化。

急性青光眼病，是另一种眼科危急病种，起病突然，病情发展急剧。严重者，数日之内即造成永久性失明，故而预防非常重要。对此，陆南山先生有一整套预防措施：首先，根据解剖学对急性青光眼的认识是基于小角膜、前房浅、房水流通不畅而致病的特点，规定对于具有先天性小角膜、前房浅、房水流通不畅者，无论其是否已患青光眼病，一律得详告该病的发病可能及预防措施。其次，对于一些可能引起青光眼并发症的疾病，强调提早用药预防。

眼科血病，尤其是视网膜血病，一般在血止后，视网膜或多或少会遗留下一些瘀血，最后形成机化组织，严重地影响视力。对于眼底出血病，虽然原则上采用清热止血法治疗，但要掌握好分寸：清热不可过寒，止血不可郁气。寒凉过度，气机壅塞均易造成瘀血留滞不化。陆氏治血病，喜用茜草、蒲黄、藕节、大蓟、小蓟、十灰散等既止血又活血的药物止血；清热则用生地、茅草根、丹皮、小剂量黄芩等。另外常酌情加入赤芍、丹参、制大黄、小胡麻等活血化瘀之品。手术后出血或外伤出血，常加入少许参三七、苏木等药物。对于无热象的血病，切忌误用寒凉。

25. 徐丽洲：治幼儿诸病，务求一透

徐氏精治幼科，尤对痧子（即麻疹）的诊治独具心得，辨证施治和处方用药别有特色，并且自成一家，惯宗"痧发于阳而喜清凉""痘疹之发显系天行时气"之说。认为痧痘之因是由天地时气从口鼻而入袭肺所致，治疗应着重"开肺透达"，并以此作为大法，提出治麻"三透"的独到之见，即"出疹前要透""疹未出齐亦要透""变证逆证仍要透"。但其具体之治，也绝不限于一法一方，而应"谨守病机，各司其属"。

丽洲先生所治病例多为痧痘肺闭，即类似西医所谓的并发肺炎。其治疗方法，相同之处在于"开肺"，但根据辨证同中又有异，不出祛邪开肺法：其辨证为风邪外袭，邪痰互阻，肺气不宣，慎防喘厥。适用于痧子尚躁，未出或疹子刚出，身热，形寒，头疼，鼻塞，咳呛不畅，鼻煽气促，舌白或舌腻等症。主用：

生麻黄、苦杏仁、熟牛蒡、象贝母、玉桔梗、灸紫菀、福橘络。如咳呛不畅甚者，加天浆壳；如伴呕恶者，可加姜竹茹、鸡苏散。

生津开肺法，亦称生津达邪：其辨证为邪从热化，劫烁津液，慎防昏厥。适用于痧子（或时痘）已回，或痧回太速而壮热未退，烦躁，咳呛不畅，咬牙，痰红音哑，哭泣无泪，呓语不清，脉数，舌绛等症。主用：以鲜生地为方中之君，重用剂量到一两，配以象贝母、熟牛蒡、苦杏仁宣肺气，另伍连翘、鲜茅根清热生津，再参以生龙齿、石决明平肝熄风防厥，还用1.5克生麻黄拌生熟地黄，借以达退热而不伤阴，如身热已退，又易生麻黄为水炙麻黄。

若伴咽喉白腐肿疼，口唇腐烂，常先用山豆根、挂金灯、板蓝根、马勃、薄荷、赤芍等清热解毒，利咽凉血之品。全方组合配伍，能起到育阴不滞邪，透邪不伤正的作用，从而使邪热能由里达表，顺其势而外出矣。

温阳开肺法：其辨证为阳气衰微，慎防阳脱厥逆。适用于面青，肢冷，舌白，脉细，常伴有身热绵延，咳呛，鼻煽气促，哭泣无泪等症。主用：乌附块、川桂枝、淡干姜为徐氏必用之药，配以葶苈子泻肺平喘；生麻黄宣肺透达；干菖蒲化痰开窍；方通草、生薏仁淡渗利湿；灸僵蚕、石决明、嫩钩藤豁痰平肝熄风防厥。

开胃开肺法：其辨证为脾阳不振，中焦不和，肺气闭塞，慎防惊厥。适用于干呕，大便溏泄，或痢下杂色，里急用重，伴有身热不扬，咳呛不畅等症。主用：煨葛根、姜川黄连、姜半夏、伏龙肝、淡干姜、山楂肉等为常用之品，又参以生麻黄、熟牛蒡子等开肺达邪。丽洲先生指出："痧子以哭声扬而泪涕多为顺，大凡三日起病，再三日回头，若四日左右隐去，便是痧回太速，必再助其透邪。"还不厌其烦地告诫后学："如遇正虚体弱，又有表不和，气不足之证者，必须在透达开肺之中加用大剂人参扶正益气，若此时过用寒凉，必致毒气内攻，喘闷而死。"

透法，确是治疗高热的主要之法。凡能芳香开窍，辛凉透络，强壮心机，兴奋神经等方，皆谓之开透法，唯一则去实透邪，一则补虚提陷为异耳。此为治温热伏邪，内陷神昏，蒙闭厥脱等危证之要法，急救非此不可。

高热，无论是外感还是内伤，是寒邪还是热邪引起的，大部分都有一个共同的病理特点，即体内气机不畅、内外不通，致阳气被郁闭在内，化热化火，不能像正常情况下那样内外通调而导致发热。《温疫论》中就提出："阳气通行，温养百骸；阴气壅闭，郁而为热。且夫人身之火，无处不有，无时不在，但喜通达耳。不论脏腑经络，表里上下，血分气分，一有所阻，即便发热。是知百病发热，皆由壅郁。"

记得北京名医董德懋先生曾经提出过"邪在表，寒而勿闭，凉而勿凝；邪在里，通而勿滞，泻而勿伐；实热宜清宜泻必以散；虚热宜补宜清兼以透"的治疗原则。所谓"透"，就是透邪外出。邪在表者，以辛温或辛凉之品开泄郁闭，疏畅气机，使病邪有外达之路；邪入气分，津气未伤者，仍可开泄上焦，清热透表，使邪外达；邪初入营，仍可透热转气，皆是透邪外出之例。但治高热，应注意在选用辛散之品外，慎用壅遏，应寒而勿凝，补而勿壅，这一点极为重要，不可粗疏。

26. 刘渡舟：抓主证，用经方；重六病，尚简精

先生说：《伤寒论》如文，"因字而生句，积句而成章，积章而成篇"（梁·刘勰语）。《伤寒论》398条是一个有机的整体，在条文之间，或隐或现，或前或后，彼此间都有联系。作者在写法上，充分发挥了虚实反正，含蓄吐纳，对比互明，言简义丰的文法与布局，从而把辨证论治方法表达无遗。

研究《伤寒论》，首先要领会条文的组织排列意义，要在每一内容中看出作者的布局和写作目的，要与作者的思想共鸣，能学到条文以外的东西，才能体会出书中的精神实质。例如《辨太阳病脉证并治·上篇》30条：从第1条到第11条的内容是全书的纲领，具有指导全书、统领辨证的意义；从第12条到第28条，以穿插交叙的方法阐述了桂枝汤方的临床适应证、禁忌证以及加减变化诸证，并引出麻黄桂枝合方的3个小汗法，作为其后论述麻黄汤证之先序；第29条与第30条，以误治救逆的形式具体地为"观其脉证，知犯何逆，随证治之"作了示范。可见《伤寒论》之398条有经有纬，发生着纵横的联系，以尽其辨证论治之能事。

临床上，主证是决定全局而占主导地位的证候，直接反映了疾病的基本性质及规律，所以是最可靠的临床依据。抓住主证，不但是辨证的关键，而且也是取得疗效的关键，具有带动全局的作用。刘渡舟先生曾治一崔姓产妇，因其产后腹

泻，被误认为是脾虚，多次服用补益剂无效；又因其舌绛，苔薄黄，脉沉滑，下利而口渴，按厥阴热利证，投白头翁汤亦无效。后详审其证，知有小便不利、下肢浮肿、瘛疭、咳嗽等水气表现，因而抓住小便不利及"渴呕心烦咳不眠"的主证，参以舌绛脉沉，知此属少阴阴虚，水热互结，用了猪苓汤，服后小便得利，腹泻诸证悉除。

临床抓住主证的必要依据，是治病求本。《皇汉医学》说"临证察机，使药要和"，"察机"实际上就是求本，"察机药和"就是治病求本。病机，病是疾病，机就是导致事物发生的关键要素。

《素问》谓："夫百病之生也，皆生于风寒暑湿燥火，以之化之变也。盛者泻之，虚者补之，余锡以方士，而方士用之尚未能十全，余欲令要道必行，桴鼓相应，犹拔刺雪污，工巧神圣，可得闻乎"；"盛者泻之，虚者补之"；"审察病机，勿失气宜，此之谓也"。

审察病机关键的是"勿失气宜"；"谨守病机，各司其属，有者求之，无者求之，盛者责之，虚者责之，必先五胜，疏其血气，令其条达，而致和平"。就"有者""无者"而说，历代注家大致有四种解释：一是症状的有无；二是气候有无寒热温凉燥的变化；三是"有者"为实，"无者"为虚；四是"有"指经文中已经有明确论述的，"无"指经文中未述及的。结合临床实践，第一种解释最为合理。

人体疾病的发生，就是正气不能战胜邪气的结果，凡邪气强盛的属于实证，正气虚弱的属于虚证。但不能把"邪气盛"和"精气夺"割裂开来理解，因为临床上虚、实常常同时存在。从发病学角度而言，《素问·评热病论》云"邪之所凑，其气必虚"，邪之所以能入侵人体，则是因为有正、虚之隙可乘。而在疾病的恢复阶段，可能邪气表现得已不明显，滞气、瘀血、痰饮、积食等病理性产物亦不可忽视。因此，《黄帝内经》所说的虚实，是建立在对正邪力量对比的综合判断之上的，是对病象的主要方面的一种概括，临床上并没有单纯的实证与单纯的虚证，虚与实也是相对的，并不是固定不变的。

"审察病机，无失气宜。""气宜"，指六气的循序主时。"无失气宜"，即要求我们审察、分析病机要从六气主时出发，而治疗时亦不要违背六气主时的规律，这是中医诊治因时观点的反映，也是重视"人与天地相参"整体观念的体现。这里的六气主时，从某种角度而言也可理解为季节变化，而《黄帝内经》

认为季节气候变化对人体疾病的影响甚大。季节气候变化是自然界阴阳消长的结果，而阴阳消长直接影响着疾病的发生发展，正如《素问·阴阳应象大论》所云：阳盛病"能冬不能夏"，阴盛病"能夏不能冬"。各季节、各主气之时有自己的主气，若淫盛太过，则可见季节多发病，或伏而至下一季节发病；若主气不及，则可见他气或乘或侮而发病。人体五脏与各季节存在着通应关系，故季节的变化也对各脏腑病变产生着重大影响，如《灵枢·顺气一日分为四时》说："以脏气之所不胜时者甚，以其所胜时者起也。"

辨证当求主证。《伤寒论》里的每个条文，所描述的这些证，很多就是主证。如第155条："心下痞，而复恶寒汗出者，附子泻心汤主之。"又如第301条："少阴病，始得之，反恶热，脉沉者，麻黄细辛附子汤主之。"就是说，《伤寒论》的条文实际上就贯穿着一个主证。仲景制方，不拘病名为何，但求脉证切当，病机合宜，有其证则用其方，故不论外感、内伤，因证而施，治则必效。

经方治病有两大优势：一是组方精简，配伍严密，药少量轻而功捷；二是方证结合紧密，观脉证而定病情，随证施治，勿拘一格。当今方剂数目已超过10万余首，面对如此之多的治病方剂，怎样合理学习与应用，怎样才能得心应手地选方用药，怎样才能用较少的时间而切中病变以选用最佳用方，只有从经方角度深入研究、探索与提炼，才能认识到治病立方、制方的基础，亦才可举一反三、触类旁通。

27. 汪逢春：治之王道者何？盖轻可去实，温脾益气

汪逢春先生擅长治疗时令病及胃肠病。诚如其弟子们所言："盖吾师于诸杂病，经验宏富，方案多有奇效。"脾胃乃气血化生之源，五脏之精气皆赖脾胃运化、转输，皆需脾胃化生后天水谷精微的补充，若脾胃化源乏竭，则灾害至矣。经云"有胃气则生，无胃气则死"及"浆粥入胃，泄注止，则虚者活"，就是强调脾胃的重要性。尤其是一些时令病或胃肠病，多因劳倦过度，饱饥无时，贪凉饮冷，恣食肥甘，过嗜辛辣，食饮不洁等引起。病势来之虽急，若治疗得当，邪

去也速。如若迁延，累及五脏六腑，祸不旋踵。

逢春先生于时令病、胃肠病审其虚实寒热，辨证细腻，立法严谨，组方灵活，用药轻灵。常用淡附片、淡吴萸、淡干姜、鲜煨姜、紫油肉桂以温中，党参、薏米、炙甘草、连皮苓、红枣、秫米、陈廪米、建莲肉等以补益脾气脾阴，焦苍术、川厚朴以燥湿健脾，木香、枳壳、新会皮、香橼皮、玫瑰花、鲜蕾佩芳香化浊以疏肝理气和胃，砂仁、蔻仁以醒脾开胃，生熟谷麦芽、枣儿槟榔、范志曲、鸡内金等以化滞和中，还常常喜用成药如加味保和丸、枳术丸、越鞠丸、香砂养胃丸等入汤剂同煎，以加强疗效。其单味药用量在一钱至三钱，药味不过十味左右，成药入煎剂不过三至六钱上下，方药并不奇特，皆医者习用之品，而且味少量轻，然疗效卓著，所谓"轻可去实"，用药精良者也。

如《泊庐医案》王左泄泻案。患者67岁，大便泄泻，嗳噫泛恶，胸闷不舒，中脘嘈杂。辨证为老年中气已衰，脾胃两惫，拟以辛温和中，甘润疏化，所谓中气不足，溲便为之变也。处方：淡吴萸4.5克，淡干姜2.1克，生、熟苡米各9克，连皮苓12克，香橼皮4.5克，生、熟谷麦芽各9克，范志曲9克，香砂六君子丸（包煎）12克，淡附片3克，玫瑰花2.1克，北秫米30克，潞党参、饴糖各15克，煎汤代水。二诊时，拟以温和摄纳，佐以补中之味，三诊时再以前法加减，病告痊愈。

又如顾左泄泻案。患者泄泻颇甚，腹胀且痛，舌苔白腻，两脉细濡，饮食失调。辨证为寒伤肠胃，势将转痢，亟以芳香分利法。嘱生冷宜忌。处方：鲜佩兰6克，制厚朴4.5克，花槟榔9克，木香、煨葛根各3克，焦苍术9克，保和丸12克，枳壳片4.5克，鲜藿香4.5克，鲜煨姜2.1克，焦麦芽、赤苓皮各12克，生赤芍4.5克，建泻片9克，白蔻仁、落水沉香各0.6克。二味同研细末，匀两次药汤送下。二诊时，泻滞并下，次数已减，腹痛后重亦除舌苔白腻而厚，两脉细弦而濡。辨证为饮滞化而未净，拟再以升阳和中，推荡宿垢，饮食小心。前方稍事加减，服后立愈。

即使其他杂病治疗，逢春先生也常喜于方中酌加各种曲类，如范志曲、霞天曲、沉香曲等，以振奋胃气，增加食欲，使化源足气血充，体质增强。

逢春先生对《王应震要诀》研究亦深。《王应震要诀》又名《王震云先生诊视脉案》，由清代王应震撰，清光绪间鹤沙鹿溪傅颜庄抄。王氏生平未详，仅知明末清初著名医家李中梓在《医宗必读》卷一中曾引用王应震曰："见痰休治痰，见血休治血，无汗不发汗，有热莫攻热，喘生毋耗气，精遗勿涩泄，明得个中趣，方是医中杰。"该书分为王应震先生"四十四字要诀""示子孙慎医歌""望闻问切""四大家""辨寒热虚实损脉法必要""汤论及诊视脉案方法"等七部分。内载治伤寒和营透表解肌汤、清解风热保肺汤、透发瘀疹邪毒汤、润养脾阴汤、补火生土汤等方剂的应用经验；在诊视脉案方法中，收录了培养精气，呕恶作泻畏寒，久嗽喘伤肺肾，肾虚耳聋头眩，风寒食滞口渴，肾亏，脾土亏弱，元亏将脱，久嗽伤肺失血，百合病，胎动时坠，衍经虚热色淡腰痛等23种内、妇科病证的治则方药。末附《云间程氏绍南先生医案》，由云间（今属上海）程绍撰，辑录临证内科、妇科、杂病医案87则。该书首载王应震先生"四十四字要诀"，并指出"乃为王应震先生秘传，医中之精髓，明足以察秋毫之末。朝夕玩索，自能得之于心，而应之于手。古云不为良相，即为良医，非医博不足以当此言耳"。

四十四字要诀中，包括了治疗原则、诊断法则、脉象及候脉之法等，其中理、固、润、淫、通、塞、清、扬、逆、从、求、责、缓、峻、探、夺、寒、热、补、泻、提、越、应等为治法及治疗原则；候、验为诊断法则；举、按、寻、候为诊脉及辨脉之法；滑、涩、大、细、促、结、缓、急、清、浊等为脉象。其中一些原则对现代医家仍有启示，如诊断疾病强调"验"，认为"医家临证要分明，察色观神识死生，腹满按之虚与实，还凭验舌听声音"；而对于疑难杂症则强调"探"，"初验难分真伪，欲施攻补狐疑，全凭调探虚实，此为医家上计"。即对于疑难案例，难以辨其寒热虚实，可试探性治疗，然后根据疗效辨别其病性虚实。

四十四要诀提纲第四章提出："外感法张仲景也；内伤法李东垣也。"传承李东垣"内伤脾胃，百病由生"的思想，强调"中土亏败，不能传送药力"。王氏在"后天脾土亏弱"中指出："经云'中焦受气取汁变化而赤，是为血'。可见日之生化全赖后天脾土。今病已久，中土亏败，不能传送药力，神气日见消剥，最为病家之忌。"后附后天脾土亏弱方，方药组成为四君子汤加陈皮、炙黄芪、炙甘草、当归、益智及南桂。先天之本在肾命，后天之本在脾胃，然有形精血亦赖后天谷气生化，是以四时脉皆以胃气为主。

逢春先生还善治湿温病。湿温病治疗相当复杂，《吴鞠通医案》有化邪法，用豆豉、荆芥、青蒿、桔梗、杏仁、郁金、连翘、银花，治身热面赤，肢微冷，舌苔满布，口反不渴，在芳香清解之中重用宣透。薛生白《湿温病篇》指出："湿热证恶寒发热，身重，关节疼痛，湿在肌肉，不为汗解，宜滑石、大豆卷、茯苓皮、苍术皮、藿香、荷叶、通草、桔梗等味。"又说："湿温证初起，发热汗出胸闷，口渴舌白，湿伏中焦，宜藿香、蔻仁、杏仁、枳壳、桔梗、郁金、苍术、厚朴、草果、半夏、菖蒲、佩兰、六一散。"

逢春先生治疗湿温病效法古人，而不胶柱鼓瑟。从其医案中可以清晰地看出：采用清热化湿兼顾，斟酌湿偏重还是热偏重而用药，同时结合宣透、舒郁、淡渗、缓泻等法来分解病势。尤善以辛香宣达、芳香清解之法取效，而最忌见热清热，因此时不仅热不能清，反使湿愈凝滞，造成缠绵之局势。选方大略为藿朴夏苓汤、甘露消毒丹之属进退。

逢春先生很善用大豆卷、香青蒿、藿香、佩兰、荷叶、薄荷、桔梗等以轻清宣透，芳香化浊，用厚朴、半夏、苍术、蔻仁、菖蒲以甘辛苦温芳化，用山栀子、黄芩、丹皮、连翘、银花、茵陈等以清热，用木通、滑石、竹叶、通草、灯心草、泽泻、赤苓皮、猪苓、苡米等以淡渗清利，用酒军、槟榔以缓泻。清、化、宣、利、泻并施，使湿清热解，诸恙得除。

即使对于湿温重证，逢春先生亦主张轻出轻入，对高热病人也不宜苦寒之品过重，而选用芳香宣化之品，如大豆卷、山栀子、藿香、佩兰、银花、连翘等。尤其不主张用生石膏。如邪在卫分，恶寒未罢，而早用石膏，恐有"冰伏凉遏"之弊。至于"三宝"，则认为可酌病情恰当选用，而且可以早用，认为"三宝"有芳香醒脑开窍之功，对于一些重证出现时昏时昧者，用之可使苏醒加快。

28. 岳美中：临床诊治之正途，就在于
专方专药与辨证论治结合

岳美中先生是开一代中国中医最高学位培养教育先河的著名中医学家，平生一贯主张专方专药与辨证论治相结合。《伤寒论》六经标题首揭"辨病脉证并治"，《金匮要略》亦是如此。书中指出某病某证某方"主之"，此即为"专方专药"。某病某证"可与"或"宜"某方，是在辨证之下随宜治之之意。后世《千金方》《外台秘要》皆依此法。因此，"可知汉唐医家之辨证论治是外感杂

病分论各治，在专方专药的基础上照顾阴阳寒热表里虚实"。美中先生主张治急性病要有胆有识，治慢性病要有方有守。他曾治疗急性高热，用生石膏一剂竟达120克；治疗慢性脾胃病，砂仁、陈皮常用1.5克，一张中药处方常使用数月不做很大变动。他重视平衡阴阳，强调调理脾胃和因势利导。

美中先生认为疾病的发生与人体阴阳失衡有关，疾病的康复常借助于脾胃机能之强健，并认为辨证论治是"因势利导"之法，药随证转，过与不及皆非其治。懂得了这个道理，医术自可精进。

美中先生重视药性和药物配伍，认为"方剂中药物配伍的规律和用量的准则，都有它的原则性和灵活性"，只有将它背诵下来，才能加以体验。治疗泌尿系结石，凡体型壮实者，把治疗重点放在去除结石上。结石不移动者，应大胆行气破血。若形体虚衰，还应辅助以扶正药物，攻补兼施。治疗慢性肾炎，强调分初、中、末三期论治。肾炎从急性转为慢性之初，以利水为主；中期宜扶正利水，守方之中须观察病之动向，消息方药；末期须分辨阴阳。善后可投黄芪粥等，以消除蛋白尿。

美中先生治疗脾胃病，法崇东垣而不拘泥于东垣。他指出：东垣组方用以治疗脾胃疾病、慢性杂证和老年性疾病有较好的疗效，但东垣注重升脾而忽略降胃，注重内伤阳气，偏于补阳而略于补脾胃之阴血。治疗时须加四物汤、圣愈汤、生脉散之属，刚柔相济。治疗肝炎，主张清利湿热和涮养气血，认为"伤寒发黄"包括黄疸型传染性肝炎，当以茵陈剂为主治疗。肝炎恢复期，应针对突出的夹杂证治疗，而不胶执在肝炎的肝功能某一指标上。调气解郁，祛瘀生新，补气养血之剂，都有助于肝功能之恢复。治疗热性病，强调区别外感和内伤，"必伏其所主，而先其所因"。对于外感发热，应因势利导，祛邪外出；对于内伤发热，应着眼于调理人体阴阳气血。美中先生熔伤寒、温病理法方药为一炉，治疗"无名高热"等，常取得显著效果。

临证用药，美中先生讲究动药与静药配伍相结合，"动静相伍，一般静药量大，动药量小"；"重用静药，因为阴为阳之基，无阴则阳无以生；轻用动药，由于阳生则明长，阴得阳则化。凡补养之静药必重用方能濡之守之，而疏调之动药虽轻用已可煦之走之"。

一般说来，补气养血健脾药谓之静药，调气活血之药谓之动药。静药具有补益作用，但易产生壅滞，如党参、黄芪、白术、山药、熟地等；动药有调理气血作用，但易伤正损气，如川芎、枳实、当归、柴胡、陈皮、香附等。在组方时，用静药佐以动药，可增强其补益功效，减少副作用；用动药佐以静药，动静结合，常可获良效。动静相伍中，动药宜轻，以免耗人正气，反失其意耳。

再如治鹤膝风，膝关节红肿疼痛，步履维艰，投以《验方新编》四神煎恒效。药用生黄芪240克，川牛膝90克，远志肉90克，石斛120克。先煎四味，用水10碗，煎至2碗，再加入金银花30克，煎至1碗，顿服。历年来美中先生与同人用此方治此病，每随治随效，难以枚举。

美中先生治疟疾用常山散、达原饮，胸痹用栝蒌薤白剂，肺痈用千金苇茎汤，胃痛用小建中汤，均有良效。凡此都说明专方治专病，疗效确实。孙思邈著《千金方》，传说内有30首得自龙宫的秘方，是《千金方》的精髓，孙氏杂合于群方之中，后人莫辨。这个传说虽属无稽，但说明两个问题：一是古人十分重视疗效确实的专方，甚至视为治病的特效剂；另一是要摸索出一个病的专方，必须在众多方药中去粗取精，不断筛选，才能得到，唯其如此，才更觉其可贵。为医者欲使医业精进，还必须在专病专方上认真下一番功夫。

29. 黄竹斋：三阳三阴，本钤百病

竹斋先生一生潜心研究伤寒之学，曾指出《伤寒杂病论》，"自晋迄今注者无虑百十家"，然"余自弱冠读《伤寒论》，观诸家所注，即疑其不是仲景本意。迨后见西哲生理学术，以人身器质功用分为三系统"。于是，先生恍然觉悟，乃撰《三阳三阴提纲》六篇。"民国三年（1914年），尝取《伤寒论》《金匮要略》合为一帙，撷近世西哲生理学说……撰成《伤寒杂病论新释》十六卷。"嗣后，先生又撰成《伤寒杂病论集注》，当见桂林古本后，发现该本内容较宋本多1/3，且纠正民国以来所发现的其他版本错讹之处甚多，于是不遗余力，又取各种版本相互校勘，补缺正讹，采中外数百医家巨著之精华，条分缕析，终于撰成《伤寒杂病论会通》一书。

钤者，锁也，引申为关键、要领。"仲景本论三阳三阴之定义，是将人身部位、质体分为六纲，而以太阳、阳明、少阳、太阴、少阴、厥阴等术语识之。三阳标识其部位，三阴标识其质体。立此六经以名篇，而辨其病证治法焉。"先生试图以中医理论联系现代生理学说探讨疾病的发病机理和治疗法则，如谓："太阳者，躯壳表面部位之术语，凡六淫之邪从皮肤中入而病者，其治法皆可求之太阳篇也。"先生认为要深入体会伸景以六经钤百病之旨，掌握了三阳三阴这个学说，整个《伤寒论》便可迎刃而解。

《伤寒论》所体现的、突出的就是三阴三阳脉证论。《明理论》说："伤寒汗、下、温之法，最不可轻据脉以验证，问证而对脉。太阳者，阳证之表也。阳明者，阳证之里也。少阳者，二阳三阴之间。太阴、少阴、厥阴，又居于里，总谓之阴证也。发于外，则太阳为之首；发于内，则少阴为之先。太阳恶寒而少阴亦恶寒，但太阳之脉多浮，少阴之脉沉细，与其他证状亦自异也。发热恶寒，身体疼痛，或自汗，或无汗，是为表证，可汗。不恶寒反恶热，口燥咽干，壮热腹满，小便如常而大便秘结，是为里证，可下。厥冷囊卷，自利烦躁而无身热头疼，是为阴证，可温。浮、洪、紧、数，此表病之脉。沉、实、滑、数，此里病之脉。微、细、缓、弱，此阴病之脉。在表者，邪传于荣卫之间。在里者，邪入于胃腑之内。胃腑之下，少阳居焉。若传之阴，则为邪气入脏矣。荣与卫俱为表也，亦均可汗也。然有汗者，为伤风。风伤卫气，则以桂枝助阳而汗之轻。无汗者，为伤寒。寒伤荣气，则以麻黄汤助阳而汗之重。荣卫固为表也，胃腑亦可以为表也。然以腑脏而分表里，则在腑为之表，在脏为之里。胃取诸腑，可以表言。若合荣卫腑脏而分之，则表者荣卫之所行，里者胃腑之所主，而脏，则又深于里者矣。"临床审脉问证，辨名定经，根本立论的基础，就是三阴三阳。

郑寿全先生亦曾对六经作证解、附解，云："今人只知冬月为伤寒，不知一年三百六十日，日日皆有伤寒，只要见得是太阳经证的面目，即是伤寒也。"他认为六经各有标、本、中三气，客邪入于其中，有从中化为病，有不从中而从标化为病，有本气为病。邪入一经，初见在标，转瞬即在中。如果不细心辨证，便不了解邪之出入变化。所以，六经受病均可依据其标、本、中气的变化进行分析。三阳之病是阳盛阴亏，故救阴为先；三阴之病是阴盛阳必衰，以温补为要。但阳中有阴证，阴中有阳证，则须弄清三阴三阳互为表里的气机，并按照辨阳虚证、阴虚证法所举似实而虚、似真而假的诸种实况而施治，始能无误。同时又指出"真阳之气机发动必先行于太阳经，而后行于诸经"。这里，特别强调了真阳气机在六经中的重要性，因而标、本、中气从化立论，都离不开此真阳之气。邪气入于六经与正气相搏，在一定的条件下"阳极化阴，阴极化阳"，阴阳互相转化，导致了六经病的寒热虚实变化。

郑寿全先生还说过："仲景虽未将六客逐位立论，举伤寒一端而六客俱在也。"唯一日太阳，二日阳明挨次传经之说，则不可尽拘。仲景立三百九十七法、一百一十三方，各对准邪之传变，及其所在之脏腑，步步立法施治，不仅不止于治冬月伤寒，且亦不限于外感病。清初柯韵伯亦有伤寒方不只治伤寒病之论。且寒邪入内，剥削元气，自不能不引起内伤，而无论外感、内伤，皆使一元真气有损，故谓举伤寒而万病已具。如徐灵胎所说："医者之学问，全在明伤寒之理，则万病皆通。"此之谓也。

30. 赵心波：儿科证难在辨因，只要有"准"，治易也

赵心波（1902—1979），名宗德，北京人。早年曾为北京安定门余庆堂药店学徒。1918年考入京兆医学讲习所，受到张愚如先生等指导，毕业后师从清末名医王旭初、针灸名医刘睿瞻两位先生学习。1925～1954年，在北京西城区挂牌行医，精通各科，后专攻儿科。1958年，调中医研究院西苑医院儿科工作。1968年赴山西稷山中医研究院农村疾病研究所工作。1971年调回北京，任中国中医研究院西苑医院儿科主任。

心波先生主张中西结合，取长补短，赞同中医辨证与西医辨病相结合的形式。这样，在辨病的基础上进行辨证论治，不仅着眼于消除症状，还要从根本上把病治好。他认为，任何疾病的发生、发展都有一个主要矛盾，都有其发生、发展、演变的规律。如小儿肺炎"热毒盛"和"气阴伤"是正邪斗争的两个方面。在热盛气阴不衰的情况下，可以重用清热解毒；在热盛气阴已伤的情况下，应清热解毒，益气养阴并用；在热盛气阴将竭的情况下，应首先补气回阳，待病情稳定后再清热解毒。有一分热邪就清解一分，使之不留后患；如果热退正虚，则主要以扶正养阴为主，这是肺炎辨治的基本原则。

心波先生认为，在儿科疾病的治疗调护方面，要抓住一个"准"字。张景

岳曾言："小儿之病非外感风寒，则内伤饮食，以致惊风、吐泻及寒热疳痫之类，不过数种。且其脏气清灵，随拨植应，但能确得其本而撮取之，则一药可愈。"对此，心波先生极为赞许，常谓："儿科证难在辨因，只要病因明确，治易也。"他认为儿科疾病火热居多，一因外感温（瘟）毒机会多，二因内伤饮食机会多，导致积滞生热。在治法上推崇丹溪的滋阴降火和东垣的升阳散火。对于温（瘟）毒，他按"卫气营血"和"三焦"辨证论治。但其不同意卫、气、营、血或上、中、下三焦僵化式的传变规律，认为儿科温病重在热毒，往往是表里俱热，上下同病，或神昏，或惊厥，或出血，皆因热盛而致。治疗小儿温病重清气分之热，首选白虎汤合清瘟败毒饮，即使证见神昏、抽搐，也不离清气法。

临床用药难，识病难，明理更难。单从表面或片面去辨证，一定容易发生错误，只有深入细致地寻找重点，才会探骊龙颔下珠，胸能有成竹，病则无遁形。心波先生临证近六十年，对儿科癫、狂、惊风、痿证等均有独到见解，治小儿麻疹合并肺炎、病毒性脑炎、痢疾、猩红热、白喉、癫痫等病，疗效颇佳。《幼科铁镜》说："凡小儿病有百端，逃不去五脏六腑气血；证虽多怪，怪不去虚实寒热风痰；病纵难知；瞒不过颜色苗窍；症即难辨，莫忽略青白红黄。面上之颜色苗窍，乃脏腑气血发出来的；颜色之红黄青白，乃寒热虚实献出来的。业医者，能于此处做工夫，便得吾家之秘诀。"

如将癫痫分为肝风偏盛、痰火偏盛以及正气偏虚三型，分别以治痫二号方（生石决明、天麻、蜈蚣、龙胆草、磁石、郁金、红花、石菖蒲、全蝎、神曲、朱砂）、治痫一号方（礞石、生石决朋、天麻、天竺黄、胆南星、钩藤、全蝎、僵蚕、代赭石、红花、桃仁、法半夏）、九转黄精丹等治疗，效果满意。对脑炎、小儿麻痹、脑病后遗症、大脑发育不全等疑难病的治疗，也取得了不同程度的效果。在辨治过程中，非常强调"热毒"的因素，认为神经系统感染性疾病、颅脑外伤、产伤所引起的后遗症，如抽搐、震颤、麻痹、失语、痴呆等，均因热毒深陷脑络所致，非重用清热解毒，透邪达表不可。所以，在小儿麻痹瘫痪初期，重用清热透邪，祛风活络法治疗，选用局方至宝丹等，很多患者经治疗后，短则1周，长则不过40天，即可恢复运动功能。

31. 张伯臾：论治杂病，诀在平调阴阳，培补脾肾

1924年，伯臾先生回乡悬壶行医。当时，乡间农民积劳成疾，故门诊或出诊，病多危重，尤多热病重证，如高热、霍乱、痉病、厥逆等，病情复杂多变，非温病时方如桑菊、银翘等轻清之剂所能奏效。面对棘手之症，伯臾先生在钻研叶天士的《温热论》、吴鞠通的《温病条辨》的基础上，又勤读了吴又可的《温疫论》、戴天章的《广温疫论》和雷少逸的《时病论》，掌握了温病与时行疫毒的治疗差异，实践中使用祛秽浊戾气的方药，使疗效有了很大提高。

伯臾先生并不以此满足，在临诊中，深感温病诸书，虽对保津开窍之法颇多发挥，但对厥逆之变的辨治，尚嫌有不足之处。如当时霍乱流行，病死者甚多，其证见卒然暴吐泻，手足厥冷，汗出，大渴引饮，得饮即吐。一般医家从温病之法，投甘寒（或苦寒）清热之剂，活人者鲜。而伯臾先生据仲景所论，投白通加猪胆汁汤，获效者不少。此后先生从中得到启发，旋即进一步深研《伤寒论》，以补温病之不足，并借鉴《伤寒指掌》一书，探索融汇六经及卫气营血辨证以救治热病重证的方法，终于逐步形成了熔伤寒、温病于一炉的治疗热病的风格。

先生曾治一败血症患者。方某，男，25岁。1980年10月25日初诊。病者原有肾病综合征，尿蛋白++++，住医院内科，使用西药塞替派，在第17次治疗后，白细胞突然下降200/立方毫米，并伴高热（体温40.5℃），两次血培养均有金黄色葡萄球菌生长。诊断为败血症、继发性再生障碍性贫血。立即停用塞替派，并用多种抗生素静脉滴注及肌内注射5天，高热不退，病情凶险，遂邀会诊。症见高热6天不退，入夜口渴，便秘，两下睛有红斑（出血点），苔黄腻、根厚、中裂而干，脉象虚细而数。辨析病系正气大亏，客邪乘虚而入，邪热亢盛，炽于气分，灼伤阴津，且有入营之势。治应扶持正气，清化邪热。投入参白虎汤，兼用凉血药救治之。方用生晒参、铁皮石斛益气保津，石膏、知母、银花、连翘清热透泄，赤芍、丹皮、旱莲草取其凉血散血之意，以杜传变。

综观全方，"清""透""养"三法同用。服药2剂，高热得平，白细胞上升至4900/立方毫米。病房医师以此方为清热妙剂，故又嘱患者续服原方3剂。至

10月30日再邀会诊，病情出现嗜睡懒言，面色萎黄，汗出较多，口渴胁痛，苔根腻，舌质红中裂，脉细数，重按无力等症。伯奥先生认为，症由邪伤气阴，又过服寒凉清热之剂，更见阳气伤损，有虚阳外越之兆；邪热虽化未彻，有内传少阳之虞。故治疗重在滋养气血，佐彻余邪。方中重用吉林白参、黄芪、当归补气血以托邪，牡蛎、白芍和营卫以敛汗，柴胡、银花、连翘以透余邪，佐入麦冬清热养阴。服4帖后，热病告愈，2周后复查，2次血培养未见细菌生长。伯奥先生先宗温病，后法伤寒，不拘一格，而立法用药，防病于未患，尤为突出。

　　治病之径，在于"谨调阴阳所在，以平为期"。这里说的"平"，即是阴阳平衡。阴阳本身是一个抽象的概念，具体到人体，可以理解为脏腑的功能状态，也就是说五脏功能协调。达到这种"平"的手段很多，有的从脏腑辨证入手，如金代张元素的易水学派；有的从脾胃入手，如金元时期李东垣的脾胃学派；有的从滋阴入手，如元代朱丹溪的滋阴学派。这些不同的流派，是中医理论发展过程中的必然产物。中医理论是把人作为一个复杂系统对待的，和现代医学的还原论有本质区别。既然人体是一个复杂系统，那么解决这一系统的方法也应该是多元化的，只要符合中医理论体系，按照辨证论治程序，都能解决问题。刘渡舟先生曾说过："中医治病好比打开一个个小环套成的大环，只要你打开其中的一个小环，大环就开了，疾病就解决了。"

　　脾肾二脏，是生命良性循环的根基。"肾为先天之本，性命之根；脾为后天之本，生机所系。盖人之元气，根基于肾培之于脾……"（语出《医学衷中参西录》）。元气是人体生长发育的物质基础，脏腑功能活动的物质动力。脾肾强健，则元气充盛，生机活跃，脏腑各司其属；而脾肾虚馁，必元气虚损，脏腑失养，生机衰减。同时，气血乃元气形之于外的具体体现。《医碥》上说："气与血，并根柢于先天，而长养于后天。"《医学正传》载："夫人身之正气，与血为配，血行脏中，气行脉外……气血并行，周流乎一身之中，灌溉乎有骸之内，循环无端，运气不悖，而为生生不息之妙用也。"故血充气和是机体健康的表现。"血气不和，百病乃变化而生"（语出《素问》），临床上求治于中医的多种慢性顽症及疑难杂病，均病因繁多，症情错杂，大多为本虚标实之证。本虚，即以脾肾元气亏损为主，而脾肾为主，气血为治，则疗效高矣。

32. 张伯臾：心梗之根，多在
阴阳两虚，痰瘀互阻

斯病不仅属于"真心痛"的范畴，也应属"胸痹"的范畴。大致可作如下划分：左胸疼痛剧烈，或者手足青至节，并在24小时之内死亡的，为真心痛；痛虽剧烈，但不迅速死亡的，为胸痹。《金匮要略》曰"阳微阴弦"，指阳虚，阴寒痰饮之邪乘于阳位，发为胸痹。

就本虚标实而言，确为心肌梗塞的特点所在。然就病机而言，本虚者非徒阳虚，尚可见气虚、阴虚、阴阳两虚，甚或阳微阴竭，心阳外越者；标实者，不仅痰饮为患，尚有气滞、血瘀致害，又有兼寒兼热不同；同时标、本之间恒多相互影响，未可执一而言。

尽管心肌梗塞的病机复杂多变，但在辨证上，伯臾先生认为只要抓住"阴"（阴虚）、"阳"（阳虚）、"痰"（分寒、热）、"瘀"（因气或因邪）四字及"心脏虚弱""胸阳失展""心瘀痹阻"等基本病机，结合病情进行分析即可。

根据本病发生、发展的规律，伯臾先生提出三大原则：一是因本病特点为本虚标实，治疗必须处理好"补"和"通"的关系，掌握好"祛实通脉不伤正，扶正补虚不碍邪"的原则；二是防脱防厥，经细致地观察患者在神、气息、汗、疼痛、四末及温度、舌苔、脉象等方面的细微变化，随时警惕厥脱的发生，同时也要防脱防厥，用药宜于厥脱之先；三是关于通便问题，心肌梗塞患者常见便秘，因大便不畅而引起心跳突然停止致死亡者并不少见，故及时而正确地通便，为治疗心肌梗塞的重要方法，立法用药时，应分清阳结、阴结，采取"先通便去实，然后扶正补虚"或"补虚为主，辅以通便"等法，以助正气的恢复。

斯病之机，多求阳微阴弦，如《金匮要略》就把病因病机归纳为"阳微阴弦"，即胸阳不足，阴邪搏结所致，为本虚标实之病，并记载了栝楼薤白白酒汤、栝楼薤白半夏汤、枳实薤白桂枝汤、橘枳姜汤、薏苡附子散、桂枝生姜枳实汤、乌头赤石脂丸诸方，这些方基本上均是遵循通胸阳，泄浊明的法则组方。

再有责其瘀血阻络，强调用活血化痰为主治疗心痛。明代秦昌明《症因脉治·胸痛论》谓："内伤胸痛之治，血积上焦者，红花当归汤加桃仁、牡丹皮。"至清代，陈修园之丹参饮、王清任之血府逐瘀汤皆为治疗胸痹心痛有效之方。还有痰湿痹阻，《症因脉治·胸痛论》谓："内伤胸痛之治，痰气不清，栝楼仁汤，加青黛、海石。"近代亦多有主痰者，冉雪峰论治本病，每重痰热内阻，主张先通后补，用小陷胸汤加味。尚有气机郁滞，何梦瑶《医碥》认为，心痛气滞病者多，"须知胸为清阳之分，其病也，气滞为多，实亦滞，虚亦滞"。及寒邪犯心，林佩琴《类证治裁·心痛论治》云："由寒邪攻触，猝大痛，无声，面青气冷，手足青至节，急用麻黄、桂、附、干姜之属，温散其寒，亦死中求活也"；"凡暴痛非热，久痛非寒，宜审"。

一般认为，本病确为本虚标实之病，亦有认为属标实本虚者。其标为寒凝气滞，痰瘀痹阻；其本为心气亏虚，阴阳不足。从虚、实两方面论述，即不通则痛和不荣则痛。"不通则痛"，是指某种或某些致病因素侵袭人体，使其经络、脏腑气机痹阻，血脉瘀滞不通而引起的疼痛。即其痛的发作不一定是有形之邪的痼滞，也可以仅因气机郁滞而痛。《素问·举痛论》谓："寒气客于脉外则血少，客于脉中则气不通，故卒然而痛。"李杲在《医学发明·泄可去闭葶苈大黄之属》明确提出"通则不痛，痛则不通"。元朝罗天益《卫生宝鉴》说："清阳之气愈亏损，不能上荣……所以头苦痛……升陷而补气，头痛自愈。"此言头痛，心痛亦然。

33. 丁甘仁：风温之疾，利在速战，勿拘温邪不投温剂

丁氏对外感热病的研究，系宗《伤寒论》而不拘泥于伤寒方，宗温病学说而不拘于四时温病。读了《黄帝内经·热论》以后，必须熟悉《伤寒论》和《温热经纬》《温病条辨》等方书，这是全面学习外感病的基本理论和治疗方法。他认为当读了仲景《伤寒论》以后，在参考各家注解中，必须学习舒驰远著的《伤寒集注》，书中把六经主证及主治方法提纲挈领，使后人得到概括的认识，而且对临诊时少见的证候并不全部罗列，以示不属于主要方面，遇到不切实际的地方，不宜作牵强解释。

甘仁先生曾谓："读古人书，自己要有见识，从前人的批判中，通过自己的思考，加以辨别，并须通过临床实习，接触实际病例，方能心领神会，达到运用自如"；"外感热病，宗《伤寒论》而不拘泥于伤寒方，宗温病学说而不拘于四时温病。盖风温邪从上受，首先犯肺，逆传心包，利在速战，因风从阳，温化热，两阳相劫，病变最速。尤其是伏温化火伤阴，来势更急，这是与湿温根本不同之点"。斯风温之治，温邪从上受，首先犯肺，逆传心包，有急剧的变化。甘仁先生尝谓："本病利在速战，加风以阳，温化热，两阳相劫，病变最速；尤其是伏湿化火伤阴，来势更急，这是与湿温根本不同之点。"除常用的风温侵袭肺胃，熏灼气分的病例应用桑菊、银翘、白虎等法外，又有发热，咳嗽气急，喉有痰，苔黄，脉滑数，甚至抽搐咬牙之风温痰热交阻肺胃的重证，急用麻杏石甘汤加竹沥、芦根之法；又有舌尖红干涸，痰热内陷心包，肺炎叶枯，化源告竭的危证，用黄连阿胶汤、清燥救肺汤等法，得以转危为安；又如舌前半光绛，中后腻黄，脉数不静，阴液已伤，阳明府垢不得下达，用调胃承气加花粉、芦根等存阴通腑之法；再如表热不扬而里热甚炽，神昏谵语，狂乱，唇焦，渴不知饮，甚则角弓反张，温邪伏营，肝风骤起，用犀角、羚羊角、鲜石斛、竹沥、紫雪等清营熄风，生津涤痰之法。

若风温证身汗不解，咳嗽痰多，大便溏泄，迭进辛凉清解，润肺化痰之剂，其邪不从外达而反陷入少阴，证见神识模糊，汗多肢冷，脉象沉细等，阴阳脱离，即在目前，急用人参、附子、龙骨、牡蛎回阳救逆之法。服后肢温汗止，其脉渐起，危证得以挽回。迨阳回之后，阴液大亏，再见阴虚燥热之象时，继用救阴润燥之剂而收全功。

甘仁先生云："温病用人参、附子、龙骨、牡蛎等，是治其变证，非常法也。盖人之禀赋各异，病之虚实寒热不一，伤寒可以化热，温病亦能化寒，皆随邪势的传变而转化。此证初在肺胃，继传少阴，阳素亏，故阳热变为阴寒，迨阳既回而真明伤，故前后方法各殊，若犹拘泥温邪不能投温剂，势必不起矣。"

吴鞠通曰："温病由口鼻而入，自上而下，鼻通于肺。肺者，皮毛之合也。经云：皮应天，为万物之大表。天属金，人之肺亦属金。温者火之气，风者火之母，火未有不克金者，故病始于此。"诸邪伤人，风为领袖，所以称其为百病之长。即随寒、热、温、凉之气变化为病，故经言其"善行而数变"。说温邪上受，首先犯肺者，由卫分而入肺经。以卫气通肺，营气通心，而邪自卫入营，故逆传心包。所以，《黄帝内经》说"心为一身之大主"，而不受邪，受邪则神去而死。五行心属火，肺属金，火本克金，而肺邪反传于心，所以逆传。风寒先受于足经，当用辛温发汗；风温先受于手经，宜用辛凉解表。这就是甘仁先生不泥温邪、不投温剂之故吧。

34. 丁甘仁：湿温治在三阳三阴，变在从阳入阴

甘仁先生课徒，惯授孙思邈之《大医精诚》："凡大医治病，必当安神定志，无欲无求，先发大慈恻隐之心，誓愿普救含灵之苦。若有疾厄来求救者，不得问其贵贱贫富，长幼妍媸，怨亲善友，华夷智愚，普同一等，皆如至亲之想；亦不得瞻前顾后，自虑吉凶，护惜身命。见彼苦恼，若己有之，深心凄怆，勿避艰险、昼夜、寒暑、饥渴、疲劳，一心赴救，无作功夫形迹之心，如此可为苍生大医；反此则是含灵巨贼……其有患疮痍、下痢，臭秽不可瞻视，人所恶见者，但发惭愧凄怜忧恤之意，不得起一念蒂芥之心，是吾之志也。"凡是优秀的医生治病，一定要神志专一，心平气和，不可有其他杂念，要有慈悲同情之心。

甘仁先生治湿温，邪在卫分、气分，按三阳经治法。湿温病名最早见于《难经》，它的致病因素为湿热合邪。《类证活人书》谓："其人常伤湿，因而中暑，湿热相搏，则发湿温。"湿热入侵的途径多自口鼻，每由膜原直走中道，如夹风寒亦可伤表，但终归于脾胃，因为湿性黏滞，热性氤氲，热寓湿中，湿困热外，两邪相合，侵扰膜原，弥温中道，故常淹缠难解。且湿热之病邪，不无偏性，虚实之体质，总有素禀，如湿重于热，而患者"中气虚""阳气衰"每转属太阴脾；热重于湿，而患者"中气实""阳气旺"每转属阳明胃。湿温临床表现以身热不扬，午后转甚，四肢倦怠，胸脘痞闷，口渴不欲饮，舌白苔腻，脉濡缓为主证。

唯以湿为阴邪，自长夏以来，其性氤氲黏腻，非若寒邪之一汗即解，温热之一凉即退。湿宜化，温宜清，湿与温合，徒清热则湿不退，徒祛湿则热愈炽，治疗每多掣肘。必须权衡湿与热的孰轻孰重，宜采用宣气化湿，清温泄热，兼佐淡渗分利等法，因势利导，缓缓图治。但无论湿偏重或温偏重，留恋气分，久必化热侵营入血，传变仍离不开卫气营血的辨证规律。所不同于暑温者，是

湿邪夹热，弥漫三焦膜原，既难达表，亦遽难入里，故中焦气分的证候比较突出。从湿温的整个病程来说，这一阶段最长，或引起战汗，证情十分复杂。如湿热两伤，脉缓身痛，渴不多饮，胸闷腹胀，呕吐溺赤，舌淡黄而腻，宜黄芩滑石汤或甘露消毒丹加减；如湿热郁蒸，宜米仁竹叶散加减；如湿热痰浊蒸熏，清窍受蒙，神识似明若昧，宜菖蒲郁金汤加减。气分湿热不解，化燥内传，则伤营血，营分的病变在手厥阴心包络，血分的病变在足厥阴肝经。如心包受邪，肝风内动，神昏谵语，四肢抽搐，舌红绛，宜清宫汤合牛黄丸或至宝丹，酌加羚羊角、生地、钩藤等；如热伤阴络，大便下血，色黯黑，宜犀角地黄汤加减；如下血过多，气虚欲脱，颜面苍白，汗出肢冷，脉象细微，宜先进独参汤，并配合救逆汤、桃花汤或黄土汤加减；如湿浊凝聚，甚或损人中阳，湿胜阳微，足太阴之气失运，阳气阻遏，自汗胸痞，肢清不温，脉濡细，舌苔白，宜三仁汤合半苓汤加减。

湿胜阳微，按三阴经治法。如身热泄泻，渴喜热饮，舌灰淡黄，脉象濡数，用附子理中合小柴胡等方；如湿困太阴，健运无权，水湿泛滥，为肤肿腹满，舌淡苔白，脉象迟弱，用五苓、真武等方；如湿温月余不解，身热汗多，神识昏迷，舌苔干腻，脉象沉细，急用参附回阳、龙牡潜阳之法，得以转危为安。

邪热从阳入阴，按温病热传营血治法，这就是变法。如灼热有汗不解，烦躁少寐，舌红糙无津，脉象弦数，邪热入营，伤阴劫津，化源告竭，有风动痉厥之变，用大剂生津凉营熄风之剂（鲜生地、鲜石斛、花粉、羚羊角等）；甚则唇焦齿干，神昏谵语，用犀角地黄汤及牛黄清心丸等方。

从以上这些治例中，可以看到在辨证施治上，是太阳伤寒辨六经与温病辨卫气营血及其主治方药综合运用的。这是打破成规，独出心裁，在实际应用中取得了疗效的基础上有了发展。

盖湿温之治，不宜速求汗解，应力求轻清取巧。病之初起病势轻者，每易可效；病势重者，当以经方为本，合时方以化裁。遵仲景治风湿之方，取其微微汗出，断续下行，则汗利两解，湿温之邪，自分去路。到了一定阶段，就要注意清里，尤其是解毒祛热，在所必用。若延久误治，变证百出，则又当随其变证而治之，不能用初起之法。至于每药分量，体有强弱，病有轻重，宜以变通活套，不可刻舟求剑，以致偾事。

35. 严苍山：治温病，切要在"三护"

夫百病不离乎内伤与外感，而外感有伤寒与温病之异。南方多患病，北方恒病伤寒。伤寒辛温之方，不能施于温邪热变之证，盖以温治温，易于化燥伤津。

临床上，外火主要由感受温热邪气所致。火邪甚于温热，"温为热之渐，火乃热之极"。而风、寒、暑、湿、燥邪入里皆可化火，称为"五气化火"。如四时六淫之春伤风、夏伤暑、长夏伤湿、秋伤燥、冬伤寒，蕴结不解，均可化火。内火多由情志抑郁，劳欲过度，导致脏腑阴阳失调，内热炽盛而引起，又称为"五志之火"。

火为阳邪，发病急骤，变化迅速，病势较重，易耗伤阴津，可见高热面赤、口渴引饮，烦躁不寐，脉洪大。火性炎动，易生风动血，如火热燔灼肝经，耗伤阴液，使筋脉失养，而致肝风内动，称热极生风，可见高热、抽搐、项强、角弓反张等；火热太盛，灼伤脉络，迫血妄行，可引起各种出血证，如吐血、衄血、咯血等。火性躁越，可扰乱神明，如内陷心包，则可见神昏谵妄、不省人事等；火热内扰，心神失守，还可出现烦躁不安、狂言乱语等精神失常症状。正如《素问·至真要大论》所载："诸躁狂越，皆属于火。"如上所述，火热为病多具有发病暴急、变化迅速、病势猛烈及证候易变、速变、多变的特点。所以，苍山先生提出治温病应"三护"之法：护脑、护津、护肠。

此说极有见地。昔年王孟英氏根据叶天士、吴鞠通的经验和自己的临床体会，明确提出了治温以保阴为第一要义。其对喻嘉言所谓"人生天真之气，即胃中之津液"论点推崇备至，认为保阴要以生津益胃，滋补肾阴为其要旨。胃中津液不竭，人必不死，因而"救阳明之液"是治温热诸证之真诠。王氏常用吞斛、沙参、西洋参、花粉、麦冬等濡润胃津，尤善用西瓜汁、梨汁、蔗浆等果汁以甘凉生津。同对，考虑到病人多为真阴不足，上盛下虚，感受温邪往往导致肝风骤动的营血险证，仅用清解凉营法已不能效，又常加入"三甲""二至"及阿胶、枸杞等滋填真阴之品，以获佳效。

夫温病之邪热亢盛者，每致热乱神识，而令神昏谵语，治之者便须预识病机，先事预防，不令邪入，否则鲜有不偾事者矣。当其夜有烦躁，睡则梦语，醒则清明，或高热而见舌质红绛者，即须于大剂清热方中，加入紫雪丹、牛黄清心丸之品。或谓早用此等药，有引邪入脑，犹如开门揖盗之说。但据严苍山先生经验，绝无此事，用后即获热退神清之效。若必迨谵语、神昏、痉厥时始用之，已作焦头烂额之客矣。此即护脑法。

温病，阳邪，易于伤津劫液。初见舌质干燥，乏津口渴者，即须参入生津之剂，如生地、石斛之属，毋使津劫而阴伤也。迨阴液既伤，再予甘寒咸寒之药，则有杯水车薪之憾矣。此即护津法也。

温病初用发汗，使邪从汗解。药后热不解，而大便不畅，或三四日未行者，即用下法，以温病下不厌早也。夫扬汤止沸，勿如釜底抽薪，邪无凭借，每得热退，用之于临床，每收良效。若必迨腹满便闭，如《伤寒论》所云而始下之，邪势鸱张，而见下血等危象矣。此护肠法。

治温病以"三护"为主，如兵家之先发制人为法，不使病邪有内传之机。若邪势深入，愈病愈难。

36. 陈道隆：上控经，下承诸，悉推善策， 是治疑难病之大旨

控者，《说文》释："控，引也。"三国时期曹植《白马篇》中说："控弦破左的，右发摧月支。"东晋葛洪在《抱朴子·金丹》篇中说："或飞苍走黄于中原，或留连杯觞以羹沸，或以美女荒沈丝竹，或躭沦绮纨，或控弦以弊筋骨，或博弈以弃功夫。"岑参有诗言道："将军角弓不得控，都护铁衣冷难著。"

《说文》说："承，奉也。受也。"《易·归妹》中说："女承筐无实。"虞注曰："自下受上称承。"范晔在《后汉书·张衡传》中说："外有八龙，首衔铜丸，下有蟾蜍，张口承之。"

上控经，就是上控经旨；下承诸，就是下承诸家。向以简驭繁，去芜存菁，提擎八纲，统辖六经，不尚文字的考证，专从虚、实、寒、热间推求。

道隆先生的治学宗旨是旁征博引，择善而从。他早年以善治外感著称，伤寒既有根基，温热而擅脾土，尝谓："温热肇始《内经》，自河间倡导三焦，至

叶、薛、吴、王，又阐发卫气营血，治法已经大备。"

道隆先生临床治温热，极善于把握邪正进退之机，因势而利导之。治新凉袭肺，药多用轻苦微辛之品，借以轻扬疏达；治春温夺血，多取清热宣肺之法；治温热痰热蕴阻，掀动肝风，则善用涤痰熄风，通络宣窍；治温邪化火，灼伤气营，肝风妄动，多循前贤，用气营两清之；治暑热合邪，留连气分，多采用辛苦芳香之味，达以上下分消；治暑热耗伤津液，药多选甘寒辨凉，益气生津，轻清暑热；治伏邪不从气分宣解，逆入营阴，耗气伤津，多以扶正清营并施；治温邪内陷，热扰营分，每用清营泄热之方，以透热转气，兼顾益气存。总宗祛邪而不伤正，扶正而不助邪之大旨。

道隆先生治中风，本着《素问》《灵枢》（风痱、薄厥、大厥）及《千金方》（风懿）之说外，兼取缪仲淳"内虚暗风"之说，首辨中脏、中腑、中经、中络，次分闭、脱。治虚劳，追溯《黄帝内经》"形不足者，温之以气，精不足者，补之以味"，并《难经》损其肺者，益其气；损其心者，调其营卫；损其脾者，调其饮食，适其寒温；损其肝者，缓其中；损其肾者，益其精之义，以及明代胡慎柔《五书》"淡养胃气，微甘美脾阴"之意，主张金水相生，培土生金。治臌胀，遵《金匮要略》"知肝传脾，当先实脾"之说，谨守"肝为刚脏，体明用阳，脾属至阴，喜燥恶湿"之病机，用柔养疏和治其本，化瘀行气治其标。治膈证，宗《黄帝内经》"三阳结谓之膈"之旨，仿张仲景三泻心汤、刘河间金铃子散辛开苦泄之意，并徐之才"通阳泄浊"之法，熔于一炉。

我们从道隆先生病案中，可以清楚地看出，他治多本《黄帝内经》《难经》。他对《内经》中阴阳对立统一，承制生化，相互依恋，互为清灵的观点，颇能融会贯通，尝谓："人身阴阳相为用，人有阳气，阴之使也；人有阴气，阳之守也。故阳气常开，水吸之而下行，阳气无炎上之忧；阴气常降，火蒸腾而上升，阴津无涸竭之虞……阳不足则阴胜，阴不足则阳胜，诸病生矣。阴阳配合，本不得一毫偏胜于其间也。"

《孟子·离娄下》云："资之深，则取之左右逢其原。"道隆先生运用阴阳学说指导辨证用药，就如左右逢源，轻车熟驾，颇能得心应手。尝见其治阳虚生外寒之证，用益火之原取胜；治阴虚生内热之病，以壮水之主奏功；治阴损及阳之人，用七分阳药，三分阴药，引阴入阳；治阳损及阴之人，用七分阴药，三分阳药，引阳入阴；治阴阳并损之人，用补益阳气，资生阴分之法；治阴亏阳亢之证，育阴潜阳为治；治阴阳失于交恋，用坎离既济方法；治阴伤孤阳无依，育阴必须敛阳；治阴阳濒将涣离，回阳尚需救阴；治阴寒内盛，逼阳外越危候，亟予引火归原；治邪热充斥，阳郁不伸，速用釜底抽薪，使水、火各安其位，阴阳臻于平秘。

37. 路志正：治病求本。凡施治之初，宜深思，又宜持重

路志正先生是首届国医大师，河北藁城人，悬壶至今七十余载。路老多年前创造性地提出"燥痹""产后痹"等新的病名和系统的辨证论治理论，是当代风湿病学科建设的重要奠基人。

中国中医科学院广安门中医院，前有周恩来总理谓"最懂辩证法的医生"蒲辅周，后有中国第一批国医大师之首的路老，二人都是思想丰富，气象博大，视野广远，以崇奉实践，守先待后，用一种无比宽容、大度、开放的胸襟，吸收和尊重现代医学的学问大家。他们秉承着主通不主专的治学之道，内、外、儿、妇科融而相合，从不曾把各科诸病分割来看，趣尚、主张会通、综合，视人之病为整体，履践着传统学术立场和精华，为往圣继绝学，屹立于当代学术之林。《论语》中孔子所说的伯夷、叔齐是最为"求仁得仁"者，而蒲辅周、路志正先生，双璧双珠，交相辉映，即中国中医的夷、齐，中国学界的栋梁、轨物范世。

2014年1月2日午后，笔者应邀在路老寓所，得一席谈。

路老谓：临证最要紧处是治病求本。《素问》说："治病必求其本。"中医治病求"本"，并不等于西医的病原。当然，中医所指的"本"也包括了西医所指的病原。这个"本"是造成疾病的因素的综合性名称，对这些因素加以纠正，就是"治本"。六气（风、寒、暑、湿、燥、火）本是正常的气候，一般来说不会致病。但若一有偏颇，则成"六淫"，故能致病。张隐庵说："本者，本于阴阳也。人之脏腑气血、表里上下，皆本乎阴阳。而外淫之风寒暑湿、四时五行，亦总属阴阳之二气。至于治病之气味，用针之左右，诊别脉色，引越高下，皆不出乎阴阳之理。故曰治病必求于本，谓求其病之本于阳邪或本于阴邪也，求其病之在阳分、阴分、气分、血分也。审其汤药之宜，用气之升、味之降、温之补、

苦之泄也。"《素问·热论》说的"调其逆从，可使必已"就是指这个道理。阴阳和则无病，不和则偏胜，偏胜则疾病起。故《至真要大论》指出的"谨察阴阳所在而调之，以平为期"，调偏而达平，这才是求本之法。

临床者施治之初，宜深思，又宜持重。《史记·扁鹊仓公列传》说："宋建曰：'黄氏诸倩见建家京下方石，即弄之，建亦欲效之，效之不能起，即复置之，暮，要脊痛，不得溺，至今不愈，病得之好持重。'"《三国志·魏志·王基传》说："将军持重是也，停军不进非也。"欧阳修在《为君难论下》中指出："新进之士喜勇锐，老成之人多持重。"尤其是治慢性病，一定要理解疾病的发展过程，阴阳进退，邪正消长。古语说："兵无常势，医无常形。能因敌变化而取胜，谓之神将；能因病变化而取效，谓之神医。"用兵无常规，治病亦如斯。如《伤寒论》中说到伤寒脉浮，自汗出，小便数，心烦，微恶寒，脚挛急，误用桂枝而致厥逆，咽干，烦躁，吐逆，与甘草干姜汤（甘草、干姜）；如厥愈而足温，更与芍药甘草汤（芍药、甘草）；若胃气不和，谵语，少与调胃承气汤（大黄、芒硝、甘草）。表里阴阳俱虚，若用桂枝，更损正气。

路老谓："我临证七十余年，体会最深的是，治病最怕正气虚，正气能发扬，邪气必退"；"脾胃为后天之本，水谷之海。五脏六腑非脾胃之气不能滋养，气血津液非脾胃之气不能生化，故东垣奉脾胃为血气阴阳之根蒂，薛立斋亦尊胃为五脏之本源，人身之根蒂。人之元气精血虽禀受于先天，由先天之肾精所化生，但必须依赖后天脾胃之气的不断滋养，才能更好地发挥作用。而两者之间，脾胃的作用是最为重要的。"

"盖人之始生，本乎精血之源，人之既生，由乎水谷之养。非精血，无以立形体之基；非水谷，无以成形体之壮。"（语出《景岳全书》）故人之自生至老，凡先天不足者，但得后天精心培育，或可弥补先天之虚而强壮；而后天之不足，若不得重新恢复其运化、滋养之功，则非但脾胃之气日益虚衰，即使先天强盛之元气精血，也会因失于后天精微的调养、滋生、充实而告匮乏。

路老谓："临证治疗，不管是外感或内伤杂病，都应重视脾胃的生化功能，用药要处处顾及健脾和胃。对脾胃虚弱者，药量宜轻，宁可再剂，不可重剂。切记：脾之气散，胃止得降，枢机方可自行。运用健脾益气之法安未病之地，这是我的经验。在临床治病过程中，除了运用治疗疾病所需药物外，每多兼顾调治中州的运化功能。邪退正则安，就是这个道理。"

路老就风湿病痹者有论曰："痹者为闭。痹以邪实为多，正虚为主。治痹当扶正，所治之本在肝肾，风湿顽痹多有化热伤阴，阴精不滋，不得其治。"他认为：《素问·痹论》"风寒湿三气杂至，合而为痹也；其风气胜者为行痹，寒气盛者为痛痹，湿气胜者为着痹"；"其热者阳气多，阴气少，病气胜，阳遭阴，故为痹热"，所论极当。其实，《金匮要略》所说"寸口脉沉而弱，沉即主骨，弱即主筋，沉为肾，弱为肝，汗出入水中，如水伤心，历节黄汗出，故曰历节"，就是说本病的内因就是肝肾两虚和气血不足，正虚则外邪入，正邪相搏，故成"历节"痹证。

痹者为闭，痹证初起多为风寒湿之邪乘虚入侵人体，气血为病邪闭阻，以邪实为主；如反复发作或渐进发展，络脉瘀阻，痰瘀互结，多为正虚邪实；病久入深，气血亏耗，肝肾虚损，筋骨失养，遂为正虚邪恋之证，以正虚为主。但这只是一般情况而言，若先天不足，禀赋虚弱，素体亏虚，阴精暗耗，则不仅发病即为虚证，且缠绵日久，不易愈矣。

盖风湿顽痹，其形成虽与感受外邪密切相关，但正气不足起决定作用。微汗祛邪是治外湿之大法；利尿除湿是治内湿的大法；温经通阳法能温化寒湿，宣通阳气，既适合外湿，又适合内湿。《金匮要略》治疗斯病的方剂确可散敛结合，寒温并用，邪正兼顾，最应重视。

路老认为：《黄帝内经》说"其在皮者，汗而发之"之旨，指出"风湿相搏，一身尽疼痛，法当汗出而解"，然强调不可大汗，因"汗大出者，但风气去，湿气在，是故不愈也"，应当微发其汗，才能使"风湿俱去也"。风湿病往往素有内湿，内湿不除，最易招致外湿，而成内外合湿之湿痹。利尿除湿是治内湿的大法，如："湿痹之候，小便不利，大便反快，但当利其小便。"若湿邪内阻，阳气不化，脾困不运，则小便不利，大便溏泄。用利尿法治疗，使小便通利，则内湿得去，大便转正常。内湿去，阳气复，亦可助驱散外湿。风湿病还多为风邪与寒湿之邪相合而致病，而寒湿为阴邪，易阻遏阳气。温经通阳法能温化寒湿，宣通阳气，既适治外湿，又适治内湿。

路老认为，散、敛结合是风湿表实之治法，然不可过汗，过汗必伤表阳，致风去湿存，病则难愈。故在运用辛温发汗药时，常应配伍固表敛汗之品，以防发散太过。如麻黄加术汤中，麻黄得白术（白术量大于麻黄），乌头汤中麻黄得黄芪，均为散、敛结合配伍。寒温并用，多取温热之品以散寒除湿，但辛温辛热之品如用之不当，则会化热伤阴。因此，治痹宜取阴柔。张仲景的桂枝芍药知母汤中用白芍、知母之寒凉，佐附子、桂枝之温热，乌头汤中以阴柔寒凉的白芍，反佐药性温热燥烈之麻黄、乌头，都是前哲的明示。所以，养阴要濡养，始能缓解症状。盖肾为先天之本，主藏精，亦主骨；肝主藏血，亦主筋。痹证之病变部位在筋骨关节，筋骨有赖于肝肾中精血之充养，本赖肾中阳气之温煦，肾虚则先天之本不固，百病滋生。肾中元阳乃人身诸阳之本，风寒湿搏多表现为疼痛，酸楚，重着，得阳气之振奋始能化解。肾中元阴为人身诸阴之本，风湿顽痹多化热伤阴，故得阴精滋润、濡养始能缓解其痛。

临床上，路老以其"湿邪为病最多最广"，而"百病皆有湿作祟"学说，别开一大法门。湿本为水，其存也广，其害也大。湿之所在，天地四方，无处不有。外湿多因感天地之湿邪而发，内湿则为三焦气化不利，津液敷布有异始成。而湿多燥多，湿邪愈多则津液愈少，明液少则燥生；更有素体阴亏，复加湿邪为患，脾既不能为胃行其津液以润养，湿热复伤明津，燥亦生矣；又有临床治湿，过用辛热苦燥渗利，湿邪未除，而津已伤，临证者所当极慎。

38. 祝味菊：八纲论杂病，五段论伤寒

祝味菊（1884—1951），别号傲霜轩主，浙江山阴（今属绍兴）人。祖上世代业医。后祝氏投考军医学校，学习两年，乃随教师石田东渡日本。次年返蜀，供职于成都官医院，1917年移居上海。曾执教于上海中国医学院，后受聘担任上海新国医学院研究院院长。祝氏治病首重阳气，认为阳衰一分则病进一分，正旺一分则邪却一分。临证好用温热剂，因擅用附子，人称"祝附子"。

味菊先生在《伤寒质难·发凡篇第一》中指出："彼实质诸病，不外形体之变化；官能诸病，不外作用之失调；传染诸病，一言以蔽之，客邪之外侵也。实质官能病，中医谓之内伤，谓之杂病；传染诸病，中医谓之外感。"提出了"八纲辨杂病，五段论伤寒"的主张，即采用八纲辨证论治内科杂病，采用五段辨证论治外感伤寒。

"广义之伤寒，包括一切传染病而言也。""八纲"辨证渊源于张景岳的阴阳"六变"说，嗣后清代程钟龄又提出"病有总要，寒热虚实表里阴阳八字而

已"。然而，祝味菊先生在《伤寒质难》一书中创造性地提出"八纲"一词，"所谓八纲者，阴阳表里寒热虚实是也"。同时，他第一次给"八纲"中的四对辨证范畴下了定义，确定了相互之间的关系："阴阳者，盖指病能而言也……病之分阴阳，所以别体用之盛衰，测气质之变化也，至于寒化为阴，火化为阳，入里为阴，出表为阳，虚者为阴，实者为阳，隐然又执八纲中之大纲矣"；"表里者，指疾病之部位而言也……病之分表里，所以明内外，定远近，别亲疏，知顺逆也"；"寒热者，指病能之盛衰而言也……病之分寒热，所以明气血之多寡，察抗力之盛衰也"；"虚实者，指正邪消长之形势而言也"。由此，祝氏完成了"八纲"内容与形式的统一，完成了理论从初级阶段向高级阶段的飞跃。

五段辨证是味菊先生在外感热病辨证上独创的方法。他认为张仲景是"正气为本"的学术中坚，辨伤寒宗六经而不泥，"仲景六经名词，系代表人体抗邪所发生之六大类证候，六经所固定之证候，初不能包含一切抗邪情形，是以后人于伤寒六经之外，又有温病三焦之说"。味菊先生看到了"六经的局限性，认为要发展伤寒学说，切合临床实际，应该跳出六经的圈子，寻找新的理论。六经证候，既不能包含一切抗邪情形，则六经名称可废也，利用六经名词，以代表各个抗邪程序，则六经名称存之亦可也"。一切外感，有机之邪，"其抵抗之趋势，不外五种阶段。所谓六经证候，亦不出五段范围，于意云何？吾之所谓六经者，乃代表五种抵抗程序耳。太阳为开始抵抗，少阳为抵抗不济，阳明为抵抗太过，太明、少阴同为抵抗不足，厥阴为最后之抵抗。一切外感，足以激起正气之抵抗者，皆不出五种阶段。此吾研究之创获，敢谓前所未有也"。

味菊先生认为：疾病不能脱离人体而独立。病原繁多，随时代而变异；本体唯一，人体自然疗能虽百年而不易。故既病"则病变之逆顾，预后之吉凶，人体抗力亦实左右之"；是则"体质之论，实为中医精神所寄"。所谓伤寒六经病证，仅为利用以代表人体各个抗邪程序之代名词。但病变万端，六经所固定的证候并不能包含一切抗邪情形，遂不面于前人之说，融纳新知，续予发挥，据其平生研究经验所获，创立"以五段代六经"，自成一家之说，"虽叛古逆今，勿顾也"。一切外感性热病，无论其为六淫之袭，菌毒之激，人体未有不起抵抗者，抵抗之趋势，即证候之表现。人体抗邪反映"不外体力之盛衰，抗力之消长"，而五段者，抗力消长之符号也。

太阳伤寒，为人体对于邪毒开始适度之抵抗。太阳为六经证候之首，表证之主症为畏寒发热，发热之原因系邪正相搏，体温调节中枢受激；或为六淫外激致放温障碍，或为菌毒内激致生温亢进。发热之动机，对六淫之邪，欲酿汗而解表；对菌毒之邪，欲令产生抗体，以消内在之菌毒。诊视之要：外观表机之开合，内察正气之盛衰。释曰"开之太过，名曰表亢；合之太甚，名曰表闭。气之太过曰亢，有余曰盛，不足曰怯，怯甚曰衰，不盛不怯曰和"。其治开表以辛，和表以甘，制亢以凉，扶怯以温。故放温障碍，发热无汗：表闭甚而里气不亢者，法主辛温，麻黄汤；气怯而甚者加附子，即麻附细辛汤；表闭而里气盛者，法主辛凉，银翘散；气亢而甚者加石膏，即大青龙汤；表闭而里气和者，辛平宣散，葱豉荆防之属是也。放温激进，发热自汗。表亢而里气怯者，法主甘温，桂枝汤；表亢而里亦亢者，法主甘寒，白虎汤；表亢而里气盛者，法主甘凉，芦豉之类是也；表亢而里气和者，法主甘平，桑菊之类是也。要之，太阳伤寒首重解表，解表者，解除人体因抗邪诱起之反应，调正其本身营卫之不和。

味菊先生评曰："表何尝有邪，又何尝有风可祛，有寒可逐，有热可清乎！"现代研究认为所谓"病位在表"，只是一种抽象理论，本质是机体对病邪诱袭所产生的一种全身性反应。祝氏释解表主用汗法之机理，"汗法可以调节亢温，可诱导血行向表，协助自然疗能，一举而数善备矣"。但他也指出："倘汗而不解，则为汗之不得其道也"，其或为"肠有宿垢，或菌毒内踞，或身体之一部遭遇炎性之刺激，或代酬之废物引起自身之中毒"。他主张"诱因但治其反应，主因必去其病原"，若无祛除病原之特效专药，则时时扶持其抗力，维护其自然疗能，亦可令正胜而邪却。

祝氏进一步提出"治疗外感疾病，不必待病至深入而后方行之"，而应"观察邪行之趋势，以施早期疗法"。当代名医姜春华所创"截断扭转"理论，或即循此思维。截断理论的核心，是采取果断措施和特殊方药，直捣病巢，祛除病邪，快速控制病情，截断疾病的发展蔓延，以求提高疗效，缩短病程。治急性病贵在早期截断，强调截病于初，采用"迎而击之"之法，一方面可以控制病邪蔓延深入；另一方面可以避免正气的过度损耗。若因循失治，则病邪步步深入，进逼五脏而致病情恶化。张子和在《汗下吐三法赅尽治病全》中说："夫病之一物。非人身素有之也，或自外而入，或由内而生，皆邪气也。邪气加诸身，速攻之可也，速去之可也，揽而留之，何也。"用汗、吐、下三法，以快速祛除病邪。如刘松峰在《松峰说疫》中说："所以瘟疫用药，按其脉证，真知其邪在某处，单刀直入批郤导窾。”这些都在治疗上强调单刀直入祛除病原，是果断的决策。

少阳伤寒，为人体对于邪毒抵抗持续不济，未能协调也，但正气有可胜之潜力。其成因：内有障碍，脏腑功能不能自由发挥。阳明伤寒，为人体对于邪毒之反应失之过激也。其成因："体实气盛之人，抵抗太过一也；非寒而温，未虚而补，应汗失表，宜攻失下二也。历来医家都称阳明证有入经、入腑之别，主用清下二法。祝氏则曰：'入经入腑，乃从药效反溯而名之，皆为想象之词；以高热而用清，以排滞而用下，亦似是而非之说。阳明证为伤寒至于极期，正邪双方各为其生存而作殊死之战，抗力岂皆有余哉！清而下之，抑低其抗力，愈虚其虚矣。故阳明虽有可清可下之证，而无必清必下之理。'"

太阴、少阴伤寒，同为人体对于邪毒抵抗不足。与少阳伤寒的区别在于："大凡具有抗力而未能发挥者，谓之少阳；无力反应则谓太阴、少阴。故少阳不足在标，太阴、少阴不足在本。"其成因：先天不足，后天失调；或困于痼疾，或伤于新病，其素秉虚弱则一也。久服寒凉，滥于攻下，发汗过多，伤于药物，致阳气日困，心用日衰二也。故其治，不足在表，温以卫之；不足在里，温以和之；形不足者，温之以气；精不足者，温之以味。仲景之理中，吴萸、四逆、真武等，莫非温阳之方。

厥阴伤寒，最后之抵抗厥者极也。病危而人体抗力不能作最后之调正，则唯死而已：如阳亢不降，热厥不回，则燔灼而死；阴极不回，寒厥不止，则消沉而亡。热厥而身热渐退，为正胜邪衰，其厥自止；寒厥而手足转温，为正胜阳复，为疾病转归之佳兆。

"外感性热病，阳气为抗邪之先锋"；"阳衰一分，病进一分；正旺一分，则邪却一分"。因此，味菊先生主张未病重阴，既病重阳，喻为"承平之时，修文为主；荒乱之世，崇武为尚"。故称善理阳气，则"五段"疗法得其要矣。"太阳伤寒，重在和阳；少阳有碍，重在通阳；阳明太过，重在抑阳；太阴、少阴不足，重在扶阳；厥阴逆转，重在潜阳。"

味菊先生"五段"之说，其立论注重体质内因，强调因人而异，抑亢扶怯，使之符合机体自然疗能，提高其自身免疫能力，其治则首重阳气抗邪作用。

味菊先生将外感致病因素分为"有机之邪"与"无机之邪"——病原微生物属"有机之邪"，环境气候的理化因素改变属"无机之邪"。"无机之邪"为致病的诱因，"有机之邪"为主因。所谓的六淫之邪，均属"无机之邪"，因此并不能入里，受寒八分，即是八分，而并不繁殖。六淫常导致环境理化因素改变而使人体的生理发生变化以至于不能进行适度的调节，从而使"有机之邪"乘而入里繁殖，危害人体。寒热症状的变化乃机体的反应，非致病之源。"寒温之辨，聚讼数百年，其主要之区别，在证候不在原因。"同一疾病，往往甲曰伤寒、乙曰温病、丙曰风温、丁曰春温。"寒温皆非致病之原"；"所谓伤寒，所谓温热，都是一种想象之邪"；"邪病之用温药而愈者，遂名之曰寒邪；邪病之用凉药而愈者，遂名之曰温邪"；"邪机之推测，乃从药效反溯而得之"。祝氏的认识不仅符合现代医学对于疾病的客观认识，还提升了中医学的原有理论，使数千年以来隔靴搔痒式的寒温之争悬疑顿解。由于各类病原体特性不一，其侵袭部位和分泌的毒素不同，加之个体反应状态的不同，最终使显现的症状各不相同。章次公赞其曰："既不鄙弃旧的，也不盲从新的；不做古人的应声虫，也不做新医的留声机。"

寒性药可以调整抗力太过，温性药可以补充抗力不足。近年来的中药药理研究结果亦从一个方面支持了这种科学推测。人体感染或应激时，往往调动机体的整个应激系统，如产热增加、代谢增强、心率呼吸加快、中枢兴奋等，即所谓阳气起越的表现。中医所谓的热证患者，往往符合上述的临床改变；而阳虚（或寒证）患者则均有上述指标的下降。中药中的温热药具有提升上述指标的作用，而寒凉药则多有抑制的作用。在还没有实验研究的早年，祝味菊先生能做出上述论断，可见其对中医整体治疗的深刻洞察力，绝非一般矣。

39. 秦伯未：疑难杂病，治兼标本

标本含有多义，这里的"本"乃指病因、病位，"标"指症状。尽管前人都强调审因论治，然《内经》所出"寒者热之，热者寒之"；"其高者因而越之，其下者引而竭之，中满者泻之于内"；"散者收之，惊者平之，急者缓之"等治法实依序针对病因、病位、症状而设，伯未先生又考虑到"病人的痛苦和精神威胁常随症状的轻重和增减而转移"，所以提出临证处方应适当地照顾症状，并将临证处方的组成概括为"病因+病位+症状"这个公式。

如治疗风寒袭肺、宣化失职所致咳嗽之证，由上述公式即可引出治法为疏散风寒+宣肺+化痰止咳，选用杏苏散加减，而分解杏苏散的药物组成也恰好符合上述治法，即紫苏、如胡+杏仁、桔梗+枳壳+甘草+半夏、陈皮、茯苓，可见处方在"针对病因、病位、症状三方面用药，应该互相呼应"，而引用成方也当根据这三方面灵活加减之，唯这里"所说照顾症状，是从根本上考虑，标本结合，不词于一般的对症疗法"。很明显，如此处方用药，既可迅速缓解症状，又可同时去除病根，这在临床上颇具现实意义。

《素何·标本病传论》说："病发而有余，本而标之，先治其本，后治其标；病发而不足，标而本之，先治其标，后治其本。此以病气强弱而言标本也。如病发之气有余，则必侮及他脏他气，而因本以传标，故必先治其本；病发之气不足，则必受他脏他气之侮，而因标以传本，故必先治其标。盖亦治所从生也。谨察间甚，以意调之，间者并行，甚者独行。间者言病之浅，甚者言病之重也。病浅者可以兼治，故曰并行。病甚者难容杂乱，故曰独行。盖治不精专，为法之大忌，故当加意以调之也。一曰病轻者，邪气与元气互为出入，故曰并行。病甚者，邪专王而肆虐，故曰独行。"

现代人多谓西医治标，中医治本，但"本"是什么？未必每个人都能说得精确。"治病求本"之论，首见于《素问·阴阳应象大论》："阴阳者，天地之道也，万物之纲纪，变化之父母，生杀之本始，神明之府也，治病必求于本。"又云："善诊者，察色按脉，先别阴阳。"似乎阴阳即指"治病求本"的"本"。

阴阳，是中国古代哲学的一对范畴，是对自然界相互关联的某些事物和现象对立双方的概括，即含有对立统一的概念，包括的面很广。把它引入医学领域，概括了中医学的指导思想——整体恒动观，用来阐述人体的组织结构、生理功能、病理变化及诊断和治疗。但这是总的精神和原则，至于阴阳在诊断方面作为八纲的总纲，仅还是一种辨证方法，是一切疾病在辨治方面共同遵循的准绳。显然，都不能完全概括"治病求本"的"本"。

那么，什么是"治病求本"？"治病求本"中的"病"，针对的是某一个具体的疾病；"求"就是要寻求、找到；"本"是指决定这个疾病发展变化的病机、病证。也就是要在辨证时找出疾病的根本原因，抓住疾病的主要矛盾，审因论治。不然的话，只能是对症治疗，疗效很难提高，甚至酿成坏证。

《素问·至真要大论》说："病有盛衰，治有缓急。"何病急治，何证缓治，何方先施，何药后用，是施治前须综合考虑的问题，"否则前后不循缓急之法，虑其动手便错"（语出《温热经纬》）。盖病因多为本，症状多为标；正气多为本，邪气多为标。明确标本轻重缓急是选择治疗法则的基础。不明标本不足以求因，不明标本不足以审证，不明标本不足以论治。

一般来说，外感多实，然实中有虚；内伤多虚，然虚中有实。实有六淫、疫疠、气滞痰湿、食积等，虚有阴阳气血之别，临床所见往往错综复杂，标本难明。要正确辨明标本轻重缓急，只有详细审察患者每一个症状，了解每一个可能的致病因素，才能确切地找出病因。

40. 秦伯未：成方固可贵，临证宜活不宜拘

秦伯未先生说过，成方是前人经实践有效后而遗留下来的经验方，其中又可分成通治方和主治方，专治一病者为主治方，兼治数病者为通治方。他认为即使运用通治方，也应分析主治、主药，并在认清所治病证的主因、主脏、主证之后，再根据具体病情加减之，即"将原因疗法密切结合症状，便能将通治方转变为主治方"；"只有掌握这些常规，才能出入变化，得其环中，超乎象外"。

至于选用专治方，伯未先生认为，关键不在于主证相同，而在于病因和病位相符，只有这样，才具有加减变化之基础。正是基于此，他成功地运用黄芪建中汤治疗虚寒胃痛，用桂枝加黄芪、当归治疗体弱感冒及其所致痛痹，并用阳和汤取代小青龙汤治疗风寒引起的顽固性痰饮咳喘，效果甚好。"充分说明了所谓成方的灵活运用，不仅在于加减方面，主要是在理论指导下独立思考，才能在使用上更为灵活广泛。"

前人的方剂，皆为医学理论精华和临床宝贵经验密切结合、融汇集积而成，直到今天，依法使用，仍有良效。但是，古今生活不同，社会环境不同，人的禀赋、饮食、居住、病因等也均有不同，所以，临床上运用前人的方剂时，既要学习掌握前人的法度，又要注意按照辨证论治的方法，结合具体情况，加减化裁灵活而用，才能使方证合宜。

"方""药"既然是辨证论治的重要组成部分，在临证时，要密切结合辨

证，在中医药理论指导下灵活运用方剂，要根据"法"去选"方"，选方也要根据具体情况，因人、因地、因时灵活掌握。

我们研究伯未先生以及诸多的名医名家经验可以发现，他们在运用成方时以"法"统"方"，"方"中有"法"的特点甚是明确。

《黄帝内经》中论述了许多关于治病的大法，指出气有多少，病有盛衰，治有缓急，方有大小，有正治、反治，有"反佐以取之"，以及上取、下取、内取、外取、病在上取之下、病在下取之上、病在中傍取之等多种治病大法。例如"寒者热之，热者寒之，温者清之，清者温之，散者收之，抑者散之，燥者润之，急者缓之，坚者耎（软）之，脆者坚之，衰者补之，强者泻之，各安其气，必清必静，则病气衰去，归其所宗，此治之大体也"。《伤寒杂病论》中，论病、辨证、立法、选方，随证加减，依法变化，有法有方，具体体现了《黄帝内经》治病大法，开用"方药"治病的先河。

临床确定主证完成"辨证"以后，就要进行"论治"。论治首先是"立法"（确定用何种治法），把治"法"确定以后，就要根据"法"去选方、用药。前人把这种方法称作"以法统方"，是说要根据治"法"的要求去选用方剂及加减药物。

成方要随证加减，灵活变化。在临床上运用前人的方剂时，还应根据具体证情随证加减，灵活变化。有人主张方不在多，贵乎加减得法。在选用前人方剂时，决不可生搬硬套，原方照抄。当然，病情证候非常符合原方主治时，也可以使用原方剂，但药物的剂量也常常因人、因时、因地等情况的不同而与原方不同。所以，绝对地、一字不变地搬用原方的情况，是很少的，绝大多数情况下要灵活加减，随证变化。

前人在方剂加减变化方面积有丰富经验，可供学习应用。

加，即在原方中加一二味药，或是加重原方中一二味药的用量。减，即在原方中减去一二味药物，或是减轻原方中一二味药物的用量。加、减二法中，有药味的加减，有药量的加减。有时药味虽没有加减，但药量有了轻重的不同，则方意、功用均完全不同，需要注意。裁，如裁衣，即在原方上裁去目前不需要的部分药物。采，亦称"摘"，即是在保留原方主要药物的基础上，再把其他方剂中功效最突出或配伍最巧妙的部分采摘过来。穿，就是把所需要的两三个或四五个药方的主要部分，有主次轻重地穿插起来成为一方。例如，麻杏二三汤就是把麻黄汤中的麻黄、杏仁二味采过来，再和二陈汤、三子养亲汤穿起来（一般常减去白芥子、甘草，老年人仍用白芥子）而成的治疗咳嗽常用方。合，就是根据治则要求，把两个或三个、四个药方合并成一方，有轻重主次地结合起来应用。例如治顽固难愈的胃脘痛而拟的三合汤、四合汤。化，"化"既是方法，也是要求。

上述的加、减、裁、采、穿、合，有时可以单独使用，有时要配合应用。这就需要灵活运用，切忌死板。对所选用的方剂，经过加减或采裁穿合的变化后，还要注意力争达到"化"。也就是把经过变化的药方，除再次与证候、治法、人、地、时等多种情况进行分析、核对无误外，还要仔细分析药方中各药的组织配伍和药力比重、用量轻重、先煎后下及炙、包、研、炒等是否合适，各药之间以及与证候、治法之间是否有着有机的联系，能否达到发挥其最大的治疗特长并纠正原方药的所短等，使药方比原方更符合治疗的要求。在运用上述几种方剂时，要避免偏执。有的人，喜用补方则凡病皆补，喜用攻方则动辄即攻，喜用凉药则动即寒凉，喜用热药则动即温热，爱用经方则讥讽用时方者为叛道离经，喜用时方则贬斥用经方者为因循守旧。这些偏执的做法和思想，都不利于发展。明代《医学入门》中引李东垣之语说"善用方者不执方，而未尝不本于方也"，确如斯言。

41. 刘树农：久泻不忌通下

刘树农先生治疗久泻，着重于祛邪，正如张子和所说"陈莝去而肠胃洁"。徐灵胎在《临证指南·泄泻门》中的评语说道："若滥加人参、五味，对正虽虚而尚有留邪者，则此证永无愈期。"刘树农先生主张在通法的基础上采用清利肠间湿热法，并结合现代医学检查，所见肠间有充血、水肿、溃疡等诸种情况，兼用活血化瘀法，多选用丹参、红花之类。对于腹胀痛，里急后重较甚者，则按"风能胜湿"法，选用防风、羌活、独活等药；或按"陷者举之"法，选用柴胡、葛根、桔梗之属。

盖通下之法，就是泻下邪热，攻逐结滞之法，凡热邪搏结，燥屎停滞、瘀血积聚，痰滞水结之证，均可用之。吴又可提出"急证急攻"，亦实为临床经验之谈。临床急证中，应用攻下法，往往可建殊功。如中风闭证，多因肝阳暴亢，风痰上扰，血随风逆，血菀于上，临床上往往可见便闭不通，治以承气汤通下，兼以豁痰开窍，清热平肝，使腑通热泄，引血下行，气随血下，而可获救。热厥之证，亦即厥深者热亦深，厥微者热亦微。如唐容川，擅治热厥，强调速战速决，以防疾病发展，主张用"急下存阴法"。曾治肝胆热毒，腑气闭塞，热厥邪盛，治以复方大承气汤合黄连解毒汤，攻下与解毒并举，而热厥得除。暑温发病急骤，传变迅速，无卫分过程，而见高热昏迷，苔黄等证。治暑温邪陷，阳明腑气不通，邪热上熏心包，可以牛黄承气加芩、连、菖蒲、郁金、远志之晶。温热之邪，深入血分，血热炽盛，必见舌绛神昏，高热烦躁，热毒内陷，邪势鸱张，内迫神明，以凉血之品与攻下之药合用，正是叶天士"凉血散血"的意思。阳黄热重，临床多见面目俱黄，胁痛腹满等证，以通下与祛痰解毒同用，均可得效。临床上在患肾病后期，由于脾肾衰败，湿浊凝聚，浊阴上逆，证见面色晦滞，不思饮食，恶心呕吐，头痛烦躁，甚则昏迷。阳虚血瘀，浊阴上逆，使用攻下法与扶正法同用，仿温脾汤之意，温阳降浊，活血利水，不仅可以解除临床症状，而且肾功能亦得到改善。

通下法，在内科急证领域中，的确有卓越之功，但也不是万能之法。应当注意，下之既要得其时，又要得其法。得其时谓不宜失下，得其法谓不得妄下。审证候之缓急，度邪正之虚实，察病机之原委，辨积滞之有无，遵循辨证论治之法则。其偏于寒下法的，适用于里热积滞实证，有下燥屎、泻实热等作用；偏于温下法的，适用于脏腑间寒冷积滞的里寒实证，有温里逐寒泻实的作用；偏于润下法的，适用于热盛伤津，或病后津亏，或年老津涸，或产后血虚的便秘等；偏于逐水法的，适用于水饮停蓄胸胁，以及水肿、臌胀等病证邪气过盛者。

通下法最适用于里实证，误用之易损伤正气。凡邪在表或邪在半表半里一般不可下；阳明病腑未实者不可下；高年津枯便秘，或素体虚弱，阳气衰弱而大便艰难者，不宜用峻下法；妇女妊娠或行经期间，皆应慎用通下法。以邪去为度，不宜过量，以防正气受伤。如大便已通，或痰、瘀、水、积已随泻解，则减量或停用下剂。

临床上治肠癌久泻，病多属"脏毒便血""肠覃""癥瘕""锁肛痔""便风""下痢""肠癖"等，多由于忧思郁怒，饮食不节，久痢久泻，脾失健运，气机不畅，毒邪侵入，湿热蕴结，下注大肠，滞留积聚凝结成积。《灵枢·水胀》："肠覃者，寒气客于肠外，与卫气相搏，气不得荣，因有所系、癖而内着，恶气乃起，息肉乃生。"此病的病因病机有内、外两方面肉素，忧思抑郁，脾胃失和而致湿热邪毒蕴结，乘虚下注，浸淫肠道，气滞血瘀，湿毒，瘀滞凝结而成肿瘤，是其内因；寒气客于肠外，或久坐湿地，或寒温失节，饮食不节，恣食肥腻，醇酒厚味，或误食不洁之品，损伤脾胃，运化失司，湿热内生，热毒蕴结，流注大肠蕴毒结于脏腑，火热注于肛门结而为肿，是其外因。

大肠为六腑之一，司传导之职；肠道恶性肿瘤生于腑中，有碍腑道的通畅，阻滞气血水湿的运行，而出现腹泻便下脓血或便秘、腹痛等症状。"六腑以通为用""泻而不藏"之意，消除肠道肿块，通下腑中污浊、脏毒、瘀血等病理产物至为重要。通过各种通下法，以达到通腑祛邪的目的，邪去腑通，肠道的功能才有恢复的可能。

此外，刘树农先生认为在久病泄泻部分病人中，还需审慎辨别。脏寒的部位是脾抑肾，还是脾肾同病，脏邪是湿热、血瘀、食积等何者偏重。其处方可仿《金匮要略》黄土汤意，以附子、灶心土、炮姜合黄芩、黄连、蒲公英、红藤等以温脏寒，清腑热，温清并用。刘树农先生还曾用蜣螂虫、地鳖虫等虫类搜剔药磨粉吞服，治愈过一患慢性结肠炎，大便溏而不爽达20年的病家。

42. 张赞臣：泻而防弊，务护正气

"文章最忌随人后，自成一家始逼真。"《医界春秋》是近代医界的一面旗帜。盖积之不厚，则其发之也浅。而张先生学自有成，许多学说乃为创见。正气为人之根本。热毒炽盛，咽喉肿痛之证，固然主张必须选用清热解毒，泻火利咽之剂，但又同时应予顾及脾胃。即使平素脾胃健运功能正常者，使用苦寒泄热之品，必须中病即止，不宜过服；若是脾胃虚弱者，更勿纯用苦寒，唯恐邪热尚未根除，而中焦已先受损，胃气一败，后天失调，从而有碍康复。对于通下法之运用，张先生认为虽可荡涤邪热，克奏捷效，但如应用不当，诸如药不对证、病轻药重等，则每能损伤正气，消耗阴液；阴虚喉痹者尤应注意，即实热结于阳明，易于化燥伤阴，亦不容忽视。

《尤氏喉科秘书》云："咽喉，为人身呼吸饮食门户，方寸之地，受病危险，其证甚繁，大约其要总归于火。盖少阴、少阳，君相二火，其脉并络于咽喉，故往往为火证之所结聚。君火势缓，则结而为疼，为肿，相火势速，则肿甚不仁而为痹，痹甚不通，则痰塞以死。"

盖阴液之存亡，对于病情之转归，至关重要。所谓"留得一分津液，便有一分生机"，虽为治疗温热病证之格言，在治疗咽喉病证方面，亦应视为重要的原则。此外，对于阴虚喉痹而兼有脾胃虚弱者，张先生既避免使用辛燥伤津之品，而且还须"益气不可升阳，健脾不可温燥"，选用之药多为甘寒清润，酸甘敛阴，养胃生津之类，以缓图治效，其用意亦在于护正也。

治疗咽喉病证的具体方法，内服汤剂固属重要，外治诸法亦不容忽视。因为外治药物可直接作用于病所，与内服药配合治疗，则相得益彰，俾取得更为显著疗效。关于咽喉病证的外治法，主要有三：吹喉药、噙漱药、局部切开排脓法。前两者，一般均选用清热解毒、消肿止痛、祛痰去腐之药，故主要用治咽喉红肿疼痛等证；后者则主要施于咽喉疾病化脓成熟、急需切开排脓之候。

《续名医类案》记曰："李王公主患喉痈数日，肿痛，饮食不下。才召到医官，言须针刀开口，方得溃破。公主闻用针刀，哭不肯治，痛逼水谷不入。忽有一草泽医曰：某不使刀针，只用笔头蘸药痈上，霎时便溃。公主喜，遂令召之。方两次上药，遂溃出脓血一盏余，便觉痛减，两日疮无事。今传其方：医云乃以针系笔心中，轻轻画破肿处，乃溃散耳。"又有载："孙兆治文潞公，一日喉肿，翰林咽喉科治之，经三日愈甚。上召孙治之，孙曰：须得相公判笔一管，去笔头，水沾笔点入喉便愈。孙随手便刺，相公昏仆，不省人事，左右皆惊愕流汗。孙曰：非我不救相公。须臾更呕出脓升余，旬余乃平复如故。"

对于吹喉药的配制，张先生早年均亲自制作，所用药物均逐一精选，然后按要求逐一加工，操作审慎，磨研精细。各种吹喉药研磨后，先用两指搓捻，如无粗粒碍手，然后再用口尝，以舌舐即能化解为度，务使药物吹入喉中无丝毫刺激或其他不良反应，方为中式。对于切开排脓，须掌握时机而后施行，若酿脓尚未成熟，过早切开，则徒泄气血；切开过迟，则脓毒内侵，腐蚀益深，皆不利于排毒愈合。诊断化脓之成熟，认为主要有三项标志：外观局部有红肿光亮之象；用压舌板进行触诊，按之软而凹陷，举之则复现高突；疼痛集于一处，且有跳动感者。

43. 沈自尹：中医精华之所在，在乎证也

"学问有渊源，文章有法度。"中医治病的主要手段是渊于"辨证论治"的基本理论，"证"为中医精华之所在；西医对"证"不接受。沈老认为临床实例和科学实验须取两种医学理论体系之长，对于某一个病种或某一个病人，深入了解其病因、病理、生理、生化的特殊变化以及疾病发展中的证型演变，从中、西医两个理论高度辨别剖析，在病与证处找结合点，取长补短，明确现象与本质，或舍病从证或舍证从病，病证互参，能有效地提高临床诊治水平。

如无黄疸型迁延性肝炎或慢性肝病是内科常见病，多见病毒感染后肝细胞炎性肿胀以致肝内血流不畅，肝脾肿大等病理变化，目前西医尚无有效的治疗方法，只能采用保肝姑息疗法，许多患者因得不到有效的治疗而发展为肝硬化。中医认为肝病是由于湿热内蕴或肝郁气滞致气血运行不畅久之，可入络形成癥瘕结聚。沈先生认为肝病多由湿热蕴结肝胆引发，湿热之邪又易耗气阴，气阴受损使肝病愈加缠绵难愈，久则癥瘕结聚形成。湿热之邪不去，患者难以康复，针对这种情况，中医治病求本，舍病从证，确立清热利湿，益气养阴，活血化瘀法则，辨证用药。若迁延性肝炎或慢性肝病兼有活动性变化者，临证以湿热多见，当先清热利湿，用龙胆泻肝汤或丹栀逍遥丸加垂盆草、板蓝根、茵陈、虎杖、广藿香等，待湿热化解后再选用补气的党参、黄芪，养阴的鳖甲，补血活血的当归、丹参，清热燥湿的苍术、陈皮；如B超提示肝内光点增粗密，或有肝硬化，或有脂肪浸润趋势，取《金匮要略》下瘀血汤之意，或选桃红四物汤，加软坚的鳖甲、炮山甲、牡蛎等药调治。

现代药理研究已证实，活血化瘀药具有抗纤维化作用。按上法治疗病情往往能得以有效控制，部分患者还能在短时间内肝功能恢复。再如慢性肾炎与肾病综合征的增殖型、混合型，中医辨证归属肝、脾、肾三脏功能失调者为多见，但按此证论治，在消除蛋白尿的效果方面收获甚微。通过西医对其病理认识是由于肾小球血管内皮细胞增殖以致管腔狭窄，并有纤维蛋白栓子的阻塞等变化，虽然其临床并无明显瘀证的现象，但从其病理机制来分析其有瘀证的本质，在这种情况下，必须舍证从病，用活血化瘀兼以清热凉血法治疗，使尿蛋白流失得以明显

改善。

辨病与辨证相结合的研究，包括中医学和现代医学双重诊断，既突出现代医学诊断，又重视辨证施治。临证注重证同则治同，证异则治异，治随证转。以病为纲，即强调现代医学的"病"，又注重病同则治同，病异则治异，治随病转。病证结合，双重诊断，可弥补中医辨病辨证的直观化、表面化，从宏观和微观多角度来把握疾病。

辨病为主，辨证为辅，针对关键病理环节处方用药，辅以针对证候的药物，更容易获得好的疗效。对于无证可辨，据西医理化检查辨别，结合患者的个体因素、病史等，来分析邪正消长。正确辨证，中、西药合用，优势确得以互补之。

44. 程门雪："化"字为先，治法、方药化而用之

程门雪先生对诸多治法方药，理解精深，反对生搬硬套，始终着眼于一个"化"字。程门雪先生曾说："热病可以表里同治，解表必须清里；如寒病则不宜表里同治，应先温里而后解表，温里药不致妨碍外邪而有托邪之功。"这显然是对前人表里关系的发挥。

他曾说："温病单用或重用苦寒药的时候较少，因为苦寒药用之不当往往容易伤阴"；"温病往往夹湿，湿重时唯一办法是重用苦寒药，因为苦能化湿，寒能清热。如黄白腻苔（即嫩黄苔），除用苦寒外，应配合厚朴、橘红等燥湿之品；如老黄苔则可用陷胸、承气等法"；"温病一开始用苦寒药，以口苦为主证。如开始口不苦而淡，则黄芩等不一定适合。口甜也可以用苦寒药，但必须配合芳香温化之品"；"苦寒药中之山栀、黄芩、黄连，严格地讲运用时是有区别的，初起时有表邪，宜用山栀，往往与豆豉相配，因山栀有透达作用；第二步用黄芩，或认为不宜施用过早，以免有遏邪之弊，但亦不必过于拘泥，如葛根黄芩黄连汤即可用于表证未解、夹热下利之初期；至于黄连，对心烦、舌红、呕吐之证，尤为相宜"。

"丈夫贵独立，各以精神强。"程门雪先生用方不拘一格，除擅采众家之长以外，还力求善于变化。如他曾说："有人治湿温胸痞用泻心汤，舌苔转焦黑，

神昏而恶化。其原因就是不了解伤寒的用泻心都有下利清谷，腹中雷鸣的见症，所以干姜、生姜无害；如果不大便的胸痞苔腻也原方照搬，怎会不出毛病呢？所以辛开苦泄也要看情形，不能拘守成方。"又说："我也曾治两个类似膈症的病。一个是忧郁气结而引起的，胸闷作痛、时时噫嗳、脉沉弦涩、便秘不通，我用《心悟》启膈见好不愈，进一步用四磨饮法，人乳磨沉香，和入前方而瘥，即乳金丹也。一个是食入脘中刺痛，饮热汤则更甚，呕吐不能纳，脉亦沉弦涩不流利，始用启膈不效，四磨亦不效，改以瘀血着想，用韭汁牛乳加桃仁、丹参、郁金等少效不瘥。适阅《医醇》，见费氏批判云岐子治膈九方很有理解，但阅所附原方内有几张都加麝香，我联想到叶天士治血淋用虎杖散有效，即虎杖草、麝香二味，彼而有效，此亦或然。遂加麝香一厘冲服，果然效果显著，渐渐向愈。"

程门雪先生治病用方，或攻其重点，或复杂而治，有很多独特见解。如他说："我对复方的看法，先后是不同的。起初我是赞成罗生清疏、理法俱足的方子，后来逐渐有所转变，如小续命汤、麻黄升麻汤等亦粗解其妙。等于徐灵胎所说叶天士对他的看法一样，这对处方的攻其重点、照顾一般是有所不同的。我所体会的攻其重点的看法，大概有三种，一是致病的主因，二是病中的主证，三是病证中比较易于解决的弱点，以便逐一击破，但是这还是一般易治的病证。对于真正顽固的复杂重证，一切可能用的方法均已遍投无效，实不能不另寻出路。历来所见各地各家用方，每每数十味之多，粗看不惯，细思之亦实有苦衷，所谓不得已而为之者也，每每用之亦有效验，出乎常例之外。因思昔人论本草引经文'五味入胃，各归其所喜攻'一语，果如所说，则寒热温凉、攻补、气血、升降，各行其道，亦大有可能。复杂之证，复杂之治，亦是一法。"

夫"化"，《周易·系辞》谓："知变化之道。"虞注："在阳称变，在阴称化，四时变化。"荀注曰："春夏为变，秋冬为化，坤化为物。"《礼记·乐记》谓："和故百物化焉。"《周礼·柞氏》谓："若欲其化也。"注："犹生也。"《吕氏春秋·察今》谓："因时而化。"而实际上，这"化"的前提，是"知"之"透"也，当无误。

45. 张骧云："表""透"两法，是伤寒证治的中心

出身名门的张骧云先生，主张伤寒、温热应冶于一炉，融为一体。他认为属于伤寒范畴的热病，不外乎新感外袭和伏气内发二端。新感虽有寒温之分，但外邪的侵犯，由表入里，治疗只宜表散；伏气因新感引动，由里出表，治疗亦宜透达。除了里结阳明的腑证可下可夺而外，新感与伏气的出路同在肌表，故"表"与"透"实为伤寒临证治疗的中心环节。新感务求"表透"，勿使内入；伏气务求"透表"，促其外达。他还指出：豆豉一味兼擅"表"和"透"的功效。豆豉经麻黄水浸制，微苦微温，苦而不寒，温而不燥，既擅解表，又擅透达，发汗而不伤阴，并能除烦化滞，且无凉遏之弊，乃治新感与伏气的至当不易之品。

骧云先生主张治疗伤寒热病循"表"与"透"，提倡豆豉的"表"与"透"作用，但必须是在辩证论治的基础上，根据卫气营血的病程传变，不同阶段采用不同配伍，达到"表"或"透"的目的。如邪在卫分者，以葱豉汤加减。南方多湿而无北地的寒邪阴凝，故卫分之邪偏于寒的，不必赖麻、桂的辛温，辛温反助邪热；偏于温的，也不宜桑菊、银翘的辛凉，辛凉恐遏邪湿。此时，唯葱豉的微辛微湿，恰到好处。

邪留气分者，宜从栀豉汤加减；邪入营分或血分者，宜从黑膏加减。三方都有豆豉，由于配伍的关系，葱豉着重于发汗解表，犹叶氏"在卫汗之可也"的原则；栀豉着重于轻清泄热，表里双解，犹叶氏"到气才可清气"的原则；黑膏则着重于育阴达邪。

《温热经纬》谓：大凡看法，卫之后，方言气，营之后，方言血。在卫汗之可也，到气才可（唐本作'宜'）清气，入营（唐本作'乍入营分'）犹可透热转气（唐本作'仍转气分而解'），如犀角、玄参、羚羊角等物（唐本有'是也'二字），入血（唐本作'至入于血'）就（唐本作'则'）恐耗血动血，直须凉血散血，加生地、丹皮、阿胶、赤芍等物（唐本有'是也'二字）。否则前后不循缓急之法，虑其动手便错，反致慌张矣。"但邪未传入气分化热，决不轻予栀子的清泄；邪未传入营分或血分，劫烁津液，决不轻予地、斛的育阴生津。

进一境，始转一法，独豆豉的"表"与"透"，则贯彻于整个病程的始终。

骧云先生说，杂病的治疗前提在扶正，所谓精气夺则虚；外感时气的治疗前提在祛邪，所谓邪气盛则实。新感非表不解，伏气非透不愈。救阴尚易，达邪最难。邪去则正安，热退则津还。与其养痈遗患，无如曲突徙薪。汗法的目的，重在祛邪，"表"与"透"均应隶属于汗法的范畴。然而"表"有发表，有解表，有育阴以滋发汗之源等区别；"透"有清透，有温透，有化湿以开达邪之路等异殊，为伤寒临床开辟了广阔的治疗途径。

至于具体运用汗法，一方面着重于掌握适度，既不失于表透，也不能过于表透，主张因势利导，以疏肌为主，取微微然自得汗，导邪外达，不用强责其汗之法，以防伤阴劫津之变。所谓邪去热自已，热退津自还；另一方面重视汗源的变化，凡邪热燔灼，伤阴耗液者，急当养阴增液，以滋化源，达邪外出。即使初露阴液耗损之象，如舌燥，尿少，烦热不寐等证，亦当防微杜渐。临床经验在于育阴而不滞邪，祛邪而不伤正。

46. 陈苏生：凡病多郁，治郁当以调气为要

陈苏生先生是上海中医药大学专家委员会委员，中国中医研究院研究员。先生16岁时，经介绍至上海名幼科沈仲芳之门从师3年，后又拜钟符卿先生为师。1943年拜识了祝味菊先生，经几度长谈，心悦诚服地列于祝氏门下，遂成祝氏高徒。

中医辨证特别注意疾病共性与个性的结合。个性的表现可以因人、因时、因地而异；共性正好相反，往往是某一个病种，或某一类疾病，甚至大多数疾病都具有的共同表现。抓住共性，对认识疾病本质和确定治疗原则具有极大的意义。共性包括的范围越广，其临床意义也就越大。近年来，对血瘀证和活血化瘀的研究，就属此类。

人体的脏腑气血津液，无一不在升降出入运动之中，故内在环境当以气血和谐为根本，若气血和畅则百病不生，如有怫郁，则诸病蜂起。如元朝王安道在《医经溯洄集·五郁论》中就说："凡病之起也，多由乎郁，郁者，滞而不通之义。"朱丹溪在《丹溪心法·六郁》中亦曾说："人身诸病，多生于郁。"气血

津液是使人体脏腑经络保持相互联系的物质基础，流通于人体脏腑经络之中，如环无端。如果发生郁滞，即可出现气滞、湿阻、痰凝、血瘀等病理现象。

"六腑以通为用"，前贤早有定论，惟有对五脏之"藏而不泻"，常易误解，认为既然是要藏，就不存在"通"。实质上这个"藏"是相对"泻"而言的。"泻"是治疗不当引起的损伤，与"通"是两个概念。《黄帝内经·五脏别论》言五脏"藏精气而不泻"，是指五脏藏精气宜充盈，有宜损伤。因此，不能把"泻"与"通"等同起来。况且，《素问·调经论》还说："五脏之道，皆出于经隧，以行于血气。血气不和，百病乃变化而生。"《素问·热论》也说："荣卫不行、五脏不通则死矣。"这里的"死"字表示了疾病的严重性，说明五脏之要，也在于通，五脏的精气不仅需要充盈，还要通畅无滞。《金匮要略·脏腑经络先后病》篇亦说"五脏元真通畅，人即安和"，更为明确地指出了五脏精气通畅的重要性。

景岳曰："凡五气之郁，则诸病皆有，此因病而郁也；至若情志之郁，则总由乎心，此因郁而病也。第自古言郁者，但知解郁顺气，通作实邪论治，不无失矣。兹予辨其三证，庶可无误，盖一曰怒郁，二曰思郁，三曰忧郁。如怒郁者，方其大怒气逆之时，则实邪在肝，多见气满腹胀，所当平也。及其怒后而逆气已去，惟中气受伤矣，既无胀满疼痛等证，而或为倦怠，或为少食，此以木邪克土，损在脾矣，是可不知培养而仍在消伐，则所伐者其谁乎？此怒郁之有先后，亦有虚实，所当辨治者如此。"人体五脏六腑气血津液的和畅，是怎样表现的呢？主要体现在气机升降出入的正常运行上。《素问·六微旨大论》说："出入废则神机化灭，升降息则气立孤危。故非出入则无以生长壮老已，非升降则无以生长化收藏。是以升降出入，无器不有。"万物的生、长、壮、老、死，都是升降出入运动的结果。居于气交甲的人，也毫无例外地与天地相应，机体生命的一切活动，亦均以升降出入的运动形式出现。

因此，人体的脏腑气血津液，就是以这种运动形式反映各自生理功能的。如肺的宣发和肃降、脾胃的升清与降浊、心肾的阴阳既济、肝胆的疏泄与升降等，影响着全身气机的活动。精气由下焦向上，通过肝脾的升运，由心肺宣发全身，体现了向上、向外的特征；肺气的肃降、胆胃的和降、心气的下交、肾气的摄纳，又反映了向下、向内的趋向。如朱丹溪提出"气血冲和，万病不生"，相反亦有"一有怫郁，诸病生焉"；"苍术、抚芎，总解诸郁，随证加入诸药。凡郁皆在中焦，以苍术、抚芎开提其气以升之。假如食在气上，提其气则食自降矣。余戴云：郁者，结聚而不得发越也。当升者不得升，当降者不得降，当变化者不得变化也，传化失常，六郁之病见矣。气郁者，胸胁痛，脉沉涩；湿郁者，周身走痛，或关节痛，遇寒则发，脉沉细；痰郁者，动则喘，寸口脉沉滑；热郁者，瞀闷，小便赤，脉沉数；血郁者，四肢无力，能食便红，脉沉；食郁者，嗳酸，腹饱不能食，人迎脉平和，气口脉繁盛者是。"（语出《丹溪心法·六郁》）

郁，在外感病可表现为出入受阻，内伤病可表现为升降失常等。戴原礼在《金匮钩玄》中说："郁者，结聚而不得发越也，当升者不得升，当降者不得降，当变化者不得变化，故传化失常而郁病作矣。"因此，气机障碍可以说是所有疾病的基本病理过程之一，而障碍的主要表现就是郁滞。

气血郁滞常见于各种疾病之中，故《素问·至真要大论》强调治病要"疏其血气，令其条达，而至和平"，并根据五脏功能的特点，提出"达、发、夺、泄、折"五郁之治。《素问·六元正纪大论》所说"木郁达之，火郁发之，土郁夺之，金郁泄之，水郁折之"，意思是说：肝胆气血郁结者，应疏泄条达；心经有热者，该透发于外；脾胃壅滞者，宜消导下夺；肺气闭郁者，当开泄肺气；肾水停蓄者，须利水渗湿。故明代刘纯在《医经小学·卷五·治法》中说："木郁达之谓吐越，火郁发之乃汗泄，夺土下利令无壅，金泄渗利解表同，水郁折之充逆尔，治之大体须明此。"

虽然郁有因病致郁（五气之郁）和因郁致病（情志之郁）之不同，然无论其为因为果，最终必然落实到具体的患者，亦即"人"的身上，盖疾病不能离开人体而独立。因此，调气治郁归根到底是辨"人"而论治。无论是因病致郁还是因郁致病，都往往影响到患者的食欲、睡眠和大小便，而这三大生活常规，正是人体健康的基本保证。调整这三大常规，也正是先生在临床实践中辨"人"论治、调气解郁的一大特色。

盖食欲不但反映营养摄入的水平，同时也是病人对药物治疗能否接受的标志。因为脾胃是消化的主要枢纽，不论饮食或药物都必须经过脾胃的吸收、转输，才能发挥作用，机体才有生化之源。故而食欲的旺盛与呆滞，反映了体内气机之通阻情况。二便是人体湿浊糟粕之排泄出路，直接反映了脏腑运行的情况。二便通调则糟粕得以及时排泄，不利则可测知人体新陈代谢障碍。寐安则神佳，寐不安则神疲，中枢不能自我调节，元气尚且不能恢复，病何能愈？因此，郁虽有气、血、痰、火、湿、食、情志之不同，治郁独倡"宣畅气血"法。在用药上，气分药多，血分药少；在方法上，升降通利者多，而补益者少。陈苏生先生自拟之宣畅气血的经验方"舒肝和络饮"，即意在通过斡旋人体大气，来保障人体的食、寐、便这三大基本生理功能。人体的基本生理功能不失常度，自然气血和畅，运行无碍。气血运行无碍，则诚如《医方论·越鞠丸》中所说："气得流通，郁于何有？"

舒肝和络饮由柴胡、牡蛎、香附、乌药、郁金、菖蒲、苍术、厚朴、首乌藤、合欢皮十味药组成。此方贯穿了陈苏生先生"病多参郁，调气为要"的指导思想，临床适应面广，用于治疗消化系统、神经系统、心血管系统及妇科月经不调等病证，均有较好疗效。

柴胡与牡蛎为本方主药。柴胡轻清，升达胆气，胆气条达，则肝能散精，而饮食积聚自下。牡蛎味咸性降，《汤液本草》认为"以柴胡引之，能去胁下之硬"。故二者合用，一升一降，能宣阳气之不达，阴气之不行，不但能宣畅气机，还有软坚散结、推陈致新之功。

香附行血中之气，《本草纲目》赞其为"气病之总司，女科之主帅"。此因气顺则血亦从之而和畅；因此妇科崩漏、月经不调均用之。乌药气中和血，《本草求真》认为"香附辛苦，入肝、胆二经，开郁散结，每于郁则妙；此则逆邪横胸，无处不达，故用以为胸腹逆邪要药耳"。二者合用，行气解郁的功效更为完善。

苍术开提中焦之气以升之，具斡旋大气之功。厚朴温中燥湿以下气。二药同用，健脾燥湿，使中焦大气升降之枢得旋，痰湿之郁得解。郁金行气解郁，化痰散瘀，《本草汇言》谓"其性轻扬，能散郁滞，顺逆气，上达高巅，善行下焦，心肺肝胃气血火痰郁遏不行者最验"。石菖蒲开窍豁痰，理气活血，散风祛湿，《本经》谓能"开心孔，补五脏，通九窍"，可舒心气而益心智。首乌藤、合欢皮均有宁心、安神功效，但夜交藤有通络祛风之功，合欢皮有解郁和血之效，同用则有通络解郁之功。

全方以气药为主，重在解郁除烦，调畅气机，使体内气血津液流通正常，纳欲改善，睡眠稳，二便通调，为疾病治愈创造良好的内环境，故斯方有重要的临床价值。笔者先师顾兆农公在世时，多次相教启玄子之谓："木郁达之，谓吐之，令其条达；火郁发之，谓汗之，令其疏散；土郁夺之，谓下之，令无壅碍；金郁泄之，谓渗泄解表利小便也；水郁折之，谓抑之，制其冲逆也。"治重取柴胡、芍药疏肝解郁，升阳敛阴，调和表里；香附、苏梗气血双调，理气解郁；白豆蔻、砂仁辛散温通，芳香化浊；栝楼、枳实破气消积，宽胸散结；木香、槟榔行气止痛，消积导滞，俱可一用。但在应用疏肝理气解郁之时，还宜慎防伤阴。

47. 金明渊：临证辨宜谨守病机，治宜崇醇尚缓

金明渊先生治学，崇尚醇正和缓之法。醇正者，即精一不杂也。宗旨在于"义理之得当，而不在药物之新奇"，非不求有功，但求无过的平庸之举，亦非泥于古方而治今病者。"盖天下之病，变态虽多，其本则一；天下之方，治法虽多，对证则一。故凡治病之道，必确知为寒，则竞散其寒；确知其热，则竞散其热；一拨其正，诸证尽除矣。醇正之意，即诊病施治贵于精一。"

明渊先生的醇正思想又和他主张的"和缓"治法紧密联系。"病虽然纷繁，然不越三因。不足者补之以复其正，有余者去之以归于平，即和法也，缓治也。治病去其五，良药治病去其七，亦即和法也，缓治好。临证之际，临事不惑，谨守病机，知常达变，以看似平淡之方，获取神奇之效。"

曾有一农妇，自初孕起左乳即随月异常膨大。求诊金明渊先生时，孕近七月许，患侧乳大下垂几近于脐，比右乳约大二倍许。曾多处诊治，其症依然。外、妇科均莫名其因，唯主手术切除。闻名前来求治明渊先生，诊脉滑，应指明显，舌苔舌质无变化，细询全身无任何不适。乳房属胃，乳头属肝。今孕后阴血聚而养胎，胃失滋润，燥气偏旺故也。宜泻胃经偏盛之气，玉女煎可为之。遂拟处方：生石膏（先下）30克，生地黄12克，川牛膝10克，肥知母10克，麦冬6克。7帖。复诊已是左乳膨大略收，续服玉女煎原方。1月许复诊，左乳已退缩至略大于右乳，如期平安分娩。其用玉女煎，见于《景岳全书·新方八阵》卷五十二方，原治阴虚胃热之烦热口渴，头痛牙痛，吐血舰血之平常之证。金明渊先生抓住阴虚胃热之义，异病同治，使孕后巨乳之罕见症霍然而愈。

又有一护士，腹胀一年余，胀甚则腹大如鼓，胀急难忍，屡用理气消痞之中药治疗，虽矢气频作，肠鸣如雷，终不能消其胀，苦不堪言。延治，断为虚寒痞证。以赤石脂15克，干姜6克，粳米30克，紫丹参10克为方，两周腹胀若失。此

方乃《伤寒论》之桃花汤加丹参是也。仲景原治少阴病下利脓血，具温中涩肠之功。谨守病机，借治于虚寒顽痼，应手而瘥。凡此种种，正如费晋卿所言"天下无神奇之法，只有平淡之法，平淡之极乃为神奇"。

明渊先生主张醇正和缓，并非废弃峻猛之法、兼治之法，而是奉古人有是证便用是法是方之训。当寒则寒，当热则热，当泻则泻，当补则补，当寒热并用，攻补兼施之际，亦当机立断而活泼洒脱取用之。本《黄帝内经》之理，得南阳之用，参后贤之法，运变化之机，诊治疾病以醇正和缓见长。治病重视脾胃的观点，源于《黄帝内经》，并深受许叔微、李东垣、薛己等医家的影响。脾胃为后天之本，水谷之海，五脏六腑非脾胃之气不能滋养，气血津液非脾胃之气不能化生。故东垣奉"脾胃为血气阴阳之根蒂"，立斋尊"胃为五脏之本源，人身之根蒂"而尤重脾胃对元气的滋生作用。认为元气虽然禀受于先天，由先天之肾精所化生，且遗藏于肾，但必须依赖后天脾胃精气的不断滋养才能不断发挥其作用，而二者之间，脾胃的功能是至关重要的，起着决定作用。

盖人之始生，本乎精血之源；人之既生，由乎水谷之养。非先天之精气，无以立形体之基；非后天之水谷，无以成形体之壮。但先天之精血本身，禀受父母之后，也依赖于后天水谷的滋养培充，才能逐渐强盛。故人之自生至老，凡先天不足者，但得后天精心培育，或可补先天之虚而强壮。而后天之不足，若不得重新恢复其运化、滋养之功，则非但脾之气日渐日衰，即使先天强盛之精血，也会因失于水谷精微的调养、充实而虚弱，导致元气的匮乏。"胃主受纳"，"脾主运化"，相互配合，消化水谷，吸收精微，输布全身以滋养组织器官，保证人体生长发育的需要，促进抗病机能的旺盛。常把脾胃相提并论，称为"生化之源""后天之本"，其重要性由此可见。所以在临床治疗中，对肠胃消化系统疾患，重视调理脾胃，固不待言；对其他疾病，不论情志怫郁，劳倦所伤，抑或贼风寒邪，顽痹痼疾，在辨证论治时，皆应为指导。杨永璇先生曾经说过："人身之脾胃，犹汽车之发动机。脾胃是供应人体生长发育所需要的营养物质的器官，而发动机则是推动车轮前进的动力。发动机受损，则其他车零件虽完美无缺，汽车也不能开动；反之，只要发动机正常，零件的维修是较为容易的。所以，临床上必须重视调理脾胃，扶佐正气，惟元气充足，虽顽疾亦易康复；若脾胃失治，元气大伤，则机体之修复为难矣。故调理脾胃，扶正达邪，为治病之根本。"东垣曾谓："其治肝、心、肺、肾，有余不足，或补或泻，惟益脾胃之药为切。"

在临床上，遇肝之病用健脾疏肝法，遇心之病用健脾养血法，遇肺之病用健脾益气法，遇肾之病用健脾制水法，皆行之有效矣。

疾病的发生、发展和变化，都同人体元气的强弱密切相关，此即《黄帝内经》所谓："正气存内，邪不可干"，"邪之所凑，其气必虚"。元气在人体中的防御作用，决定于元气的是否强盛；元气的强盛与否，又决定于胃气的是否强盛。因此，除脾胃本身的病变可影响元气的化生外，凡病者，必有正气不足，也必有不同程度的脾胃功能不足。治病当注重顾及脾胃之气，此其一也。既病之后，病轻者忧其病重，病重者虑其折寿，病危者惧其命亡，担忧、思虑、惧怕之心常常悬于心中，而此又最易损伤脾胃之气，使本已不足的脾胃之气乃至元气不能修复或进一步耗伤，导致疾病向纵深发展、变化。因此，如何截断疾病的发展、变化，关键亦在脾胃之气的复旧。

治病当注重顾及脾胃之气，此其二也。治疗疾病之药物多数情况下首先入胃，除加重脾胃的受纳运化负担外，其药物的偏胜之性和副作用，首当其冲地影响脾胃。如苦寒之品易败伤胃气，滋补之品易黏滞胃气，香燥之品易劫夺胃阴，温热之品易燥灼胃阴，诸多西药也最易引起脾胃功能之失常，等等。故如何尽量避免和弥补治疗过程中对脾胃的伤害，对疾病的转归具有重要意义。

治病当注重顾及脾胃之气，此其三也。药物入于胃中，必须通过脾胃的受纳、运化、转输才能作用于患处，从而发挥其治疗效能。若脾胃之气不足，则其转输药物功能必会减弱，而使药物不能发挥出应有效能，故脾胃之气的正常与否直接影响药物的治疗效果。凡病有脾胃之气不足者，不论在病初、病中、病末，均当在首先考虑祛除致病因素的同时，及时、正确地弥补脾胃之气的不足，以利于药物最大限度地发挥治疗作用。

治病当注重顾及脾胃之气，此其四也。

凡此种种，可以李中梓一喻以概之："胃气犹兵家之饷道，饷道一绝，万众立散，胃气一败，百药难施。"

明渊先生说："治病当重脾胃之观点，绝非我所创，前代名贤已有诸多精妙论述。中医学源远流长，几千年来形成了许多流派，如饬寒流派、河间流派、攻邪流派、丹溪流派、易水流派、温补流派、温病流派等。而吾独宗脾胃者，并非摒弃其他各种治疗方法，而是经过多年临证的深刻体会，其中有经验，有教训，也有自己的探索，领悟到了脾胃在人体中的重要作用，对疾病发展、变化的重要意义。经过临床运用，体验到治疗中处处顾及脾胃之气所能收到的事半功倍的效果。基此而发，基此而论。"

宋代张端义在《贵耳集》上卷说："言简理尽，遂成王言。"清代华伟生在《开国奇冤·被擒》中谓："梦华先生，你看老夫此稿如何？言简意赅，洵不愧为老斫轮手。"而此之金明溯先生，实乃"工言"者也。

48. 徐荣斋：妇科之辨，素有十问

徐荣斋先生不仅对中医经典理论有深入的研究，而且在临床上也有着丰富的诊治经验，尤精于妇科。1981年，他拟出"妇科十问歌"：

"一问年龄二问经，期量色质要问清，药后多少色深淡，虚实寒热探此中；三问带下色和量，清浊腥秽辨病情；四问腰酸与腹痛，气血虚实寒热斟；二便情况列五问，关系膀胱与脾肾；六问婚、孕、胎、产史，崩漏宜防肿瘤症；孕期腰腹列七问，腹痛胎漏病非轻；新产'三审'列为八，恶露、大便、乳汁情；九问产后起与居，眠食情况也要紧；十问兼证与夹证，相互并发找原因。结合脉诊与舌诊，辨证用药有柢根。"

徐荣斋（1911—1982），字国椿，晚年白号三补老人，浙江绍兴人。师从名医杨哲安先生，又曾问业于曹炳章先生，析疑问难，虚心求教，深得曹先生的赏识。

荣斋先生治学严谨，勤于著述，崇尚"读书破万卷，下笔如有神"，对中医经典著作，特别是《黄帝内经》有较精深的研究。著有《重订通俗伤寒论》《妇科知要》《内科精要汇编》。荣斋先生之于医可谓始于《黄帝内经》而终于《黄帝内经》：始于《黄帝内经》者，学医从《黄帝内经》始；终于《黄帝内经》者，终生以阐释《黄帝内经》为己任，孜孜矻矻数十载春秋。学习《黄帝内经》，首先读的是李士材的《内经知要》，以后又先后读过薛生白的《医经原旨》，王冰注的《黄帝内经素问》，张介宾的《类经》，马莳、张志聪合注的《素问》《灵枢》，高士宗的《素问直解》，日本人丹波氏父子的《素问识》《素问绍识》和《灵枢识》，等等。

荣斋先生在学习《黄帝内经》过程中，采用了四种方法：一是原文注文，边读边想边记，有时连贯读，有时分段读；二是已读懂的篇文，读到成诵；三是不懂的原文，检阅注疏及工具书，从字到句细细读；四是精短的文句，抄且读。可以看出，荣斋先生研习《黄帝内经》功夫之深。研究《黄帝内经》，他主张将《黄帝内经》某些学说或理论与汉、晋、唐、宋相关医籍联系，例如将病机与巢元方的《诸病源候论》、刘完素的《素问玄机原病式》等汇参，既相得益彰，又见学说的源流。徐荣斋先生在《黄帝内经》的研究上硕果累累，"以治学三境界的精神学习《黄帝内经》"，颇受学界好评。

荣斋先生临证擅长妇科，颇多建树。根据自己的临床经验并结合学习心得，荣斋先生撰写了《妇科知要》：上编为诊法，按"四诊"，"辨证"两部分；中编为证治，所列各证都是妇科常见病证，治法用之有效；下编为方药，筛选得当，特点在于随证灵活运用加减。其中问诊中，先生之自编颇为实用。先生对于崩漏，主张分实热、虚热、气虚、阳虚、瘀血五型，分别用清热固经汤、六味地黄汤、固本止崩汤、金匮肾气丸、逐瘀止崩汤加减治疗，同时又重视奇经的作用，切合临床；对于药味用量，认为川芎为血中气药，但辛香走窜，用量不宜过重，而鸭跖草清热利水，性味甘淡，必须用至30克，方为有效，洵为经验之谈。

荣斋先生曾治一老年血崩病人：郑某，55岁。1972年8月9日初诊。绝经7年，月前出血如崩，时多时少，迄无宁日，少腹部隐痛，头面手足心有轰热感，心悸，夜少寐，脉细数，舌质红。宜安老汤加减为治。生地24克，归身、生白芍、荆芥炭各6克，炒黄芩、侧柏叶、蒲黄炭、炒驴胶各10克，醋炒香附、黄柏、木耳炭各6克。三剂。8月12日复诊。血崩渐止，少腹仍隐痛，须防再崩。治与前方去木耳炭，加没药4.5克、三七末2.5克分吞。8月16日三诊。出血已除，腹部无痛感，自觉是近一个月来最清爽的几天，唯心悸、轰热、少寐仍有。再与第一方去香附、木耳、荆芥炭，加朱砂安神丸15克（包煎），珍珠粉一支（睡前温开水送服）。

老年经水绝而复来，傅青主认为是崩冲之渐。本例已成血崩，时多时少，四十余天未止，妇院检查为子宫内膜炎，组织切片无癌变。脉证合参，作冲任伏热治。经以清热止血，颇为应手。

第二部分

杂札

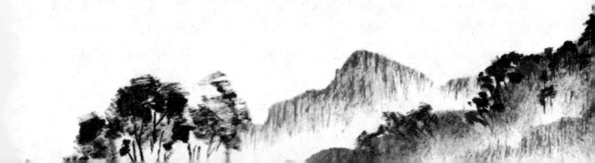

49. 胡希恕：六经辨证有"三辨"

被日本中医界赞誉为"中国有独特理论体系的，著名的《伤寒论》研究者、经方家"胡希恕先生，1898年出生于辽宁沈阳，是我国近代著名中医经方临床家、教育家。希恕先生毕生勤于临床，并一直活跃在教学一线，明确指出经方医学采用的是六经八纲辨证体系，是神农、伊尹汤液学派，不同于《黄帝内经》的脏腑经络辨证体系，提出了仲景学说和《黄帝内经》理论学术渊源不同；揭示了辨证论治的实质，即基于患病机体一般的规律反应基础上，而适应整体的、讲求疾病的通治方法；其临床注重方证，揭示了半表半里实质，并提出了"方证是辨证论治的尖端"的思想。《人民日报》曾给予他高度评价，认为其解决了"历代医家缺乏论述的难题"。希恕先生"临床擅用经方，出神入化"；"群贤会诊，惟先生能独排众议，不但辨证准确，而且立方遣药，寥寥几味，看之无奇，但效果非凡，常出人意料，此皆得力于仲景之学也"——当年北京中医学院伤寒大家刘渡舟先生如是说。

希恕先生应用经方，主张为三步辨证，即首辨病位，次辨病性，最后辨方证。

辨病位。病位是指表、里、半表半里三部分。表指体表，即由皮肤、肌肉、筋骨所组成的外在躯壳。若病邪集中反应于此体部时，便称为表证。里是指人体的里面，即由食道、胃、小肠、大肠等组成的消化道。若病邪集中反应于此体部，便称为里证。半表半里，是指表之内、里之外，即胸腹两大腔间，为诸脏器所在之地。若病邪集中反应于此体部时，便称为半表半里证。以上表、里、半表半里三者，是固定病位的反应，也就是说不论什么病，其病位的反应无非是或为表，或为里，或为半表半里。虽然有时二者或三者同时出现，但绝对不会超越此三者的范围。但必须指出，这里所说的病位，是指病邪反应的病位，不要误认为是病变所在的病位，就是说即使病变在里，但病邪集中反应于表位，即称之为表证，抑或称之为邪在表或病在表；反之，虽病变、病灶在表，但病邪集中反应于里位，即称之为里证，抑或称之为邪在里或病在里。六经均有提纲证，寻此以辨，即可知病位之所在。

辨病性。病位既定，则当进一步确定病性，即阴阳、虚实、寒热。希恕先生说："病情（即病性）必反映于病位，而病位亦必因有病情的反映而反应，故无病情则亦无病位，无病位则亦无病情。则所谓表、里、半表半里等证，同时都必伴有或阴，或阳，或寒，或热，或虚，或实证。"病位、病性既定，则治法亦相应而定。如病在表，治之以汗法；病在里，治之以或清，或下，或消，或温，或补；病在半表半里，治之以和法。

辨方证。方证即方剂的适应证。《伤寒论》中有桂枝汤证、柴胡汤证，是以方名证的范例。如果说辨病位、辨病性是一般辨证的话，那么辨方证则是辨证的继续与深入。希恕先生曾明确指出：方证是辨证论治的尖端。我们知道治病能否取效，不论是脏腑辨证、经络辨证，还是六经辨证，最终都要落实在方证上。仅仅确定病位、病性、治则治法还不够。如太阳病，若见发热，汗出，恶风，脉浮缓者，则宜桂枝汤；若见发热，无汗，身体疼痛，恶风而喘者，脉浮紧者，是麻黄汤证……虽然桂枝汤、麻黄汤、大青龙汤、葛根汤等均为太阳病的发汗方剂，但各有一定的适应证，如果用得其反，不但无益，而且有害，轻者变证蜂起，重者坏证丛生。临床上很多人认为经方就是方证相应，如忽略了理论的指导，就会流于肤浅。但由于疾病是复杂的，病位、病性可能会出现错杂，如太阳阳明合病、太阳少阳合病、太阳少阴合病等。仲景已有合病并病的详论，又有柴胡桂枝汤合方所用，这些都着实开后人无限法门。

希恕先生既有师承，又博览群书，聪颖善悟；既办学育人，又密切联系临床；既了解中国传统的伤寒学观点，又得到日本的古方派、巴甫洛夫学说的启发，提出了：《伊尹汤液经》是《伤寒论》的原始蓝本，《伤寒论》自有其独特体系；六经辨证的实质是八纲辨证，即《伤寒论》的六经辨证不是脏腑经络辨证，而是八纲辨证；强调厥阴不是伤寒的最后阶段，而是太阴；经方辨证体系是六经八纲辨证与辨方证的统一；辨方证是辨证的尖端；经方辨证为病一证一方证三级结构；六经八纲是辨万病的总纲；古方（经方）能治今病；可用排除法确认半表半里证。

希恕先生在经方体系内解释条文与经方，使经方独特而又朴素的概念及脉诊得到正确的解读与总结，使《伤寒论》自身朴素的辨治体系重现于世，使整部伤寒论亲切可读，使辨证论治的实质得以体现。他既纠正了中国研究伤寒的错误的观点，亦纠正了日本古方派不注重六经病机辨别的极大不足。希恕先生是个很独特而又生性倔强的人。一次在为进修医生讲授医学经典《伤寒杂病论》，当过渡到《金匮》篇时，先生开篇便道："此为后人杜撰，非仲景文也，略去不讲！"此语一出，台下一片哗然，竟至于学生集体罢课。

先生一生有三大爱好：饮茶，吸烟，下围棋。每日不离茶，一个大茶壶，够上先生喝一整天。友人趣称他为"大柴（茶）壶"。先生嗜烟如命，终日不离烟。先生风骨傲然，一生坚持学术真理，不泥古人，不惧权威。先生逸事故闻甚多，向为人所乐道。

50. 蒲辅周：方有"王道""霸道"

蒲辅周先生有"治外感方如大将，消灭入侵之敌；治内伤方如丞相，治理国家"之谈。

临床外感多为六淫犯人，其来疾，其变速，其证险，尤其是温病。这就要求在短时间内克敌制胜，故用方多猛，犹如行军打仗一般，争分夺秒。内伤多为七情所伤，饥饱劳役，日积月累，正气日渐削夺，人多不觉，或虽有感觉，但因影响不大而忽略。这样由功能而及脏器，病已形成，才被引起注意。由于其来渐，其势缓，其伤深，在治疗时要想急切见功，如奔跑太快，必致颠仆。且骤病易起，渐衰难复，因此这类方药，疗效相对地显得缓慢。人们鉴于两类方药的性能不同，常称前者为"霸道"之方，后者为"王道"之方。

长于治外感病者，崇"霸道"而贬"王道"，认为"王道"方剂如隔靴搔痒，不能治病，可有可无；长于治内伤者，认为"霸道"方剂最伤正气，稍有过用，往往使病者愈治愈坏，甚至成为坏病。"霸者"方长于攻逐，其力猛，往往看到某个症状明显消失，易被认为"有效"；"王道"方多用于扶正，其效缓，因气血之生长本身就缓慢，易被误认为"无效"。

王道，古时是指以仁义统治天下的政策，是儒家提出的一种以仁义治天下的政治主张，与霸道相对。《尚书·洪范》曰："无偏无党，王道荡荡。"《史记·十二诸侯年表》说："孔子明王道，干七十馀君，莫能用。"《史记·殷本纪》有"伊尹名阿衡。阿衡欲奸汤而无由，乃为有莘氏媵臣，负鼎俎，以滋味说汤，致于王道"的说法。清代兰陵忧患生在《京华百二竹枝词》之二十中说：

"大街拥挤记当年，高在中间低西边。一自维新修马路，眼前王道始平平。"鲁迅先生在《且介亭杂文集·关于中国的两三件事》中说："在中国，其实是彻底地未曾有过王道。"

王道，是治天下之道，包含以下三个方面：保合诸夏，谐和万邦，驱除鞑虏。所谓儒家的仁义治天下，道家的无为治天下，都是为王创造的一种政治主张，即实现王道的不同方法，目的都是保合诸夏，谐和万邦，驱除鞑虏。

过去的历史学家，对于王道和霸道，也有不少评论。汉代有一位大学者，名叫刘向，博通经术，评论历朝政治得失，有独到见解，兼晓天文地理、三教九流之学。汉元帝叫他负责校阅天禄阁藏书，他一边读书，一边著书。他在所著的《新序·善谋篇》中写道："王道如砥，本乎人情，出乎礼义。"他在同卷的另一处又写道："三代不同道而王，五霸不同法而霸。"看来刘向是称赞王道，而不赞成霸道的。他把王道看做是人情和法律、道德相结合的结果。这也有道理，因为《礼记》里老早就写道："礼、乐、刑、政，四达而不悖，则王道备矣。"所谓王道，实际上就是人们在一定的历史时期，处理一切问题的时候，按照当时通行的人情和社会道德标准，在不违背当时的政治和法律制度的前提下，所采取的某种态度和行动。反之，如果不顾一切，依靠权势，蛮横逞强，颐指气使，巧取豪夺，就是所谓霸道了。但这种解释当然是很不够的，尤其不是我们现在的看法。在古代奴隶社会和封建社会中，实行王道和实行霸道，结果可以完全相同；而赞成王道的人和赞成霸道的人，虽然有时分为两派，甚至互相攻击，各不相让，然而，有时是同一种人，甚至是同一个人，忽而提倡王道，忽而又提倡霸道。特别是春秋战国时代的所谓"纵横家"之流，往往随机应变，朝秦暮楚。

《史记》上载："（商鞅）西入秦，因孝公宠臣景监，以求见孝公。孝公既见卫鞅，语事良久。孝公时时睡弗听。罢，而孝公怒景监曰：子之客妄人耳，安足用邪？景监以让卫鞅。卫鞅曰：吾说公以帝道，其志不开悟矣。后五日，复求见鞅，鞅复见孝公，益愈，然而未中旨。罢，而孝公复让景监。景监亦让鞅。鞅曰：吾语公以王道而未入也。请复见鞅。鞅复见孝公，孝公善之而未用也；罢而去。孝公谓景监曰：汝客善，可与语矣。鞅曰：吾说公以霸道，其意欲用之矣；诚复见我，我知之矣。卫鞅复见孝公，公与语，不自知膝之前于席也。"

同是一个商鞅，他前后四次见到秦孝公，说的话却变化了几个样子。头一次，他敷敷衍衍地说了一通所谓"帝道"，目的是做一下试探，觉得不对头；在

第二次谈话的时候，他就改变了腔调，说出了关于所谓"王道"的一些议论，结果仍然不好；在第三次谈话中，他就又改变了腔调，说了一套所谓"霸道"，结果显然比以前两次谈话要好得多，却还不够满意；因此，在第四次见面的时候，商鞅就索性充分发挥他关于实行"霸道"的一大套意见，结果就完全达到目的了。

"王道""霸者"者，用于临床，两者各有千秋，要点在于用方之准确灵活耳。蒲辅周先生就讲过，有一膨胀病患者曾自述，初胀之时，如槟榔、木香、牵牛子之类一服即消，继服效果逐渐减小，更医求治，谓过用攻伐，中气不能转输，改用香砂六君子汤，初服三剂，似有效又似无效，又服三剂觉精神好转，胀也有所减轻，以后消消补补，终收全功。

盖非"霸道"方不足以祛邪，非"王道"方难以扶正，两者不可偏废。古人有比喻"王道"方为"君子"，所谓不求功而有功，不言德而有德，犹如"无名英雄"。其功妙在潜移默化之中。二者或分用，或合用，如十枣汤中甘遂与大枣同用，皂荚丸配枣膏送服，保和丸之加白术为大安丸，用之得当，皆有妙用。

叶天士治疗虚损久疾，强调"王道无近功，多服自有益"。蒲辅周先生早年读此，体会不深，中年对此略有体会，晚年始领会深切。久病正衰，当以"王道"方为主，多服自有益，不可操之过急，欲速则不达。惜乎有的病家只图一时之快，有的医家着眼于急功近利，对于慢性虚损之疾，而行霸道，是极为有害的。临床上以霸道方攻伐无过，加重病情者并非罕见。上工治病，不仅要治病，更要治心，千方百计嘱病人耐心治疗，才是上上者也。"雪霜青事年年晚，今古诗情日日新"，只要肯学，则会日进也。

51. 蒲辅周：必先岁气，毋伐天和

格言是含有教育意义、可为准则的话。格言言简，如"满招损，谦受益"。《宋史·吴班传》："玠善读史，凡往事可师者，录置座右，积久，墙牖皆格言也。"《三国志·魏志·崔琰传》："盖闻盘于游田，《书》之所戒；鲁隐观鱼，《春秋》讥之。此周孔之格言，二经之明义。"南朝梁之沈约在《奏弹王源》中说："且非我族类，往哲格言，薰莸弗杂，闻之前典。"

蒲辅周先生毕生从事中医临床工作，治疗时经验极其丰富，其证治格言之一就是"必先岁气，毋伐天和"。先生古为今用，独树一帜，以擅治温热病，包括各种急性传染病著称。

"岁气"者，指一年的气候。《后汉书·郎颢传》说："靁当发声，发声则岁气和，王道兴也""天和"者，如《庄子·知北游》谓："若正汝形，一汝视，天和将至。"《淮南子·俶真训》中说："含哺而游，鼓腹而熙，交被天和，食于地德。"高诱在后注云："和，气也。"其实，就是自然的和气。

辅周先生指出："时病指的是春夏秋冬一般常见的急性发热性疾病……古人统名之为伤寒、热病，如《内经》云：'今夫热病者，皆伤寒之类也'"；"一切外感病，称时病，也称六气为病"。可见，时病实际上包括了现代医学中多种流行性、季节性、感染性疾病，以及传染性疾病。他认为："外感热病必须掌握季节性，一年十二个月，有六个气候上的变化，即风、火、暑、湿、燥、寒。学习祖国医学，治疗急性病，要掌握这个规律。"

就是说，要熟悉四时五运六气的变化规律。概而言之，从"大寒山下叶未生，小寒山中叶初"开始，大寒、立春、雨水、惊蛰，这四个节气六十天，为初之气，言厥阴风木，此时的外感病多为风温、春温，亦有气温反寒而病寒疫的。春分、清明、谷雨、立夏，为二之气，主少阴君火，其病多属温热病范围。小满、芒种、夏至、小暑，为三之气，主少阳相火，多暑病。大暑、立秋、处暑、白露，为四之气，主太阴湿土，其时多雨，外感病多属湿温。秋风、寒露、霜降、立冬，为五之气，主阳明燥金，时病秋燥。小雪、大雪、冬至、小寒，为络之气，主太阳寒水，伤寒病多，亦有气候反暖而病冬温的。

二十四节气的规律歌诀："立春五日三时头，惊蛰倒退三时首。一时一刻清时节，立夏九时三刻收。芒种两日退一时，小暑三日五时求。五日退三立秋节，白露六日退一周。寒露六日加六时，立冬六日七时游。大雪六日四时到，小寒五日九时收。"

"必先岁气"，是四时五运六气为病的一般规律，为医者不可不知。只有知常才能达变，这是与《黄帝内经》中提出的"审察病机，无失气宜"的人与自然统一观一脉相承的。掌握这个规律，便于审证求因。对于疫疠邪气，虽吴又可有"温疫之为病，非风，非寒，非暑，非湿，乃天地间别有一种异气所感"的认识，但这是从病原体的高度来讲的，而中医治温疫亦必辨邪之性质，求属风温、春温、暑温、湿温、伏暑、秽湿、火毒之不同，才能进行有针对性的正确治疗。六气为病在临床常常不是单一为患，更多的是相合为病，如风寒、风温、湿热等。正是病因之多样性、复杂性的实际体现，所以在掌握六气为病基本规律的基础上，临床上还必须进行细致具体的诊察和分析，才能做到辨证无误，治不违逆。

辅周先生指出，外感热病一般主要从六经、卫气营血辨证中，了解正邪相争盛衰情况，病位的深浅，病情之寒热，以指导临床治疗。"通过我数十年临床体会，急性病、外感六淫之病，重点是抓表里寒热。"这样，治疗上才能把握标本缓急，主次先后。伤寒学说开温病学说之先河，温病学说补伤寒学说之未备，应当互为补充，并行不悖。因此，在外感时病的临床实践中，将六经辨证与三焦辨证、卫气营血辨证的方法有机统一，经方时方并用，可谓是左右逢源。

治外感热病，要十分重视解表法的应用，以表与透为第一要义。因为伤寒、温病，皆属外因为病，邪自外入，自应驱之外出。辅周先生还指出：伤寒初起，寒邪侵犯太阳，其病在表，治法以辛温解表为主；温病初起，温邪首先犯卫，其病亦在表，治法以辛凉透邪为主。对于解表法在温热病中的应用，他还强调其为"治温热病的一大法。其大要不专在乎发汗，而在于宣通气血，开其郁闭。郁闭在表，辛凉芳淡以发之；郁闭在半表半里，苦辛和解以发之……必察其表无一毫阻滞，始为完善……温热病首贵透解其伏邪，而伏邪初发，必有着落，着落在皮肉肌肤时，非发表则邪无出路"。可见发表是祛除病邪从表而解，急性传染病初起必须用之。发表法不外辛温发表和辛凉发表两端，急性传染病多属温热病之类，辛凉发表自是最为相宜的方法，但如夹有寒邪郁闭，辛温发表之法，亦不应有所偏废。

温病来路，大致有二，即呼吸与皮毛。病之去路，大致有三，为汗、吐、利。温病最怕表气郁闭，热不得越；更怕里气郁结，秽浊阻塞；尤怕热闭小肠，水道不通，热郁胸中，大气不行，以致升降不灵，诸窍闭滞。治法总以透表宣膈，疏通里气而清小肠，不使热邪内陷或郁闭为要点。这既是丰富临床经验的结晶，亦是高度概括的理论升华。基于此，辅周先生特别推荐灵活运用杨栗山《伤寒温疫条辨》中以升降散为主的十五个方剂，治疗杂气为病。

《伤寒温疫条辨》说：升降散"是方以僵蚕为君，蝉蜕为臣，姜黄为佐，大黄为使，米酒为引，蜂蜜为导，六法俱备，而方乃成。僵蚕味辛苦气薄，喜燥恶湿，得天地清化之气，轻浮而升阳中之阳，故能胜风除湿，清热解郁，从治膀胱相火，引清气上朝于口，散逆浊结滞之痰也；蝉蜕气寒无毒，味咸且甘，为清虚之品，能祛风而胜湿，涤热而解毒；姜黄气味辛苦，性温，无毒，祛邪伐恶，行气散郁，能入心脾二经，建功辟疫；大黄味苦，大寒无毒，上下通行，亢盛之阳，非此莫抑；米酒性大热，味辛苦而甘，令饮冷酒，欲其行迟，传化以渐，上行头面，下达足膝，外周毛孔，内通脏腑经络，驱逐邪气，无处不到；蜂蜜甘平无毒，其性大凉，主治丹毒斑疹，腹内留热，呕吐便秘，欲其清热润燥，而自散温毒也。盖取僵蚕、蝉蜕，升阳中之清阳；姜黄、大黄，降阴中之浊阴。一升一降，内外通和，而杂气之流毒顿消矣"。

升降散，一般都认为是杨栗山的方子，其实在明代张鹤腾所著的《伤暑全书》中就有此方。此书收集了历代医家的治暑良方，升降散就是其中之一。张鹤腾指出："凡患温疫，未曾服他药，或一二日，或七八日，或至月余未愈者"，皆可用升降散治疗。《中医方剂大辞典》云："升降散，方源《伤暑全书》卷下……炼蜜为丸，名太极丸。"杨栗山《伤寒温疫条辨》云："是方不知始自何氏，分量变服，名为赔赈散，甩治温病，服者皆愈，以为当随赈济而赔之也。予更其名曰升降散，盖取僵蚕、蝉蜕升阳中之清阳，姜黄、大黄降阴中之浊阴，一升一降，内外通和，而杂气之流毒顿消矣……可与河间双解散并驾齐驱，名曰升降，亦双解之别名也。"可见升降散并不是杨栗山所创制。杨栗山，名璿，字玉衡，今江苏溧阳人。杨氏学有渊源，上溯《黄帝内经》《伤寒论》，于诸家经验亦融会贯通。在温病病因学上，继承和发挥了吴又可《温疫论》之杂气学说，指出杂气的病理特性为毒火兼秽浊，使笼统的杂气概念更加明确具体了。在阐发温病病机时，杨氏并没有附会吴又可的"膜原说"，而是大胆地指出："又可《温疫论》以温病本与杂气，彻底澄清，看得出与伤寒判若云泥……独惜泥在膜原半表半里，而创为表证九传之说，前后不答，自相矛盾，未免白圭之玷。"杨氏深受《伤寒论·平脉篇》中"清邪中于上焦，浊邪中于下焦"和张璐《伤寒缵论》中"伤寒自气分而传入血分，温病由血分发出气分"的启发，提出"杂气由口鼻而入三焦，怫郁内炽"的病机说，认为"温病得天地之杂气由口鼻入，直行中道，流布三焦，散漫不收，走而复合，受病于血分，故郁久而发。一发则邪气充斥奔迫，形成脏腑经络、上下内外一切毒火之证。"温病怫热在里，由内而达于外，内之郁热为重，外感为轻，治疗上"非泻即清，非清即泻"，若用辛温解表是抱薪投火，轻者必重，重者必死。因此，杨氏师法刘河间、王安道，以双解散、凉膈散、三黄石膏汤等为主方。同时他十分推崇吴又可"温病下不厌早"之说，并深得喻昌旨趣，指出："温病治法，急以逐秽为第一义。上焦如雾，升而逐之，兼以解毒；下焦如渎，决而逐之，兼以解毒"。这些经验，是十分可贵的，应当切实重视。

52. 蒲辅周：中、西医结合，只求"神"合，不求"形"合

中、西医结合，解决了不少单靠中医或西医所不能解决的许多疑难问题。可是二者的理论体系究竟有别，所以，牵强附会地硬搬现代医学的名词和概念，放弃中医的辨证论治，往往会弄巧成拙。

众所周知的"乙脑"，姑且不谈病随体质差异等因素的变化，仅就病邪而言，中医就有偏暑、偏湿之别，所以在治疗上有的侧重清热，有的侧重利湿。譬如对高血压，也有因肝阳上亢，有因痰湿，有因心悸不宁，有因血瘀血滞。治法上又有祛痰化湿，平肝化痰，和胃化湿，宁心安神，活血化瘀的说法，结果有有效者，有不效者，甚有偾事者，究其原因，不外对证与不对证。

辅周先生医案所记的邓某和艾某，就同属高血压，一为肝肾阴亏，真阳浮越，故以益阴潜阳论治；一属肝郁血热，故从平肝着手，终用肝脾两调而收功。另有陈某，1964年因脾机能亢进，主治者以脾大属血虚血热，乃以攻逐为主，最后选用了地鳖虫以搜剔，结果大便所下呈不可名状之物，病人全身状况较前大为衰退，不得已做了脾切除手术，中药治疗也只得改弦易辙，方才基本稳定。八年后全身浮肿，以午后下肢为甚，大便日行三次而不成形，脉大鼓指而空，舌光无苔而不思饮，血压在160～150/130～120毫米汞柱之间波动，饭后口中有苹果味。整个情况属脾肾两衰，阳气浮越，故治疗用甘酸敛阴，甘温养阳，而敛阴忌其腻，养阳戒乎燥，服至五六剂，血压下降至130/90毫米汞柱，肿减大半。十余剂后大便成条；一日一行，竟稳定两年左右。此病若因血压高而以肝阳上亢论治，不啻落井下石。

《医学源流论》谓："七情所病，谓之内伤；六淫所侵，谓之外感。自《内

经》《难经》以及唐宋诸书，无不言之深切着明矣。二者之病，有病形同而病因异者，亦有病因同而病形异者，又有全乎外感，全乎内伤者；更有内伤兼外感，外感兼内伤者。则因与病又互相出入，参错杂乱，治法迥殊。盖内伤由于神志，外感起于经络。轻重浅深，先后缓急，或分或合，一或有误，为害非轻。能熟于《内经》及仲景诸书，细心体认，则虽其病万殊，其中条理井然，毫无疑似，出入变化，无有不效。否则彷徨疑虑，杂药乱投，全无法纪，屡试不验。更无把握，不咎己之审病不明，反咎药之治病不应。如此死者，医杀之耳！"这句"如此死者，医杀之耳"，可以说，就是每个医生都要时时引以为戒的格言。

又如麻疹，现代医学认为系传染病，中医则认为"虽为胎毒，多为时行"，既强调传染，亦注意内因。因麻疹亦透发为顺，一般治疗以辛凉宣透为主。可是1945年成都遭洪灾，家家户户水深盈尺，秋后小孩出麻疹，色不甚红艳，隐于皮下，医用辛凉宣透几乎无效，辅周先生后考虑到湿遏，采用苦温化湿法，往往一剂即见透发，告诸同道，试用皆称满意。1965年，有龚姓小儿出麻疹，先用中药银翘、白虎，同时注射西药青、链霉素，然低烧不退，小儿反见神疲。辅周先生改用小剂当归四逆汤，桂枝仅用八分，一服后麻疹透发如云，以后即按一般常规调理而愈。

再以肺炎面论，有人认为即是中医所谓肺火，所以要消肺之火"炎"，就需用银翘、芩、连、知、栀之类。还有人认为只有温病才涉及肺炎。这些论点，辅周先生认为，实属偏见。证之临床，肺炎初期属风寒者，可选用十神汤、三拗汤；夹里热者，可选用麻杏石甘汤、越婢汤之类；确系风温，可选用银翘散、桑菊饮或加减葳蕤汤。若有兼证，尚应灵活加减。辅周先生亦曾用桂枝加厚朴杏子汤而治疗肺炎，此方乃《伤寒论》方。可见，临证不必拘于病名，总要对证为要。

又如急性黄疸性肝炎，多解释为湿热，而医药几乎皆为茵陈蒿汤、栀子柏皮汤。这未免太简单化了。确实，湿热也要分阴黄、阳黄。临床上常可见到黄为退而脾肾阳气大损者，皆系苦寒太过，湿热未去，阳气已衰，实在可叹。无黄疸性肝炎，有伤于情志，有伤于过劳，有伤于失治，因此更不可动辄茵陈、栀子。伤于情志者，决非单靠药物能奏效；伤于过劳者，必先节劳而后药方能奏效。同时还要从整体着眼，不要把病位死扣在肝胆上。如一例肝炎患者，多方治疗而转氨酶不降，辅周先生调整其脾胃，而转氨酶亦降。因为中药对各脏器的概念与西医的概念不是完全相同的，西医的病位可提供参考，但不能对号入座。近年来，人们习用活血祛瘀治疗冠心病，此法非不能用，但不可滥用。如辅周先生治谢某，其胆固醇、脂蛋白偏高，用了草决明、山楂、郁金、菊花、丹参、虎杖之类的药物后，病人反而头晕加剧，心跳加快，更出现气短，疲倦，大便溏薄等，而胆固醇、脂蛋白并未见明显降低。嘱患者少吃糖，而患者却谓："一年中很难吃几次糖食。"改用补益中气法治疗后，上述诸症明显减轻，这样反复几次后，病人说："我不懂医学，但不知自身感觉是否是治疗正确的标志？吃了那些降胆固醇的药反而加剧，一吃补益中气的药，症状立即减轻。原来以为是偶然的，但几次反复后证明决非偶然，这其中一定还有别的道理，希望大夫们研究研究。"像这样的病人，可以说是医生的一面镜子，应当时时自照为要。

辅周先生说过，更有把冠心病与瘀血等同起来，似乎舍活血祛瘀别无二法，这是更背离辨证论治的原则了。如聂某，年已七旬，老年之人阳气与阴血皆衰，可是却连续使用红花甚多，愈破愈伤正气，阳气衰，气行不足，所以两足感到寒甚，这样的治疗是不行的。一些有识之士，对此病的治疗，阴亏者滋阴，阳衰者扶阳，痰阻者豁痰，有瘀者逐瘀，或分用或合用，以证为准，法度井然。还是《灵素节注类编》说得好："夫君子以济世为心，达则兼善天下，善天下，当为相；穷则独善其身，不可不知医，知医未始不可以兼善。虽然，若强不知以为知，不如不知之为善，何也？不知医，不能自善而已；强不知以为知者，始而害人，终于自害，斯报应必然之道也。虽其本心，原欲愈人之病，而学术不明，肆意自用，杀人于冥冥中而不觉，乌得无罪？薄乎云尔！日积月累，薄者浓矣，故曰择术不可不慎也。欲求寡过，非潜心力究圣经理法不可。"

还有一句话，亦为辅周先生所至嘱："然病变万端，药必因病而施，倘辨证不明，方有何用？无益反害，则有方不如无方也。是故辨证尤在论治之先，当于四诊、疾病诸门究之。欲善其身，不可不知此事；欲善其事者，可不利其器哉！"

53. 邹云翔：不讲五运六气学说，就是不了解祖国医学

邹云翔先生是我国中医肾病学开创者，师从于江苏孟河名医费伯雄高足刘莲

荪先生和上海名医丁仲英先生。

云翔先生谓："不讲五运六气学说，就是不了解祖国医学。"前人有云："不懂五运六气，检遍方书何济！"现在教科书把阴阳的起源解释为根据日光的向背和日月、男女、水火的相对而产生的阴阳，因而把阴阳概括为对立统一的两个方面，把阴阳学说定性为"古代自发的、朴素的辩证法"。对五行的解释则是"古人认为构成世界的五种基物质或基本元素"，五行学说也就成了"五种物质的运动和相互作用"的学说，是"朴素的唯物论"。

其实，仅据日光的向背，日月、男女、水火的相对，不足以形成阴阳学说；仅仅是"木、火、土、金、水五种物质的运动"，也产生不了五行学说。阴阳和五行都是古人对天地自然运动变化规律的理解，古人观察日影和昼夜的长短就会产生阴阳的概念。冬至白天最短，夜晚最长，日影也最长；随后白天不断增长，到夏至白天最长，日影最短。通过观察日影并结合自然气息的变化，容易得出冬至阴极而一阳生，夏至阳极而一阴生；冬至到夏至的上半年为阳，夏至到冬至的下半年为阴的概念。这一概念的形象表达就是太极图。河图、洛书是太极图的数字表达，是数字化的太极图。阳和阴首先是气化运动的不同状态，教科书强调"阳是功能，阴是物质"，概念不够准确。《汉书·艺文志》谓"五行者，五常之形气也"。把一年分作五个时段，就会依次出现木、火、土、金、水五大类自然气息，也就产生了五行。时令的顺序是春、夏、长夏、秋、冬，所以五行相生的顺序是木、火、土、金、水。

阴阳和五行强调的是动态、时态。古人把宇宙的动态节律描述为"离合"运动，气化阴阳的离合过程产生开、阖、枢三种状态，形成三阴三阳六气。三阴三阳说是中医阴阳学说的精髓，指导中医辨证意义重大。阴阳被蜕化为对立统一的辩证法后，三阴三阳已不知所云，失去了其应有的地位。上古的许多思想是用图、物来表达的，如山西吉县柿子滩1万多年前岩画反映的河图，河南濮阳西水坡6000多年前墓葬显示的八卦方位图，安徽凌家滩出土5000多年前玉龟中所夹玉版图等。"河出图，洛出书，圣人则之"，出土文物已证明这不是传说。河洛太极思想是中华民族文化之源，河洛太极文化也是中医药理论的根本。读懂了太极图，中医理论的道理都在里边。

天人相应的关键是要把握天地阴阳动态节律中的盈虚损益关系，"天不足西北，地不满东南"和"七损八益"等都是对天地阴阳动态变化盈虚损益的描述。

《黄帝内经·阴阳应象大论》提出调和阴阳的大法是"知七损八益，则两者可调"。有人把"七损八益"解释为房中术，还谓"天不足西北，地不满东南的说法，是根据祖国的地理形势"而分的，变动态为地域，变时间为空间。其实，这样的理解似乎有误。

中医的"藏象"讲的是天地自然五行之象在人体的表现，《黄帝内经》讲"各以其气命其藏"，自然界有五行之气，故人有"五藏"。恽铁樵先生讲中医之五藏是"四时之五藏"，也强调了五藏的时态概念。

中药讲究的是药性。《汉书·艺文志》云："经方者，本草石之寒温，量疾病之浅深，假药味之滋，因气感之宜，辨五苦六辛，致水火之齐，以通闭解结，反之于平。""因气感之宜"是讲药物的性能受天地阴阳五行之气的感应，与自然生态环境密切相关；"辨五苦六辛"是辨药物的阴阳五行属性。这是从中华文化天、地、人、物大一统的观念建立的理论。现在的中药药理学与西药一样只讲有效成分，只讲物质的结构功能，不再重视药物的气味厚薄、升降浮沉、归经等性能，中药成了西医理论指导下的天然药物。

学者刘长林先生认为："中华传统文化的主流偏向于以时间为主，讲求认识活动的主体与客体相融"；"阴阳五行的实质是昼夜四时，这使中医学成为真正以时间为本位的医学"。《史记·天官书》说："斗为帝车，运于中央，临制四乡，分阴阳，建四时，均五行，移节度，定诸纪，皆系于斗。"阴阳五行"皆系于斗"，就是皆出于时间的律历之数。《素问·五运行大论》云："候之所始，道之所生。""道"是阴阳五行，"候"是时间（五日为一候）。就是说，阴阳五行之道，依据的是时间的象态，"候"的变化规律是五运六气。背离了中华传统文化中以时间为主的思想，中医药理论中就不再讲五运六气。所以，云翔先生说的这句"不讲五运六气学说，就是不了解祖国医学"，真确如斯。

54. 何承志：无论内伤外感，贵在守法脾肾

何承志先生是上海名医。他出身中医世家，为何氏27世世医之一，历宋、元、明、清四代直至今日，绵延八百余年。

承志先生认为，土为万物之母，在人体脾胃为中土，为生化之源，是气机升

降之枢纽，后天之本也。肾寓真阴真阳为元气之根、先天之本，太身脏腑气血皆赖肾气之温煦，才得以长养发育，生生不已。在外感热病，治当清热祛邪，何承志先生亦不忘顾护脾胃，尝谓："人体以胃气为本，纳谷者昌，失谷者亡。"处方用药力避大苦大寒，以免克伐胃气，即便使用苦寒清热之品，必加制半夏、陈皮、焦谷芽、米仁以和胃运脾。

人体复杂的生命活动是与脏腑密切相关的，其中脾、胃、肾的功能尤为重要。《医学心悟·论补法》谓："胚胎始兆，形骸未成，先生两肾，肾者，先天之根本也。圃的一声，一事未知，先求乳食，是脾者，后天之根本也。然而先天之中，有水有火，曰真阴，曰真阳，后之曰真，则非气非血，而为气血之母，生身生命，全赖乎此……至于后天根本，尤当培养，不可忽视。"脾胃居于中州，脾主运化水谷，胃主受纳腐熟，脾升胃降，共同完成饮食物的消化吸收与输布，为气血生化之源，后天之本。重视补益脾胃，脾胃之气得以充养，后天之本得固，方能使病情渐缓得效。《景岳全书·补略》谓："补方之制，补其虚也。凡气虚者，宜补其上，人参黄芪之属是也；精虚者，宜补其下，熟地、枸杞之属是也；阳虚者，宜补而兼暖，桂、附、干姜之属是也；阴虚者，宜补而兼清，门冬、芍药、生地之属是也。"

对于温病，十分重视保存津液，宗奉叶天士"胃为津液之本""胃宜润则降"的观点，强调养胃阴，认为"留得一分津液，则有一分生机"。每用石斛、沙参、麦冬、西洋参等甘柔濡润之品以养胃生津。

对于慢性病调理，尤重调治先天后天，脾为后天之本。李中梓《医宗必读》说："胃气一绝，百药难施，一有此身，必资谷气。谷气入胃，洒陈于六腑而气至，和调于五脏而血生，而人资之以为生者也。故曰：后天之本在脾。"脾主运化，化生水谷精微，化生气血。五脏六腑维持正常的生理活动所需要的水谷精微，均有赖于脾的运化；饮食水谷是人出生后所必需营养物质的主要来源，也是形成气血的物质基础，全身元气赖以滋养。东垣指出："元气之充足，皆由脾胃之气无所伤，而后能滋养元气，若胃气之本弱，饮食自倍，则脾胃之气既伤，而元气亦不能充。此诸病之所由生也。"脾胃气伤，元气不充，诸病可由此而发。脾伤失运，水谷精微之气均难化生，五脏六腑四肢百骸失于濡养，元气失于充养，则一系列虚损之证均可发生；脾伤失运，水湿痰饮难以利化，浊气内停，变生诸病，因身体虚损，邪气乘虚而入，虚实夹杂病证丛生。胃失受纳，水谷食气难以入胃，脾之运化如无源之水、无根之木。

脾为坤土生育万物，脾运健则源泉不竭。治气血亏虚之萎黄，紫癜，"再障"，脾虚泄泻或痰饮病、水肿病等，皆宗奉东垣升阳益气，健脾利湿为法；久病损及肾阳，则取脾肾同治，加入温肾之品，"益火之源以消阴翳"。肺虚喘促而有纳呆便溏，采用培土生金；病久损及肾阳，则加入温肾之品，纳气以归肾。对于心肝之病的治疗，常采用益肾之法，尝谓"肾阴乃各脏之阴的根本"。肝阳上亢实因肝肾阴亏，才出现头目眩晕，面红升火，下肢酸软乏力，治宜滋水涵木，补肾阴以潜肝阳；心火上炎，出现心悸，失眠，多梦，口舌碎痛等证，乃属心肾阴虚，多采用补背阴以清心火法。杞菊地黄、知柏八味、交泰丸乃常用之方，均本"壮水之主以制阳光"之旨。

临证治病不可"头痛医头"，为"谨守病机，各司其属"，针对病源，审因论治，即"治病必求其本"也。"本"如找到，数诊之后，必见疗效，即便原来症状也自好转。有时病人把一些次要症状提出，切不可舍本逐末、改弦易辙，而必须守法不更，略加增损以治兼证，坚持下去方可收效。否则动辄更法改方为离其本，病情则易见反复。

55. 严世芸：调气活血，百病乃安

严世芸先生是上海著名医家，曾任中医药大学校长、上海市中医药研究院院长。世芸先生认为，《素问·举痛论》所说的"百病生于气也"非常有理。张景岳就说过："气之在人，和则为正气，不和则为邪气，凡表里虚实，逆顺缓急，无不因气而至，姑百病皆生于气。"《素问·调经论》又说："血气不和，百乃变化而生。"可见，历代医家均十分强调气血在人体发病中的重要地位。

《黄帝内经》，全书162篇，其中以气命名的凡19篇，内容论及气的有131篇，书中所载各种气名多达2997个，按内容分类达271种。气之概念在书中所占比例超过任何一个概念，由此可见气在中医学中之地位。"夫人生于地，悬命于天，天地合气，命之曰人"；"天覆地载，万物悉备，莫贵于人。人以天地之气生，四时之法成"（语出《素何·宝命全形论》）。"人有精气津液血脉，余意以为一气耳。"（语出《灵枢·决气篇》）《黄帝内经》认为人是由天地之气化生的，因此，气决定着人的生老病死。"形与气相任则寿……此天之生命，所以立形定气而视寿夭者，必明乎此。"（语出《灵枢·寿夭刚柔》）"人之生死，全赖于气。气聚则生，气壮则康，气衰则弱，气散则死。"（语出王三尊《医权初编》）"气者，人之根本也。根绝则茎叶枯矣。"（语出《难经·第八难》）

中医认为，导致疾病产生的原因，虽说是外因六淫，内因七情，然究其实质还是在于气之失调。故《素问·举痛论》云："百病皆生于气：怒则气上，喜则气缓，悲则气消，恐则气下，寒则气收，炅则气泄，惊则气乱，劳则气耗，思则气结。"后世医家也一遵此说："气之在人，和则为正气，不和则为邪气。凡表里虚实、逆顺缓急，无不因气而至，故百病皆生于气。"（语出《类经·疾病类》）气是构成人体的基本物质，人的生命活动有赖于气的运动。《素问·宝命全形论》说"人以天地之气生""天地合气，命之曰人"；而《素问·六节脏象论》又说"气和而生，津液相成，神乃自生"。因此，中医学中的气包含了两层意义：一为物质，即水谷之气、呼吸之气等；二为生理功能，即脏腑之气、经络之气等。血是由脾胃水谷精微所化生，因此，脏腑的正常生理功能有赖于气血的推动、温煦、防御、固摄、气化、濡养作用；而气血之间在生理上也相互影响，气为阳，血属阴，气能生血、行血、摄血，而血则载气，使气不得涣散而能发挥其生理功能。

作为人体的一种精微物质，气的活动能力很强，它不断地运动，周流全身，无处不到。而不同的气有其不同的运动形式，但"升降出入"是气运动的基本形式。《素问·六微旨大论》说"升降出入，无器不有"，又说"非出入，则无以生长壮老已；非升降，则无以生长化收藏"，指出了人体各个脏器都有升降出入的活动，它是人体生命活动的一种表现形式。而各个脏器的气机升降出入活动，进一步协调了脏器之间的关系，使人体处于平衡的生理状态。如肺主呼气，肾主纳气；心火下降，肾水升腾；等等。血液循行于脉中，流布全身，环周不休，运行不止，以供给机体各个脏腑器官组织的需要。而血液的正常循行，是各个脏器共同作用的结果。心主血脉，肺朝百脉，肝藏血，脾统血。四脏器共同协调作用，以确保血液在脉管中的正常运行。

在正常生理状态下，气血的运行和相互生化是相对平衡的。而一旦气的运行阻滞，或血的循行失常，这种平衡就会被打破，从而导致疾病的产生。

纵观中医之辨证施治，千头万绪，千变万化，始终不离"气"字。故《素问·六节脏象论》认为"不知年之所加，气之盛衰，虚实之所起，不可以为工矣"，要求医家诊断治疗必须从气之盛衰虚实入手，否则难成良医。这里的"工"字，不仅指医家，而且还包含有熟练的意思。中医所言"邪之所凑，其气必虚"；"正气存内，邪不可干"；"审察病机，无失气宜"；"病机气立"等均已成为医家之至论。一部《黄帝内经》从阐述天之直运六气、阴阳应象，到人之四气调神、生气通天，到临证之移精变气、宝命全形、逆调寒热、刺节真邪等，全书162篇，未见"气"字的只有12篇，仅占7%。

气不仅是构成人体最基本的精微物质，而且还具有维持、推动人体生命活动的各种基本功能。气学说与阴阳五行学说一起横贯于中医药学整个理论系统，把天地、人体、脏腑、经络、病机、方药、脉证、治则等有机地串联在一起，形成一个极其稳定、完整的科学知识体系，历数千年而不衰。气作为中医理论的科学内核，是当之无愧的。

天下万事万物皆有本有源。中医理论中的气学说根植于中国传统文化，与传统哲学中气的概念一脉相承，薪火相续。气在传统哲学中原本就是一个重要的命题，同样也有其显要的地位。如天气、云气、暑气、寒气、紫气、瑞气、朔气、节气等，又如山气、岚气、地气、谷气、海气、蜃气、瘴气等。

临床上气血为病，最为常见。或因外邪侵入，饮食劳倦，或为情志不畅，或由先天不足，而致气滞、气逆、气陷、气虚等证；进而影响到血液的正常运行，产生血不循经而出血，血行不畅而血瘀，生化不足而血虚等病变。三因致病，往往气先受之，进而影响到血液的正常循行。所以，新病之人，或理气、降气、升气，或补气、益气。常用枳壳、香附、延胡索、川楝子等理气，以旋覆花、代赭石、牛膝等降气，用柴胡、升麻升气，用黄芪、党参、炙甘草等补气。上述方法，有时兼而用之，以达调气之目的。如遇久病之人，或因失治，或因误治，其病必已侵入血液，致使血液泣而不行，姑常在调气之外，还用当归、川芎、丹参、桃仁、红花等活血化瘀；如病久入络，则加用全蝎、蜈蚣等虫类药物。针对久疾顽证，调气、活血合用，至为重要。

"气滞则血瘀，气行则血行"，活血化瘀药常与理气、行气药配合使用。在处方时，选择一些既能行气又能活血的药物，可以提高疗效。例如川芎功能活血化瘀，行气祛风；郁金功能行气解郁，祛瘀止痛。又如延胡索、姜黄、路路通等，均亦具有行气活血的双重作用。金铃子散的组成，虽仅两味药，亦可作为泄肝理气，兼能活血的方剂。阴血赖阳气以推动，如果气虚不运，或阳虚阴寒凝滞，均能导致血瘀。因此，活血化瘀药常与补气温阳药同用。补气药常用党参、黄芪、炙甘草等。温阳药可分两类：血脱寒重，急于回阳救逆者，常用附子、肉桂、干姜之类；出血而见阳虚者，常用仙灵脾、巴戟天、鹿角之类。前者偏于温燥，重在散寒回阳；后者乃温柔之剂，温阳而不伤阴。

56. 王辉萍：祛邪扶正，法在调中

辉萍先生幼承庭训，毕业于上海新中国医学院，毕业后随父襄诊多年，学习家传临床经验。先生系浦东王氏医家第九代传人，擅长男女不育、女性不孕、男妇更年期综合征、月经病（月经失调、痛经、崩漏、经期诸证及经断诸证）等妇科病，内科对溃疡病、高血压病等肝、脾、肾诸病也颇有研究。

人体脏腑、经络的生理活动正常，气血阴阳协调平衡，达到"阴平阳秘"，则健康无病。如若人体在某种致病因素的作用下，脏腑、经络等生理活动异常，气血阴阳平衡失调则发生疾病。"调"法之意，就是平衡协调，它贯穿在整个治疗过程中，有谓"不足者补之益之，有余者祛之平之"。

调者，"和也"，东汉许慎的《说文》如是说。《庄子·知北游》中说："调而应之。"《礼记·月令》中说："调竽笙篪簧。"还有调治、调养、调剂的意思，如刘禹锡《昼居池上亭独吟》句："法酒调神气，清琴入性灵。"又《盐铁论》谓："故盐铁均输，所以通委财而调缓急，罢之不便也。"这里的"调"，就是调节人生之气化，阳气之功能，提高机体护卫、祛邪、生化之功能；调节人生之阴液、精血不足及分布异常；调节脏腑相生相克及亢盛虚衰。总之是调节人生之阴阳，使正气旺盛，邪气衰除。扶正与祛邪是调发的两个基本方面：扶正也是祛邪的一部分，扶助正气，提高机体免疫力，能够防御外邪或能祛邪外出；祛邪也是扶正的一部分，以使正气免受邪气凌损，邪去正安，则有利于正气的保存和恢复。故扶正与祛邪，相辅相成，相互为用，互为统一，共为统一目的。调节扶正与祛邪是治疗的关键，也就是平衡阴阳、虚实。

病和证都离不开机体而出现，从某种意义来说，病和证都是以人体体质为基础并以其为机转的。临证应十分重视患者的体质，它是决定治疗法则的重要依据，是攻是补抑或攻补兼施，要看患者的体质，正气的虚弱。徐灵胎在《医学源流》中认为："天下有同此病，而治此则效，治彼则不效，且不唯无效，而反有大害者，何也？则以病同而人异也。夫七情六淫之感不殊而受感之人各殊，或身体有强弱，质性有阴阳，生长有南北，性情有刚柔，筋骨有坚脆，肢体有劳逸，年龄有老少，奉养有膏粱藜藿之殊，心境有忧劳和乐之别，更天时有寒暖之不同，受病有深浅之各异，一概施治则病情虽中，而于人体质迥乎相反，则利害亦相反矣。"故治疗必须审其有余不足，补虚泻实，应根据人体体质类型而异。

同一疾病，由于不同年龄治疗也有区别。《河间六书》说："童幼天癸未行，皆属少阴；天癸既行，皆从厥阴论之；天癸已绝，乃属太阴经也。"说明不同年龄有不同的病机，治法就应改变。例如，女子在青少年时，肾气初盛，发意未完全成熟，如因病伤及肾气或先天不足，都可影响冲任通盛，引起月经失调等。

盖脾胃皆属土，脾为己土，胃为戊土，而脏腑分焉。脾为脏，胃为腑，凡脏主守，腑主通，脏阴而腑阳。经言："胃为水谷之海，饮入于胃，游溢精气，上输于脾，脾气散精，上归于肺，通调水道，下输膀胱。"脾主为胃行其津液，故胃主纳，脾主运；胃喜凉，脾喜燥。我们学习叶天士的医案，其谓脾宜升则健，胃宜降则和。太阴湿土，得阳始运；阳明阳土，得阴始安。以脾喜刚燥，胃喜柔润，概有多见。张仲景急下存津，其治在胃；李东垣大升阳气，其治在脾。又言五脏以守为补，六腑以通为补，都可以说是卓然有见。

对于施治，一如华岫云在《叙叶案》中所说："《脾胃论》莫详于东垣，其补中益气、调中益气、升阳益胃诸汤，以劳倦内伤为主，故用人参、黄芪以补中，白术、苍术以温燥，升麻、柴胡升下陷之清阳，陈皮、木香理中宫之气滞，以太阴恶湿，而病患胃阳衰者居多，用之得宜，效如桴鼓。若脾阳不亏，胃有燥火，则当用香岩养胃阴之法。凡病后热伤肺胃津液，以致虚痞不食，舌绛嗌干，烦渴不寐，便不通爽，此九窍不和皆胃病，岂可以术、升、柴治乎？故先生必用降胃之法，所谓胃宜降则和者，非辛开苦降，亦非苦寒下夺，以损胃气，不过甘平或甘凉濡润以养胃阴，则津液来复，使之通降而已。"此即六腑者传化物而不藏，以通为用之理也。"故治胃阴虚，不饥不纳，用清补，如麦冬、沙参、玉竹、杏仁、白芍、石斛、茯神、粳米、麻仁、扁豆子。治胃阳虚，食谷不化，用通补，如人参、益智、陈皮、厚朴、乌药、茯苓、生术、半夏、韭子、生姜、黄米。治脾阴虚，胸嘈便难，用甘润，如甘草、大麦仁、白芍、当归、杏仁、麻仁、红枣、白蜜。治脾阳虚，吞酸嗳腐，用香燥，如砂仁、丁香、炒术、神曲、麦芽、干姜。如四君、六君、异功，凡守补皆脾药。"临证者确应重视。

57. 王辉萍：妇科之治，首重肝肾

王辉萍先生是浦东王氏医家第九代传人。他认为，肾为先天之本，主藏精气，它对"天癸"的盛衰和冲任二脉的盈亏有着极为重要的作用。

女科治疗，首重肝肾。《妇科经论》引方约之说："……故古人治妇人病，多用香附、砂仁、木香、青皮、枳壳者，行气故也。凡妇人病，多是气血郁结，故治开郁行气为主，郁开气行，而月候自调，诸病自瘥矣。"晋朝葛洪也说："凡治妇人诸病，兼治忧恚，令宽其思虑，则病无不愈。"说明疏肝理血在妇科治疗中的重要性。

盖肝肾同源，而冲任隶属于肝肾。故妇女疾患虽与五脏六腑皆有关，然与肝肾最为密切。肾为先天之本，主藏精而寓元阳，主生殖而系胞胎。女子的天癸来源于肾气，天癸是肾气充盛之后的产物，又是促进女子生长发育的重要物质。肾气肾水充足则精血充足，天癸按期而至，生长发育健旺。妇女经、带、胎、产、乳之生理变化，与肾主生殖的功能健全密切相关。其生殖、生理功能，从七岁肾气盛，二七天癸至，三七肾气平均，直至七七天癸竭，皆受肾气盛衰之主宰。肝则为藏血之脏，与冲任血海有关。其性喜条达，主疏泄，主情志。女子以血为用，其一生中，经、胎、产、乳，数耗阴血，故肝经血虚，血海不充，是常见之病理改变。妇女有"善怀多郁"之心理特点，易于怫郁，易致肝郁气滞，气滞则血亦滞，而罹患多病。肝经布胁肋，乳头为其所辖，乳部疾病亦常与肝有关。故历代许多医家，如叶天士等都有"女子以肝为先天"之说。

女子在生理上依赖肾气充盈，肝血旺盛，经、带、胎、产、乳均受肝肾所统。肝肾协调则经候如期，胎孕乃成，泌乳正常。在病理上，肾虚禀赋不足，则脏腑功能、生殖机能发育不全；肝经失调，则血海不充，藏血疏泄失司。故在临床上，肝肾两脏失调与妇科疾病密切相关。青春少女如肾气虚弱，癸水不足，则冲任失养，难以按月催动月汛，月经失调，该来不来，该去不去。成年妇女如肾

阴亏损，血衰水亏；或肝血虚少，血海不充，则经来量少，经候衍期，甚至经行闭止。如肝木乏肾水濡养，肝阳肝火遂致偏亢，则经血妄行，经期提前。肝肾封藏失司，则经漏不止。肝郁不疏则经乱，前后不定，经前乳胀，临经头痛。肝郁气滞，气血阻滞则痛经；血滞日久，甚则癥瘕积聚。妇人胎孕，发端于天癸，凭借于冲任，植根于胞宫，皆赖肝肾精血充养，肝肾精血不充，则胎孕难成。妇女孕胎期，肾气不足系胞无力，或肝血不足无以养胎，则胎漏，胎坠，滑胎。

妇女产后多易损伤肾气，或流血过多而肝经血少，肝肾亏损，常有腰背酸痛，或阳越阴亏常自汗不止。更年妇女肾元虚衰，或肾水亏乏，肝火偏亢，冲任不摄，崩漏不止，或肾虚肝郁，阴阳失衡，潮热自汗，忧虑烦躁，诸证迭出。

滋补肝肾是治疗妇产科疾病的重要法则，在养血活血或疏肝理气调理月经时，补益肝肾是非常必要的，可加入川续断、杜仲、桑寄生、菟丝子等，同时必须认识到阴精、经血的生成与运行需赖阳气的气化与推动。如果阳气不足而衰虚，则温煦之力薄弱，运血之力不足，生化精血减少，造成阳不胜阴，气血寒凝之证。在临床既可见到血少肾亏虚证，又有因虚致实的血瘀、寒凝湿阻实证。故诊治时根据阳气与精血的生理病理关系，适量应用温阳行气之品以调整阴阳平衡，如仙灵脾、仙茅、巴戟天、葫芦巴、肉桂、鹿角等，以期推动气血生化运行，达到温润添精，益补肝肾之功，使肾气盛，天癸至，任通冲盛。

人之一身，无非气血，气之煦之，血之濡之，两者之间，犹如阴阳相随，相互依存。生理上，互生互长，以流畅充沛为贵；病理上，相互影响，互为因果，气病及血，血病伤气。故治疗时调血必理气，气血宜同治。肝属木、主风，体阴用阳，以血为体，以气为用，滋生于水，涵养于木，乃藏血之脏，性善条达，与情志密切，故气血之病与肝有直接关系；脾主运化水谷精微，才能化生气血，但需肝的正常疏泄，脾胃方能升清降浊；血之运行，需脾的固摄，肝的调畅，又需气的推动。如此可知，肝脾在气的生成运动中是十分重要的。如果肝气不舒，脾虚不运，则可致气虚血亏，气滞血瘀，气不摄血等。

治疗气血之病，宜从肝脾着手，以疏调、和养为主，用药宜轻平，行气滞注重疏肝，养气血不忘健脾，活血化瘀不离行气。病在血者，当以治血为主，并佐以补气、理气、行气之品；病在气者，当以治气为主，并佐以养血、活血、止血之药。治气滞肝郁，以局方逍遥散为主方，既宜肝体虚，气不舒，又适脾气弱之证，火旺者加丹栀，兼血虚者加熟地；气血两亏，八珍汤为主，益气健脾又养血，或圣愈汤、当归补血汤补气以生血；气滞血瘀者，以金铃子散或失笑散合桃仁四物汤等行气活血；出血不止虚亏者，归脾汤加止血之品，补气以固脱，补气以生血，以无形之气生有形之血。

五脏各有气血，均化生于水谷精微，脾胃居脘腹中焦，受纳水谷，运化精微，送达五脏六腑、四肢百骸，如若脾胃病变，气血生化乏源，不能灌溉五脏六腑，则更致脏腑阴阳失衡，加重疾病。故《黄帝内经》曰："有胃气者生，无胃气者死。"凡病之发生转归莫不与脾胃有关，故察病者，必察脾胃强弱；治病者，必先顾脾胃盛衰。李东垣在《脾胃论》中着重提出"胃虚则脏腑经络皆无以受气而俱病"，并指出治疗上善治脾胃者即可以调治五脏。

临证治疗，不管外感病或是内伤杂病，都应重视脾胃生化功能，处方用药处处要注意健脾和胃与慎用碍脾妨胃之品。健脾和胃能使后天资生有源，中气斡旋得复，顽疾始有转机。对脾胃虚弱的患者，药量宜轻，宁可再剂，不可重剂，重则欲速而不达，反致虚弱更甚，切勿不审察胃气而大补、妄攻，谨慎应用熟地、麦冬等滋腻之物。如欲应用，应加入白术、陈皮、木香、半夏等健脾行气，也可加入砂仁、蔻仁、川朴等醒脾之品，或者先以枳实、鸡内金、焦楂曲等荡涤中焦积滞，使脾之气散，胃之气和降，枢机运行自如。

王辉萍先生妇科学术观点的另一特点，即注意平衡阴阳，巧理母子。阴阳失调是疾病发生、发展的内在根据，而六淫、七情、饮食、劳倦等各种致病因素作用于人体，必须通过机体内部的阴阳失调才能形成疾病，故"调节、平衡"阴阳是治疗疾病的总纲，而平衡阴阳，须分辨五脏阴阳盛衰。五脏各有阴阳，相互制约，不仅本脏阴阳互相制约，而且脏与脏、脏与腑之间也是相生相克，互根制约的。

《难经》指出，子能令母实，母能令子虚；虚则补其母，实则泻其子。在临床上还不反如此，子也能令母虚，而母也能令子实。所以，治疗时要充分应用五行生克乘侮的生理病理关系，母子同治，补泻兼施。肝肾的阴液、精血之间相互滋生，其生理功能皆以精血为物质基础，而精血又同源于水谷精微，又同具相火，肝肾之间的关系称为肝肾同源、精血同源。脏腑配合天干，以甲乙属木、属肝，壬癸属水、属肾，故又"乙癸同源"。肝与肾之间的病理影响，体现于阴阳失调、精血失调和藏泄失司。临床上，肝或肾不足，或相火过旺，常常肝肾同治，或用滋水涵木，或补肝养肾，或泻肝肾之火的方法，就是以肝肾同源理论为依据的。肝肾同源又与肝肾之虚实补泻有关，故"东方之木，无虚不可补，补肾即所以补肝；北方之水，无实不可泻，泻肝即所以泻肾"（语出《医宗必读·乙癸同源论》）。

例如肝，其为多气多血之脏，在女子有先天之称，易气郁，血滞，易阳亢阴亏，可累及胆、脾胃和肺等，可引起头晕，胁痛，腹胀痛，月经不调利不能消谷，黄疸等，病证繁多，皆因失调所致。肝阳上亢的高血压病，表现为头晕，面红，烦躁，郁怒等，治疗时一养其肝阴以制肝阳，二滋其肾水以克木火，三补其心血以柔肝。肾为肝木之母，壮母以泻子；心为肝木之子，壮子以益母。处方可以天麻、钩藤、石决明、白蒺藜平肝阳（祛邪），以白芍、当归、生地、麦冬养心血，益肝阴而制其肝阳，以生地、山萸肉、旱莲草、潼蒺藜滋水涵木（扶正），有时又用龙骨、磁石以重镇潜阳，引火归源。

58. 严苍山：道之一端，各有短长，为医须兼取百家，推陈致新

严苍山先生主张业医者须兼取百家，革故鼎新，认为中医学术数千年来之所以延绵勿替，而不像其他文明古国的传统医学已大抵消亡，即使近数百年西学东渐，现代医学仍然替代不了中医治病，关键一点在于它始终富于时代的生命力。深入研究中医学严谨的思想体系，直接关系到中医学术未来的命运，或繁荣、振兴，或衰落、式微，全在于斯。

兼取百家，即是要求广搜博采、开阔视野，而不是仅仅按照历代沿袭下来的医学模式，把学术局限在一个狭隘的框架里面。《黄帝内经》《难经》《伤寒论》为经典著作，奠定了中医学理论和辨证论治的基础，学习这些著作须终身寝馈其中，正如孙思邈所谓"青衿之岁，高尚兹典，白首之年，未尝释卷"。因为经典中许多奥义，往往要经过反复沉潜涵泳，加以实践，方能彻悟。举例来说，《金匮要略·呕吐哕下利病脉证治》："下利已差，至其年月日时复发者，以病不尽故也，当下之，宜大承气汤。"这一段话初学者是很难真正理解的，只有经过反复实践，才能体会到不少下利病的症结是由于宿垢未除，这是运用常用法如消导、健脾、温涩等无效的原因。肠腑以通为贵，故宜承气法以铲除病根。后世

128

名家许叔微、孙一奎等对此都有深切体会，如果对经典著作浅尝辄止，一曝十寒，无异于把珍贵的财宝随手抛弃，十分可惜。

魏晋以来，中医学有很大发展，特别在临床实践中积累了丰富的经验。晚近医界有一种庸俗化、简单化的认识，把搏大精深的中医学术桎梏在金元明清诸子间，置宋前医学精华于不顾，这是黄钟毁弃，令人生憾。严苍山先生经常告诫说，唐宋医学朴质尚实、方多法众，是我们应当继承发扬的主要对象，金元以降的诸子学术，以及后世大量所谓"秘方"，大抵亦渊源于此。唐以前数以百计的方书皆亡佚不传，所幸不少精华由《千金方》《外台秘要》保存了下来，《太平圣惠方》《圣济总录》则融会了这些精华，又加以铺衍。在一定程度上说，这四部医学巨著，反映了中医临床学的大体梗概，与金元后诸子学术相较，则有整体与局部、浩瀚汪洋与涓涓细流之别。正确的治学思路，是不能舍本逐末的。

当然，金元后诸名家亦有卓著成就，如刘完素主火，张洁古主脏腑，张子和主祛邪，朱丹溪主滋阴降火，张景岳、赵献可主温补，叶、薛、吴、王阐发温证论治，吴师机主外治法，王清任主瘀血，唐宗海主血证等，在一定程度上深化了医学理论，丰富了祖国医学的宝库。兼通百家，即包括融通了这些学术精神；学习金元后诸家，不可陷于门户之见而一味盲从，须沉得下、跳得出，能根据实际病情随我所用。还须注意诸家除主要成就外，还有不少学术特点，如丹溪除滋阴降火外，杂病论治亦多发挥；子和除攻邪外，食养更为擅长。因此，切忌简单化地评估各家的学术经验。

中国学术发展规律上，诸子之学皆为"道之一端"，各有短长，从争鸣中都发现了各自学术上的不足。学术从分到合、主动或被动地融合，也是学术发展的规律和方向。先秦杂家之所以以"王治"作为融合百家思想的学术宗旨，主要原因在于现实的政治形势和政治需要。战国中期以后，天下一统的趋势越来越清晰，为了适应封建社会走向统一的形势及前所未有的政治需要，学术和文化上也形成了融合的潮流，黄老道家和杂家正是其显著的代表。

在贞观之治的时代，魏征曾提倡"取鉴乎哲人"，其思想中"非后世诸儒所及"之处，就在于他把儒家思想仅仅当做"百家"中的一家，把儒家经典仅仅列为"群书"中的一书。魏征在选择历代"哲人"提供的"鉴戒"时，眼光只盯在是否"有关政术、存乎劝诫"上，不管是什么人说的，也不问是哪家学说，并没有赋以传统的儒术"独尊"的地位。"儒、道、小说，圣人之教也，而有所偏。

兵及医方，圣人之政也，所施各异。世之治也，列在众职，下至衰乱，官失其守。或以其业游说诸侯，各崇所习，分镳并骛。若使总而不遗，折之中道，亦可以兴化致治者矣"。这里，说"圣人之教"是"有所偏"的，其他学说则又"所施各异"。若要从中"取鉴"求治，必须"总而不遗，折之中道"，即于各家学说、学派当中取长补短，相互完善，才可以收到"兴化致治"的效果。这一注意汲取历代"哲人"的思想，重视"兼通众意"而不独尊儒术；总结文化典籍，积极进取，努力向上的"致治"之道，影响了严苍山先生的学术思想，这就是严氏所力倡的"兼取百家，革故鼎新"。

59. 陈道隆：理法者，不拘一格；方药者，以简驭繁；辨证者，去芜存菁

道隆先生主张"治病不拘一格"，要立足于本，对理、法、方、药辨证论治，运用自如。"九州生气恃风雷，万马齐喑究可哀。我劝天公重抖擞，不拘一格降人才。"这是龚自珍48岁时，毅然辞官回乡，旅途中写的《九州生气恃风雷》诗中句。以简驭繁，就是用简捷恰当的方法来处理复杂纷繁的事物。南朝梁之沈约在《宋书·江秉之传》中说：江"复出为山阴令，民户三万，政事烦扰，讼诉殷积，阶庭常数百人，秉之御繁以简，常得无事。"而"去芜存菁"语出《四库全书》经部卷六，当中桂林府同知李文藻指《周易述》目录部分事例过于繁复，与《易经》无关，并说"苟汰其芜杂，存其菁英"。后人遂引用"去芜存菁"为成语。亦如"举要删芜"，语出宋代王谠的《唐语林》卷一："吾见马周论事多矣，援引事类，提摧古今，举要删芜，会文切理。"其义，也就是"删芜就简"的意思。

道隆先生平素用药以轻灵见长，对垂危病人亦施以大剂重任，疾病突发时当机立断，蜕变时勇起直追，缓解时势利导，消退时培元固本，既用时方，又善用古方，以治疗内伤杂病为主。对医经典籍之研究，能以简驭繁，去芜存菁。以《伤寒论》为例，其提挈八纲，统辖六经，不尚文字的考证，专从虚、实、寒、热间推求。如第26条与第63条，同为发汗之后，然大烦渴不解，脉洪大者为邪传阳明，津液受伤，予白虎加人参汤清热救津；汗出而喘，无大热者，为邪热恋

肺，肺气失宣，给麻黄杏仁甘草石膏汤辛凉泄卫。病机不同，治法亦异。又如第34条与第163条，同为表证误下邪陷，一从阳明热化，表里俱热，喘而汗出，用葛根黄芩黄连汤清热解表；一从太阳寒化，表有邪，里虚寒，心下痞硬，以桂枝人参汤温中和表。读《金匮要略》，于寒、热、虚、实间刻意求工，以"疟疾脉证并治第四"篇寥寥数语，而于寒热真假，剖析靡遗。他说："如阳虚阴气有余，必偏寒多热少，以柴胡桂姜汤温之；如阳气为痰饮所遏，但寒不热者，蜀漆散温之；若痰多兼表者，以牡蛎汤通阳攻寒；若身无寒但热，骨节烦疼，时呕，其脉如平者，名曰温疟，辛凉重剂白虎加桂枝汤治之；若疟病发渴者，以柴胡去半夏加栝蒌汤和之；癥瘕按之有形，坚者削之，宜鳖甲煎丸。"

道隆先生治春温患者，李某，女，36岁。初诊：两足下肢紫斑点点，仿佛葡萄似的，足背高肿，面浮流衃，咳嗽胸闷，口秽苔黄，大便溏薄而热迫，小便短赤。此属肺胃热邪不从外解，逆里灼热，营分不清，以致阳明协热下利，表虽不热，易濒内陷，最为危殆之候，用气营两清之法。处方：紫花地丁12克，赤芍、白芍（各）6克，小川黄连1.8克，酒黄芩4.5克，炒银花12克，炒丹皮6克，侧柏炭15克，平地木6克，仙鹤草18克，鲜茅根60克，朱茯苓15克，甘草3克，荷叶边12克，车前草、车前子各12克。二诊：春温血分灼热，熏蒸肺胃，咳呛衃血，面浮目肿，腭破咽红，瘰痹较安，烦定胸闷，足背浮肿已退，证斑亦隐，脉弦而小数，表热已退，证势较夷，再当清解肺胃为治。处方：鲜生地2.4克，鲜茅根60克（去心），紫花地丁12克，板蓝根9克，土贝母9克，小川黄连2.4克，净银花6克，赤芍、白芍（各）6克，挂金灯1.2克，炒丹皮6克，侧柏炭15克，平地木9克，车前草、车前子各12克，桔梗3.3克，碧玉散12克（包煎）。三诊：春温气营灼热，熏蒸肺胃，咳嗽衃血，面浮目肿，腭破咽红，瘰不安痹，胸脘较舒，足背浮肿渐退，紫斑亦渐隐现，脉弦濡，再以气营两清，前后六诊，春温症营分灼热已清，续以清化而收功。

道隆先生治学，善于旁征博引，择善而从，《黄帝内经》《难经》而后，膺服仲景。金元四大家中，推崇东垣、丹溪；明、清以降，于张景岳之《大宝论》，徐大椿之《元气存亡论》，喻嘉言之《秋燥论》，叶天士之《温热论》《三时伏气篇》，薛生白之《湿热病篇》等，均有探入研究。尝谓："此等承先启后工作，能开人思路，教人大法，使人耳目一新。"道隆先生能撷各家之长，以用于治。尝谓："温热肇始《内经》，自河间倡导三焦，至叶、薛、吴、王，又阐发卫气营血，治法已经大备。"

治温热，善于把握邪正进退之机，因势而利导之。尝见其治新凉袭肺，药用轻苦微辛之品，轻扬疏达；春温夺血，方取清热宣肺之法；温热痰热蕴阻，掀动肝风，则用涤痰熄风，通络宣窍图治；温邪化火，灼伤气营，肝风妄动，方用气营两清之；暑热合邪，留连气分，多用辛苦芳香之味，上下分消；暑热耗伤津液，药选甘寒辨凉，益气生津，轻清暑热；伏邪不从气分宣解，逆入营阴，耗气伤津，以扶正清营并施；温邪内陷，热扰营分，每用清营泄热之方，以透热转气，兼顾益气存。以其祛邪而不伤正，扶正而不助邪，辄能得心应手而效。遇有疑难杂症，必上控经旨，下承百家，悉心推敲，以尽善之策，顺应四时，以求中肯綮。

《素问·五常政大论》云："故治病者，必明天道地理，阴阳更胜，气之先后，人之寿夭生化之期，乃可知人之形气矣。"盖地有南北高下之异，时有四季寒温之序。春时气暖多风，肺经见症居多，每取辛凉疏风之品，宣畅肺气；暑为熏蒸之气，湿为重浊之邪，暑湿互蕴，三焦翕受，方用辛苦芳香之味，上下分消；秋令肃杀，燥气流行，药选味辛体润之品，甘凉肃上；严冬凛冽，寒侵肌腠，卫阳被遏，多和辛温发散之品，以宣肺达邪，调和营卫。其又注重脉证，不为时令所囿，随证应变，巧思而心裁别出。

道隆先生还于阴阳开阖，升降浮沉之理，颇多阐发。尝谓："葛根生津之说，实由升提胃气而来，其性燥烁津，舌苔干燥者，即非所宜。荷蒂升提清阳而降胃浊，而升提之力，又胜葛根，其于阴亏肝旺，脾胃虚寒者，既可升提清阳，又可平肝熄风，最为合拍。用于久痢纳钝者，升提清气，胃机自开，如久泻阳气下陷，须与补气药同用。"

曾见其治营络瘀阻，心阳浮越之怔忡，石菖蒲配以五花龙骨，取其一开一阖，通心窍，敛心阳；治气虚不能固摄之子宫下垂，于益气方中加入荷蒂一味，升举清阳；治跷脉满溢，阳不入阴之不寐，必入半夏一味，引阳入阴；治冲气上逆，喘息汗出者，于温柔摄纳方中加入怀牛膝一味，引浮阳直达下焦；治风阳旋扰清灵者，多选介类沉静，甘味缓急之品，潜阳以制逆；向治热邪袭肺，鲜红进泄者，于清肺止血方中入淡秋石一味，取其咸寒下引；治湿热蕴于下焦，带脉弛缓者，于清化方中加焦山栀一味，导热下行。

60. 胡建华：临证治脑神经诸病，重在治肝

临床上，面神经麻痹、癫痫、血管性头痛、震颤麻痹，均为神经系统常见病，均有肝风扰动之象，故均应采用平肝熄风法治疗。但四者成因，同中有异。面神经麻痹重点在"风"，癫痫重点在"痰"，血管性头痛重点在"瘀"，震颤麻痹重点在"虚"。故在临床中应对各病知其所同，为肝风扰动，明其所异，分别为风、痰、瘀、虚，然后立法处方，有所依据，加以灵活化裁，庶可药证合度，提高疗效。

治疗面神经麻痹，要着眼于一个"风"字。面神经麻痹也称面神经炎、面神经瘫痪，中医称之为"口僻"。本病在脑神经疾患中较为多见，这似与面神经管是一狭长的骨性管道的解剖结构有关，当岩骨发育异常，面神经管可能更为狭窄，可能是面神经炎发病的内在因素。有人根据其早期病理变化主要为面神经水肿、髓鞘及轴空有不同程度的变性，推测可能因面部受冷风吹袭，面神经的营养微血管痉挛，引起局部组织缺血、缺氧所致。也有的认为与病毒感染有关，但一直未分离出病毒。因其病主要表现为口角喎斜、口齿不清，故俗称"吊线风"，也是神经系统常见病。老幼青壮均可发病，而以中青年较多。急性期来势迅速，常于晨起发现面肌瘫痪，口角向健侧喎斜，不能皱额、蹙眉、闭目、鼻唇沟变浅，鼓腮漏气，进食时食物易残留于患侧齿颊间。本病多由于正气亏虚、表卫不固、风邪乘虚入侵，以致气血痹阻，经络失和。常用处方：天麻9克，钩藤15克，炙僵蚕9克，全蝎粉2克（亦可用蜈蚣粉2克，或用全蝎粉、蜈蚣粉各1克）分2次吞服，以平肝搜风通络；丹参15克，当归15克，赤芍、白芍各15克，以柔肝行血熄风。初发病阶段，应加防风9克，板蓝根30克，蒲公英30克，以祛风解毒。急性期可加仙灵脾9克，苁蓉12克，生地30克，阴阳相配，以提高机体免疫能力，能显著提高疗效。久病正气亏虚，可加党参、黄芪各15克，以益气扶正祛邪。

治疗癫痫，要突出一个"痰"字。癫痫又称痫证，民间常称"羊痫风"，主要形容其发作时常伴畜类呼叫声，大发作时常见突然跌仆，不省人事，口吐涎

痰，喉间痰鸣声，四肢抽搐等。除与肝风扰动有关外，上述症状，均与痰浊内蒙密切相关。处方：天麻9克，钩藤15克，以平肝熄风；僵蚕9克，菖蒲9克，远志4.5克，生南星15克，以化痰开窍（亦可选用天竺黄9克，生半夏15克）；全蝎粉2克分2次吞服，生铁落60克，以镇惊定痫（亦可选用紫石英30克）；白芍30克，丹参15克，以养血柔肝熄风。发作时神思恍惚，喃喃自语，或不自觉地解扣、搜索衣袋等表现，称作精神运动性发作，可加炙甘草9克，淮小麦30克，大枣5枚。

治疗血管性头痛，要抓住一个"瘀"字。头痛是一种常见病，不外乎偏头痛（即慢性或复发性头痛），非偏头痛性血管性头痛，炎症性头痛（颅内感染或血管炎而引起的头痛），牵引性头痛，肌收缩性头痛（紧张性头痛），神经性头痛（只限于三叉神经分布区），精神性头痛（神经功能失调而引起的头痛）。血管性头痛，常伴恶心、呕吐、畏光或视觉先兆，排除因其他疾病引起的头痛。血管性头痛，中医属"内伤头痛""偏头痛""头风"。本病病程漫长，缠绵扰人。从长期临床观察到，"瘀""风""痰"是本病发病机制，其中尤以血瘀阻络为主。处方：天麻9克，钩藤15克，炙僵蚕9克，以平肝熄风；川芎9克，白芷9克，丹参20克，桃仁9克，莪术15克，以活血化瘀止痛；生铁落60克，生南星15克，全蝎粉2克，分2次吞服，以豁痰化瘀镇痛。如本病缠绵日久不愈，气血亏虚，可加黄芪、当归各15克；如肝肾亏虚，可加枸杞子、旱莲草、山茱萸肉各12克。

治疗震颤麻痹，要围绕一个"虚"字。震颤麻痹即帕金森病。本病多见于中老年人，男多于女。患者头脑不自主地晃动，肢体颤抖僵硬，颈项强直，行走时急速小步前冲，动作迟钝，语言单调不清，面容呆板，呈"面具"状。中医对本病称作"颤证""震颤""振掉"，多与肝肾亏虚，气血不足有关。盖肝藏血主筋，肾藏精主骨，年老体力渐衰，肾水无以滋养肝木，筋骨失于濡养，风阳扰动，导致肢体震颤，关节僵直；或因劳倦思虑过度，饮食调理失常，气血不足，不能滋养四肢经络，导致筋脉拘挛，行动迟缓。部分患者还可发展成为痴呆。处方：天麻9克，钩藤15克，炙僵蚕9克，全蝎粉2克，分2次吞服，以平肝熄风和络；熟地黄12克，山茱肉12克，仙灵脾9克，狗脊12克，杜仲12克，白芍30克，以益肾养肝；丹参20克，红花4.5克，以养血祛风。如患者面色不华，神疲乏力，舌淡脉细，可加党参、黄芪、当归各12克，以调补气血；大便干燥，可加苁蓉、生首乌各12克，以补养肝肾，润肠通便。

治肝有法，昔《类证治裁》云之最详，尽引如下："凡上升之气，自肝而出。肝木性升散，不受遏郁，郁则经气逆，为嗳，为胀，为呕吐，为暴怒胁痛，为胸满不食，为飧泄，为疝，皆肝气横决也。且相火附木，木郁则化火，为吞酸胁痛，为狂，为痿，为厥，为痞，为呃噎，为失血，皆肝火冲激也。风根据于木，木郁则化风，为眩，为晕，为舌麻，为耳鸣，为痉，为痹，为类中，皆肝风震动也。故诸病多自肝来，以其犯中宫之土，刚性难驯，夹风火之威，顶巅易到，药不可以刚燥投也。经曰：肝苦急，急食甘以缓之；肝欲散，急食辛以散之。用辛补之，酸泻之。古圣治肝，法尽于此。夫肝主藏血，血燥则肝急。凡肝阴不足，必得肾水以滋之，血液以濡之，味取甘凉，或主辛润，务遂其条畅之性，则郁者舒矣。凡肝阳有余，必需介属以潜之，柔静以摄之，味取酸收，或佐酸降，务清其营络之热，则升者伏矣。治肝气，先疏其郁，宜逍遥散。因怒动肝，小柴胡汤加山栀、青皮。嗳而吐沫，代赭旋复汤。呕而胀满，三因七气汤加枳壳、木香。怒伤胁痛，生白芍、金橘皮、山栀、枳壳、郁金汁、降香末。肠鸣飧泄，则泄木安土，人参安胃散加半夏曲。疝肿硬，则导滞和肝，橘核丸加减。若气有余便是火，治肝火实，吞酸胁痛，左金丸、抑青丸。胁大痛引腰背，汗泄，忌辛燥耗气劫液，宜甘酸化阴，甘草、柏子仁、枸杞子、枣仁、阿胶、牡蛎、木瓜、生白芍、五味子、鳖甲、金橘皮。"

而肝属木、肾属水，肾水可涵养肝水，水充则木荣，水亏则木槁，故有"肝肾同源"之谓。虽然精血皆化生于水谷精微，但肝血必须依赖于肾精的滋养，才能主持藏血和疏泄之职；肝血充盛又促使血化为精，肾精才能充盛，肾之藏精、主水等功能才能维持正常。这种精血之间相互滋生和相互转化的关系称为"精血同源"。由于肝肾同居下焦，均藏相火，因此肝肾阴阳息息相通，相互制约，协调平衡；病理上也常相互影响，两者同盛衰，临证者又不能不加以关注也。

61. 夏应堂：用药难，识病知理更难，而临证总宜举重若轻，药用轻灵

以轻灵见长，"轻灵"是精简扼要，平稳无疵，看似寻常，恰到好处之意。夏氏处方用药，以"轻灵"见长，这个"轻"，既不是十剂中"轻可去实"的

轻，也不是剂量轻重的轻，而是在平淡无奇的处方中收到了预期的效果，这是其虚心学习、采取各家之长，在临床实践中经过千锤百炼而达到的一种境界、程度、层次。举重若轻，前提是具备举重的实力。实力与举重的要求相去甚远，心中自然就有很大的压力，手下无论怎样也达不到举重若轻。我们看一位道长打太极，绵绵的掌力在划圈和推手中就能爆发出无尽的力量。一位僧人练劈掌，"哼哼哈嘿"后劈出厚实掌力，而且进力无穷。一个柔，一个刚，刚柔之后都激发出力量，虽然表现为一个绵绵无力，一个强劲有力，但是最终的结果都会归结成"力"。试想，如果道长和僧人是交战的双方，在激战的过程中一个进、一个退，可是最终结果却可能是势均力敌，不分胜负。可见，表现不同，方式不同，途径不同，达到的结果却可以是一样的。

阴阳调和，力求平衡，有时需要"轻"，有时需要"重"。轻松自如，就是修炼到极高境界的人。"吾非不知。但受先帝托孤之重，唯恐他人不似我尽心也！"此乃《三国演义》中诸葛亮在杨颙劝他不必亲理细事时"泣曰"。诸葛亮的学识、智慧、才能世间罕有，但他也有明显的缺点，就是不懂得举重若轻。刘备托孤之后，"夙兴夜寐，罚二十以上皆亲览焉"。深知事必躬亲将导致"形疲神困，一事无成"，可他知其不可而为之，最终英年早逝，没能完成灭魏兴汉的重任。这种负重前行的行为当然也有竭诚尽忠的成分，但恰恰是不懂得举重若轻，终致功败垂成。

应堂先生常常教导后学，辨证求准，要找寻重点。"用药难，识病理难；单从表面或片面去辨证，定然容易发生错误，深入细致地寻找重点，探得骊龙颔下珠，则胸有成竹，病无遁形。"临证制方须求稳，照顾全面。

《庄子·列御寇》有个"探骊得珠"的故事："人有见宋王者，锡车十乘，以其十乘骄稚庄子。庄子曰：河上有家贫恃纬萧而食，其子没于渊，得千金之珠。其父谓其子曰：取石来锻之！夫千金之珠，必在九重之渊，而骊龙颔下，子能得珠者，必遭其睡也。使骊龙而寤，子尚奚微之有哉！今宋国之深，非直九重之渊也；宋王之猛，非直骊龙也。子能得车者，必遭其睡也。使宋王而寤，子为齑粉夫！"说的是有个拜会过宋王的人，宋王赐给他车马十乘，他便依仗这些车马在庄子面前炫耀。庄子说："河上有一个家庭贫穷、靠编织苇席为生的大家，他的儿子潜入深渊，得到一枚价值千金的宝珠。父亲对儿子说：拿石块来锤坏这颗宝珠！价值千金的宝珠，必定出自深深的潭底黑龙的下巴下面，你能轻易地获得这样的宝珠，一定是正赶上黑龙睡着了。倘若黑龙醒过来，你还想活着回来吗？如今宋国的险恶，远不只是深深的潭底；而宋王的凶残，也远不只是黑龙那样。你能从宋王那里获得十乘车马，也一定是遇上宋王睡着了。倘若宋王一旦醒过来，你也就必将粉身碎骨了。"

　　这里用"探骊得珠"的典故，意思是要辨证抓住要点。而夏应堂先生又说："有板方，无板病。证情既有不同，体质亦自各别，拿一张成方原封不动去治病，是很少头的，并且既要看到病，又要看到病人的体质和生活习惯；另一方面，每一样药有它的特点、它的缺点，既要看到利的一面，也要看到弊的一面。"用药求纯，要击中要害。纯，就是不夹杂。陆定圃谓："用药最忌夹杂，一方中有一二味夹杂，即难见功。"盖病求中病，宜针锋相对，正似庖丁解牛，毫不费力，否则割鸡用牛刀，非徒无益，而反害之。由于夏应堂先生辨证准、处方稳、用药纯，故每于平淡处见功夫，轻灵中显力量。

　　历史上善用"轻灵"者不乏，如近代著名医家陈莲舫先生，便是杰出者一。陈莲舫（1840—1914），名秉钧，别署庸叟，又号乐余老人，清末上海名医。陈家世代业医，莲舫先生为第19代传人，其曾祖父陈佑槐，祖父陈涛，父陈垣，皆以行医为业。陈氏自幼学习儒业，同时随祖父习医。进学至廪生，补生员。据黄寿先生说："莲舫亦诸生，曾入龙门书院读书。后纳贳为官，入京任刑部主事，因仕途坎坷，遂归故里，潜心医学。"陈麻熟经方，晓脉理，精通内、外、妇、儿诸科。光绪中叶悬壶于清浦珠溪镇（今上海朱家角镇）。中年时期，其医疗水平日渐精湛，四方求医者皆至。远近病人有求者，他即前行，足迹遍布粤、鄂、皖、湘、浙等地。上至王公大臣、封疆大吏，下至平民百姓，求治者甚众，治病也是药到病除。光绪年间，奉召五入京城，充御医，为孝廉皇后和德宗所器重，受命当值御药房，名满京华，求治者甚众。光绪帝死后，以年老惮居北土为由，乞归南方，后迁居上海。受洋务派首领盛杏荪的邀请，设诊所于其斜桥邸中，以御医称。光绪壬寅年（1902年），与余伯陶等人创办了"上海医会"。

　　陈氏治学，用药亦轻灵，不尚峻烈。用药不拘一格，常常能出奇制胜，但用药轻灵亦为其一贯的原则。用药讲究平和允当，轻灵取胜，处方用药时慎之又慎，再三斟酌。如用桑叶、桔梗、连翘等清宣之品，轻者8分，至多1钱，取其轻而去实。又如对虚极之人，即使用一剂十全大补汤，也要分3日服进，以免产生虚不受补乏虞。另外，他还常说："用阳药忌温燥，忌升举，为照顾阴分；用阴药忌滋腻，忌填纳，为照顾阳分。"由此可以看出其在用药方面的细微之处。

夏应堂先生的举重若轻，药用轻灵，与名满天下的御医陈莲舫先生似近同矣。

62. 夏墨农：痈疽疮疔，形诸外而本诸内，正气为御邪之本

夏墨农先生在外科学术上推崇陈实功，极为赞赏其朴实无华的学风，以为一部《外科正宗》句句落到实处，绝无虚妄粉饰之词，堪为心典。夏墨农先生还欣赏叶天士的《临证医案·疮疡门》中华岫云评述："大凡疡证虽发于表，而生则在于里，能明阴阳、虚实、寒热、经络、腧穴，大证化小，小证化无，善于消散者，此为上工。其次能察明五善七恶，循理用药，其铍砭割，手法灵活；敷贴熏洗，悉遵古方，虽溃易敛此为中药。更有不察证之阴阳虚实，及因郁则营卫不和，致气血凝滞，聚成疡证，但知概用苦寒攻逐，名为清火消毒。实则败胃伐生，迨至胃气一败，则变证蜂起矣。"以为此言虽为华氏目击一些疡医不重治内，而致坏证损人之感慨，实道尽疡医之至理。

"有诸内者，必形诸外"语出《丹溪心传》，是朱丹溪根据《黄帝内经》"视其外应，以知其内者，当以观外乎诊于外者，斯以知其内，盖有诸内者，必形诸外"所说。这一理论的提出，在辨证论治中有着重要的作用。内脏的病变，必显现证候于体表，而掌握体表的证候，就可以认识内在的病变。如脾虚不运，就会口淡无味，纳呆，饮食不化；脾虚不能升清，则头目眩晕，脘闷，便溏，泄泻；脾失统摄，则出血；中气下陷，则久泻脱肛，内脏下垂等，都是脾气虚损在外的表现。诊断疾病，正是掌握了这些外在表现来确定内在病变的。当见到具有上述表现的患者时，就可诊断为脾气虚损。由此可见，辨证中分析归纳的理论依据就是"有诸内者，必形诸外"。

墨农先生尝云："大凡痈、疽、疮、疔，诸般疮痍，无论大小、轻重，深浅悉本诸内，气血咸有所伤，阴阳多有乖戾，医家不得但察其疮痍，而不辨其脏腑、经络、气血、津液、阴阳之损伤也。若轻浅小疮，治其疮，祛其邪，邪去则正气自复，非正无伤，亦非不治内也。倘危重大证，恶逆递见，必先扶正救逆，

当是时也，扶正即所以祛邪，非不治疮，唯其有命而后方可论痉也。"如其治寻常疔疮，多用清热解毒法直折其邪，如邪盛内攻，有走黄之虞，则进一层用犀角地黄汤清营解毒，以冀邪热外达。倘见正气虚弱，将有内溢外脱之兆，急用西洋参、玄参、鲜生地，益气养阴以托毒外出。疮病此愈彼起，缠绵不去，如见口渴、多饮、多尿，善饥当以消渴正虚邪实辨治，用黄芪、党参、山药、山茱萸匡扶正气。治脑疽，发背疮头平塌，根脚数漫不收者，乃取生黄芪、别直参伍皂角刺扶正托毒。

气血乃疮疡化毒之本，疡医家不可不察。肿疡疮头不举是报虚托毒不能，治以益气托毒，则疮头起而易溃；溃疡脓毒大泄，伤气伤血，必见面色苍白，神倦懒言，纳食呆少。平气血虚弱者，溃后多脓水清稀而冷，肉色苍白，久久难敛，必以益气养血之品补益之，或血肉有情之品调养之，使之气血渐复，脓肿渐稠，疮面肉色渐红而疮口易收；气血素虚者，患脑疽，发背及诸大疮，因正气御邪无力，当刻防邪毒内陷。溃后气血虚弱，化毒无本，局部脓摩难透，脓水稀少，疮色灰暗，中央糜烂，肿势平塌，散漫不收，神昏谵语，气息粗促，而成干陷之证等。患者即使救治得方，平过三候，及至收口期常可突然出现疮面光白极亮，或状如敷粉，形神委顿，自汗肢冷，语声低促，纳食顿减的虚陷见症。干陷证以益气养血，托里透毒救之；虚陷证，气血阴阳俱损，当以大补气陷汤，回阳救逆以治。其如大面积烫伤、津液大量流失，恐气随津脱，御邪无本，亦主要益气养阴，清热解毒。又如其治脱肛、内痔脱出，多从气虚论治；血虚肠燥型便秘、肛裂、痔疮、鱼鳞癣、斑脱、白癜风之肌肤干燥、粗糙、皲裂、瘙痒、脱屑、脱发等，多从血虚论治。

墨农先生以为，"就近及早出邪"法，与后世病医家奉为圭臬的陈实功"以消为贵，贵科早治"说不相违背。近世医家多以为消者，不破皮，量以内服外敷使疮形消散也。而墨农先生则以为消者，固然要消散其疮形，但更重要的是消除毒邪。此乃图本之治，毒邪去则外证形证俱消，且不得起也。试观乎脓肿既成之时，任从内服外敷，高热终究难退，退而复起，一旦决脓，脓毒既泄，当日热退，肿痛便减，且不复起。又如疔疮初起，内服外敷，固可望消退，或聚肿溃脓，但难免有溜缰野马发为走黄者。而墨农先生见疔先在疮顶划一"+"形刀口，插入香头吊分许，盖以千锤膏，未尝闻有走黄之变也。又如附骨疽、流注，初起多重内消，而消之不退、溃脓乃至附骨疽损骨，流注此伐彼起者多矣。

墨农先生用一笔消薄撒布膏上，烘热和匀，使不见药，再撒丁桂散或十香散，贴肿处皮上，虚证用《药签启秘》桂麝散。又如其治肠痈喜宗《金匮要略》法，清热利湿解毒统以下法，使热毒从下而泄；治肺痈用千金苇茎汤，或以家传秘方芥菜汤与之频频饮服，清热化痰涤痰，使邪从痰而泄；治热淋、阴囊湿疹、急生湿疹，重在利小便，使邪热从小便而泄。墨农先生治痈疽伴有大便秘结的实热证，多用通下，使热随便泄，伴表证者，多参用汗法，以使邪从表解。如乳痈初起伴发热恶寒之用苏叶梗、牛蒡，暑湿流注之用淡豆豉、豆卷，皆使邪早从近泄意耳。

温病的主要病理变化，是阴液的耗伤。临床温病最为多见的症状是发热、口干渴，有汗、脉数、谵语、恶寒、头痛、烦躁、发斑和神识不清，其中以发热、口干渴和有汗三大症状出现频率最高，如叶天士所说："热邪不燥胃津，必耗肾液"；二是失治误治，如吴鞠通所说："温病误表，津液被劫……热邪久羁，吸烁真阴；或因误表，或因妄攻"；三是素体阴虚，如叶天士所说"初病即舌干"，须采用"实其阴以补其不足"（语出《灵枢·热病》）的养阴生津法来补充阴液的不足。按此理论，养阴生津法应贯穿于整个温热性疾病的治疗过程中。养阴可以制火，津液属阴，温邪属阳。无论是在温病的初期、中期还是末期，都存在着阴阳之间的相互制约、相互斗争。热邪的亢盛最易灼烁阴液，造成阴液的亏虚，阴虚阳更旺，更助热势，而使邪毒更盛，形成恶性循环，甚至导致"亡阴"，这是"阳盛则阴病"的病理变化，过亢之阳必然导致阴液的亏虚。

另外，养阴还能祛瘀，温病热瘀证是多因素、多环节病理共同作用的结果，而阴伤在温病热瘀形成过程中起着重要的作用。血热炽盛，一方面煎熬脉内阴血，脉外之津液渗注于脉中，以补偿脉内血液不足，与此同时，由于脉外之津液大量渗注于脉内，而使脉外津液亏乏；另一方面，邪热的炽盛可直接地损耗脉外之津液，使得津液耗伤加重，血中津液亏乏，血液遂变黏稠，流速减缓，进而造成瘀血内停。当此之时，如深入血分之热邪与新形成之瘀血相互搏结，即可在一定的部位出现相应的瘀热互结见症。阴伤与温病热瘀证的形成密切相关，邪热伤阴是导致温病热瘀的主要因素，阴伤导致脉道涸涩则是温病热瘀证的重要病理。"津血同源"，生理上津与血相互滋生，相互为用，病理上又相互影响，所以治疗上有"养血可生津，保津即保血"。当然，养阴更可以敛阳。阴阳互根，阴阳两方各以对方为自己存在的前提条件，任何一方均不能脱离对立着的另一方而单独存在。正所谓："阴在内，阳之守也，阳在外，阴之使也"；"孤阴不生，独阳不长"（语出《素问·阴阳应象大论》）。

邪盛正虚，或因汗、下太过，引起阴液骤损，以致亡阳气脱。阴液的骤损是最初的病理变化，随着此病理变化，而产生元气的耗损，导致"气随液脱"。津气的暴脱，使得阳无以依存，形成了亡阳气脱证。针对阴液耗竭，吴鞠通说："耗之尽则阳无以恋，必气绝而死矣。"有论述认为，脱证的病理基础，主要是津气急剧耗伤，影响心主血脉的功能，气血运行严重障碍，脏腑组织缺乏气血津液的温煦濡养，功能活动极端低下，气化作用异常紊乱，以致阴阳不能相互维系，阴失其守，阳不能固。

墨农先生在临床以顾护阴液，为治疡贯穿始终。其学术受温病学说影响较大，在其临床中不但较多地引用了高秉钧的"上焦多风热，中焦多气火，下焦多湿热"的学说，很多学术观点更是直接导源于温病学说。如其治风疹、乳痈初起、流注初起用汗法，疔疮走黄，疽毒内陷用透热转气、凉血散血法（渊源丁叶天士《外热论》的"大凡看法：卫之后方言气，营之后方言血。在卫汗之可也，到气才可清气，入营犹可透热转气，如犀角、玄参、羚羊角等物，入血就恐耗血动血，直须凉血散血，如生地、丹皮、阿胶、赤芍等物"。）特别是阳证疮疡发展过程中有与温病伤明耗气相似的病机，推论外证多由火邪而起。火邪非但可腐肉烂筋，每易灼伤阴津，而津血同源，血以载气，为气之母，气血为疮疡化毒之本，脓毒之泄必然耗伤气血；脾胃为气血生化之源。外证肿痛，日夜无间，饮食自半，气血生化乏源，亦是形成气血不足之机。又如汤火暴伤，创面大、渗出量大；痔疮出血；外伤大量出血；湿疹大量渗出津液，皆可见气血、津液虚顿之证。附骨疽、流痰死骨不出、脓水涟涟经年累月，虚热不清；颈部瘰疬溃破，脓出清冷稀薄经久不收；急慢性红斑、紫癜皆见伤阴耗气之证。于治疗中处处顾护气阴，既见伤气，便用参、芪补气；既见伤阴，便用北沙参、麦冬、川石斛、天花粉、生地、知母等滋养阴液。而于外证火邪炽盛，尚未伤阴之际，急用大剂请热解毒之品，却热以护阴；热实入腑，大便秘结者，急下存阴；热入营血者，凉血护阴；急性外伤出血、痔疮出血者，皆用止血养血护阴；急性湿疹大量渗出，大面积烫伤大量溶出，可用利湿、收涩养阴。

63.庞泮池：异病昌同治，本源自仲景

庞泮池先生是位杰出的女性，上海名医。临床应用融会贯通，遣方用药得心应手，常常见"证""方"出，不拘泥时方、经方，也不偏信流派，非常善于接受新事物，中西兼容，有一套自己独特的风格。泮池先生自幼聪颖，高中时因患一场大病，服中药而愈，遂叹中医之神力，立志学医。1937年考入中国医学院，师从名医章次公、王慎轩。侧身杏林六十余载，从事中医妇科，兢兢业业，锲而不舍，潜心钻研，善于创新，擅治各种妇科疾病，尤以治疗妇科恶性肿瘤、木孕症见长。

泮池先生遵循《伤寒论》《金匮要略》的辨证规律，诊治妇科病，在中药救治"宫外孕"大出血的患者病例中：一是突然大量腹腔内出血，引起四肢逆冷，脉沉细，面色苍白，休克等，表现为气随血脱，有亡阳之虞，与《伤寒论》少阴篇中"四逆汤"专治"脉沉细，但欲寐，大汗出，四肢逆冷"之亡阳证候相似，当异病同治，回阳救逆。二为下腹剧痛拒按，胚破血流，瘀阻下焦，血不循经，《金匮要略·妇人妊娠》中"桂枝茯苓丸"一条明确指出："经断未及三月，而得漏下不止，前三月经水利时，胎也，下血者，后断三月血也，所以血不止者，其证不去故也，桂枝茯苓丸主之。"症瘕为害，需用活血化瘀之法，桂枝温散，丹皮凉通，桃仁化瘀，芍药和营，茯苓利导，去瘀生新，血自循经，故使血止证消。三为气机失畅，腑行受阻，大便不通，有虚中夹实之兆，乃应用《伤寒论》少阴篇以"大承气汤"急下存阴之意，用生大黄、枳实等荡涤肠胃，使气血流畅。四为瘀阻盆腔，极易感染，甚而有痈肿，引起发热，仿《金匮要略》肠痈有寒者用"薏苡附子败酱草"，发热者用"大黄牡丹皮汤"排脓消散外，加以银翘等清热解毒之药，使热退肿消。以上四法四方治痒六例"宫外孕"大出血的危重患者，全获成功。

临床上同病异治，是指同一疾病，可因人、因时、因地的不同，或由于病情的发展、病机的变化，以及邪正消长的差异，治疗时根据不同的情况，采取不同的治法。"同病异治"一词源于《黄帝内经》。《素问·五常政大论》曾明确提出："西北之气，散而寒之；东南之气，收而温之，所谓同病异治也。"《素

何·病能》又指出："有病颈痈者，或石治之，或针灸治之，而皆已，其真安在？岐伯曰：此同名异等者也。夫痈气之息者，宜以针开除去之；夫气盛血聚者，宜石而街之，此所谓同病异治也。""异病同治"是指不同的病证，在发展的过程中，出现了相同的病机变化或相同的证候表现时，可以采用相同的方法进行治疗。

前人的辨证以辨病之转变，邪之进退，正之盛衰，药之宜否以应变救逆。类如伤寒一日，太阳受之，若脉静者为不传；颇欲吐若躁烦，脉数急者为传。伤寒六七日，无大热其人躁烦者，此为阳去入阴。伤寒三日，三阳为尽，三阴当受邪，其人反能食而不呕，为三阴不受邪。太阳病下之后，其气上冲可与桂枝汤，方用前法；若不上冲者不可与之。伤寒阳脉涩、阴脉弦，法当腹中急痛者，先与小建中汤，不差者与小柴胡汤主之。霍乱下利后，当便硬，硬则能食者愈。又如《伤寒论》中服柴胡汤后感到口渴的，病证已属阳明也，以法治之；太阳篇太阳病脉当浮反沉者为由阳入阴；少阴病当无热，反发热为由阴转阳。辨证论治的实质就是辨别清楚"病因体异"，然后"同病异治""异病同治""药随证变"，因同果不同即病不同。如湿邪致病，有的见体肿，而有的见腹泻，也有的出现小便不利，症状虽异，而治法相同，即称异病同治。

临床上有的是因不同但病相同，而证不同就需同病异治，病相同而病位不同也应同病异治。但有的因同，病位不同，证也不同，其治法也就不同了。如湿邪在胃则作呕，在脾则作泻。二阳合病必下利，为病在肠，葛根汤主之；如不下利而呕者，为病在胃，用葛根加半夏汤主之。至于异病同治的例子，以金匮肾气丸最易说明。《金匮要略》中用肾气丸者有五：一是中风后少腹不仁；二是治虚劳里急诸不足，少腹拘急，小便不利；三是治痰饮短气有微饮当从小便去者；四是治妇人烦热不得卧，但饮食如故之"转胞不得溺"者；五是饮一溲一之消渴病者。同为一种肾气丸，主治以上五种不同病证，即异病同治。

异病同治一词，《黄帝内经》中并无明确的文字表述，但与同病异治相对，已体现了这种治疗思想，尤其是《金匮要略》在辨证治疗方法和具体方药的运用上已经充分体现了"异病同治"的精神，于是后人根据"同病异治"的精神提出了"异病同治"，进一步丰富了中医学的治则治法。病邪侵犯部位不同，治法各异。

又如《金匮要略·水气病脉证并治第十四》："诸有水者，腰以下肿，当利其小便；腰以上肿，当发汗乃愈。"说明同为水气病患者，若见腰以下肿，因腰以下肿为阴，属里，水湿之邪在里在下，故用利小便法，使水湿通过小便而排出；若见腰以上肿，因腰以上为阳，属表，水湿之邪在表在上，故用发汗法，使水湿通过汗液而散除。病因不同，治法各异。如《金匮要略·痰饮咳嗽病脉证并治疗第十二》："病溢饮者，当发其汗，大青龙汤主之，小青龙汤亦主之。"溢饮除当汗出而不汗出、发热恶寒、身体疼痛等共同的症状外，如兼有无汗而喘，烦躁，其脉浮紧，为外感风邪，内有郁热之候，当治以大青龙汤发汗兼清泄郁热；如兼有胸脘痞闷，干呕，咳喘，痰稀量多，其脉弦紧或弦滑，为外感风寒，内停水饮之候，当治以小青龙汤发汗兼温化里饮。

　　疾病发展阶段不同，治法各异。如《金匮要略·痰饮咳嗽病脉证并治第十二》："膈间支饮，其人喘满，心下痞坚，面色黧黑，其脉沉紧，得之数十日，医吐下之不愈，木防己汤主之。虚者即愈；实者三日复发，复与不愈者，宜木防己汤去石膏加茯苓芒硝汤主之。"同为支饮病，若服用木防己汤后能使心下痞坚变成虚软，是水去气行的标志，病即可愈；若心下痞坚变成坚硬，是水停气阻，坚结成实之证，病情反复，再用此方，已不能胜任，故用木防己汤去石膏加茯苓芒硝汤以治之。病性虚实不同，治法各异。如《金匮要略·胸痹心痛短气病脉证并治第九》："胸痹心中痞，留气结在胸，胸满，胁下逆抢心，枳实薤白桂枝汤主之，人参汤亦主之。"本条是在胸痹主证的基础上变化而来，若偏实者以祛邪为先，当通阳散结，降逆除满，方用枳实薤白桂枝汤；若偏虚者以扶正为急，当补气助阳，方用人参汤。同病异治是中医辨证论治思想的充分体现，同病异治的基础是不同的疾病所处的病理阶段、病性虚实、邪处部位、病理机制等的不同。在临床疾病治疗过程中，必须抓住相同疾病的特殊点进行辨证论治，否则难见成效。

　　异病同治，同一病因，治法相同。如《金匮要略·腹满寒疝宿食病脉证治第十》："寒疝腹中痛，及胁痛里急者，当归生姜羊肉汤主之。"又如《金匮要略·妇人产后病脉证治第二十一》："产后腹中痛，当归生姜羊肉汤主之。"寒疝与产后腹痛虽是不同的疾病，但病因相同，皆为血虚里寒，故皆当归生姜羊肉汤以养血补虚，温中散寒止痛。同一病性，治法相同。如《金匮要略·消渴小便不利淋病脉证并治第十三》："男子消渴，小便反多，以饮一斗，小便一斗，肾气丸主之。"又如《金匮要略·妇人杂病脉证并治第二十二》："问曰：妇人病，饮食如故，烦热不得卧，而反倚息者，何也？师曰：此名转胞，不得溺也，以胞系了戾，故致此病，但利小便则愈，宜肾气丸主之。"脚气病、虚劳、痰饮、消渴和转胞是截然不同的五种疾病，但病性相同，皆是肾气虚衰所致，故皆可选用肾气丸以振奋肾阳，温补元气。同一病机，治法相同。如《金匮要略·百合孤惑阴阳毒病脉证治第三》："病者脉数，无热，微烦，默默但欲卧，汗出，初得之三四日，目赤如鸠眼；七八日，目四眦黑。若能食者，脓已成也，赤小豆当归散主之。"又如《金匮要略·惊悸吐衄下血胸满瘀血病脉证第十六》："下血，先血后便，此近血也，赤小豆当归散主之。"此二病，虽然病因、病名、病症不同，但病机相同，均为血中有热，湿毒不化，所以同用赤小豆当归散清热利湿，活血化瘀排脓。

异病同治固然可以治好不同的疾病，但既然是不同的病种，其间必然有不同的特点和临床表现，可能有时只有细微的差别，如果以某一方不加改变给予治疗，其疗效可想也会是参差不齐的。

64. 顾伯华：疔疮走黄，必以通下

伯华先生临床实践，早期以看疮疡为主，尤以治疗疮走黄出名。疮疡本为火毒之邪而成，火为阳邪，阳盛则发热，阻塞则肿胀，血凝则疼痛，热盛则肉腐，肉腐化为脓。此时重在攻邪，常用大剂清热解毒之品，紫花地丁、蒲公英、银花、黄芩、山栀、草河车、半枝莲等用量多在30克以上；若是疔疮走黄加用犀角地黄汤，鲜生地用至50克以上。危重病人，日用两剂中药，分4次口服。采用驱邪为主的方法，"疮疡者外痈也，肠痈者内痈也。部位区分，病机则同。治也清热解毒为主。因六腑以通为用，不通则痛"，故以通里攻下为辅。通下者，"通腑泄热，荡涤积滞，逐瘀破结"，邪从下去。"陈莝去而肠胃结，邪气尽而营卫昌。"

据此，伯华先生在总结大黄牡丹皮汤治疗阑尾炎的基础上，创制了锦红片（红藤、蒲公英、生大黄），治疗急性阑尾炎、胆道感染均有显效。后期他看疮疡渐少，接触疑难病种为多，门诊及病房都有不少红斑狼疮、皮肌炎等患者。这些病例亦红，亦肿，亦热，亦痛（关节痛），伸与疮疡迥异，是由于禀赋不足，阴阳失调所致。红者虚火也，热者阴虚也，肿者脾肾两亏之证，痛者气血不足外邪所致。因此，除急性发作需"急则治其标"夕卜，应用"同病异治"和"异病同治"的原则。总结出以调整阴阳，养阴清热为主治疗多种外科和皮肤科疾病的经验。常用生地、玄参、天麦冬、石斛、龟板等，甚为注意辨证加减。治有头疽，加紫花地丁、半枝莲等清热解毒；治甲亢，加夏枯草、牡蛎、海藻、礞石等化痰软坚；治流痰（骨结核），加补骨脂、狗脊、川续断等补益肝肾；治肠梗阻，手术后加党参、白术、川朴花以健脾理气；治毛发红糠疹，加丹参、当归、莪术等活血化瘀；治红斑狼疮，稳定时多加黄芪、淮山药、仙灵脾、锁阳等健脾补肾等。

伯华先生根据几十年诊治疮疡的经验，总结出败血症辨证施治的规律，可分为三个类型。疔疮走黄：多由挤压疮口，治疗失当，毒邪扩散，入于营血而成；表现为正气充足，热毒炽盛之证。疽毒内陷：多是痈疽、发背患者，因体质虚弱，正不胜邪，毒入营血；表现为正气不足，邪毒内陷之证，因体质、年龄、有慢性病等因素，又有阳虚或阴虚之不同。热毒内攻：严重灼伤者，常因热邪入里，郁久化火，火盛伤阴，阴虚则火毒更炽，以致毒邪内攻；表现为阴虚内热，火毒炽盛，可因壮火食气，阴损及阳，而致阳虚。以上三者也能相互转化，可因治疗及时，邪去正复而痊愈；或因邪盛正衰，救治不及而死亡；亦可因毒邪内传于脏腑，外阻于肌肤、筋骨而生流注等。

临床施治以火盛者，清热解毒，方用黄连解毒汤合犀角地黄汤；伤阴者养阴清热，黄连解毒汤合增液汤、竹叶黄芪汤；阳虚者扶正托毒，方用透脓散、托里消毒散。然而病精错综复杂，执方不能定而不变，当以随证加减为要。如伯华先生治金黄色葡萄球菌败血症患者：朱氏，男，35岁。灼伤总面积达62%，其中三度达30%。血培养：金黄色葡萄球菌生长。除联合应用抗菌药物及采用纠正电解质、补充营养等一系列综合措施和控制局部感染的疮面处理外，因病情反复，又按辨证论治给服中药。当时症见：身热38.3℃，口渴喜冷饮，舌光津干，乃火毒内陷热极劫津之象。治拟清热生津解毒。处方：玄参、银花、连翘、丹皮、鲜生地、鲜沙参、麦冬、生石膏、鲜茅根、芦根、生龟板、赤芍等。二帖后，血培养（-），而壮热不退（38.8℃），舌光红而润，大便溏薄，此肠热不退，造成热痢之证，在原方中去鲜沙参、麦冬、鲜茅根、鲜芦根等滑肠之药，加川黄连、淡竹叶以清热止泻。服药4天，身热持续39℃左右，且出现神昏，谵语，四肢抽搐，舌光绛津干，血培养（+）。治以生津养阴，壮水制火以解毒。处方：西洋参、鲜石斛、鲜生地、元参、生龟板、川黄连、银花、连翘、茯神、嫩钩藤、犀黄。10天后形容消瘦，神志时清时昏，泛泛欲恶，胃纳不佳，口糜累累，舌质淡，苔薄，脉细数，血培养（-）。乃火毒伤阴败胃，拟清浊养胃。处方：西洋参、金石斛、麦冬、冬瓜子、生米仁、橘白、茯神、炒川黄连、野蔷薇、炒谷芽、炒枇杷叶。此后热虽退而不清，神志清晰，夜寐渐安，胃纳渐复，舌淡红，苔薄，脉细数。故宗清热生津养胃等原则出入，旋至痊愈出院。

伯华先生研究急腹症时，认为这些病都有腹痛，腹胀，痞满，便秘，舌苔黄腻等腑实之证，六腑功能是"以通为用"，具有"泻而不藏，动而不静，降而不升"的特点，疼痛是不通所致。治应使其通，则疼痛可止，胀满即除。瘀滞生热，毒聚成痈，故通里攻下，清热解毒作为治疗急腹症的大法。在采用复方大黄牡丹皮汤、红藤煎剂治疗急性阑尾炎340例有效基础上，精简用药，选用了生大黄、红藤、蒲公英、制川厚朴四味药，以后又精简了川厚朴，定名为锦红汤［红藤60克，蒲公英30克，生大黄9克（后下）］与大承气汤［生大黄9克（后下），玄明粉9克（冲），川厚朴9克，枳实9克）］为基本方，随证加减，兼用四季青钠盐（每10毫升内含生药600毫升）或黄连素（每2毫升内含盐酸小檗碱2毫克），每日15～30升静脉滴注，治疗各种炎性急腹症均收到良好的效果。但也应辨证如减。以急性阑尾炎和急性胆道感染为例，除气血瘀滞，不通则痛外，尚有邪从热化，热致燥化的特征。如热毒炽盛者，应加重清热泻火解毒之品，如黄连、黄柏、龙胆草等以防发生变证。热邪伤阴，耗伤津液有伤阴之象，应加养阴生津之品，如生地、石斛、天花粉等；也有实热之证夹有虚寒者，应加用温运健脾之薏苡附子败酱散加减治疗。

伯华先生对乳癖的辨证施治有独到见解。乳癖之名始见于清代高锦庭《疡科心得集》，但对症状描写不详。中医认为女子乳头属肝，乳房属胃，因此对乳癖的病因病机偏重于肝气郁结，治宜疏肝理气为主。顾氏指出中医文献中的乳癖，包括现代医学乳房纤维腺瘤和乳腺增生两种病；而后者，病人除有乳房部结块外，常有月经来前两乳房胀痛或肿块变大，月经过后疼痛减轻或消失，肿块缩小等症状，有些病人并有月经不调或婚后不育等病史，显然与冲任不调有关。因冲任两脉皆起于胞中，任脉循腹里，上关元，至胸中；冲脉夹脐上行，至胸中而散，伯华先生提出将乳癖分为肝郁气滞和冲任不调两型，对冲任不调型治则除疏肝理气外，着重加用调摄冲任药物如仙茅、仙灵脾、锁阳、苁蓉、菟丝子之品，收到了满意疗效。

乳晕部瘘管一病，在古代医著中均无记载，在临床上亦较为罕见。本病发病前多有先天性乳头内缩，病变初起在乳头的一侧（乳晕部）有较小结块，质硬不坚，常为患者疏忽。发作时结块增大，皮色微红，自觉疼痛，一二周成脓，破溃后流出臭脓，并有粉渣样物排出，亦能从乳头内排出此类分泌物。由于创口久不收敛或反复发作，逐渐患部瘢痕形成，致使乳头更呈凹陷，局部组织坚硬不平，因此常被误诊为乳癌而误做乳房根治术。伯华先生早在1954年首先发现了此病，并命名为慢性复发性伴有乳头内缩的乳晕部瘘管，并采用挂线和切开等法已治愈了100多例，其中有不少病人曾被误诊为乳癌，险做乳癌根治术，后经伯华先生诊治而愈。真乃"医有秘方可使万民益寿，药无凡草能救百病回春"。

65. 蔡小荪：彰古参今，辨证辨病，衷中参西

蔡小荪先生学术来自家传，早年私塾、学院、自学等学习，除奠定扎实中医理论基础外，还具有一定的西医理论基础。长期妇科临证，又使其深悟中、西医在妇科诊治中的长短优劣所在。很早在临证中汇入了盆腔内诊、基础体温测定、子宫输卵管碘油造影、内分泌激素测定、B型超声波检查、男子精液常规检查及其他实验室检查等西医诊察手段，以弥补中医四诊之缺漏。20世纪70年代初就借鉴西医周期理论和周期治疗法的基本思路，运用中医脏腑、气血、阴阳理论进行综合分析，较完整地从理论上提出了中医月经周期并四期阴阳、气血、脏腑的生理变化模式，并将其周期生理特点与许多疾病的病理特点有机结合，制定出不同疾病的不同周期调治法，取得较好临床疗效，为中医中药之临床施治开拓了新的思路和方法。

盖彰古参今者："彰"者，"圣谟洋洋，嘉言孔彰"；《尚书·伊训》"参"者，"无参验而必之者，愚也"。《韩非子·显学》载辨证施治作为中医理论体系之精华，从古至今，备受医家推崇，其优越性自不可没。然作为中医，特别作为现代之中医，决不能侧重辨证施治而忽略、轻视了辨病论治之重要性，

亦不能认为唯西医方言辨病治疗，长于专病专方专药。时下众医皆谓仲景之《伤寒论》开辨证施治之先河，其实，纵观伤寒，可知其中并无辨证施治之语，此仅为后世诸医悟其无字之书而奉之。

事实上，仲景无论在《伤寒论》或《金匮要略》中，都主张在辨病之中注重辨证，把专病专方专药和辨病辨证论治紧密结合起来。《伤寒论》即是先示人辨病，再辨证、辨脉。如"辨太阳病脉证并治"，仲景是在示明"脉浮，头项强痛而恶寒"之太阳病基本特征的前提下，再通过辨证分辨出本证三型之不同及各自兼证、传变之不同。《金匮要略》的最大特点是辨病辨证合参论治，对虚劳，呕吐，腹满，下利等证，仲景着重辨证论治，对百合病、阴阳毒病、血痹病等，仲景侧重辨病论治；而书中运用更多者，则是辨病和辨证相参的诊疗方法，诸如痉病，疟病，胸痹，肺痈，寒疝，消渴，水气，黄疸，等等。可见辨病论治绝非西方医学之特有，它也是中医学的基本思想。病者，本也；证者，标也。有病方有证，"不能辨病，焉能辨证"，辨病之中即寓辨证之法。

随着日新月异发展之现代医学的不断冲击和渗透，单纯运用中医辨证方法，已不能满足社会、患者对现代中医诊病的厚望和需求。临证中，不乏一些拿着"三阳"及肝功能异常、胆固醇、甘油三酯偏高，尿蛋白异常报告单而无自觉症状的就诊者。诸如此类"无证可辨"的乙型肝炎、高脂血症、慢性胃炎患者，现代理化检验指标成为唯一的疾病指征。这种新时期下的新情况，使传统的中医诊疗方法面临了新挑战，增添了新内涵。

小荪先生治不孕症、闭经、崩漏等，颇见优势。以往单纯从中医辨证论治的角度治疗，部分病人往往效果不佳或虽效而易于反复。受西医生殖功能及月经周期是由下丘脑—垂体—卵巢—子宫辅调节，此轴的功能失调导致了本类疾病发生的西医理论启发，联系《难经》有"肾气通于脑，下连冲任二脉而系胞宫"之论述，他认识到其于中医理论应为脑—肾—冲任—胞宫之间调节制约失调相仿，其中肾虚是主要环节所在。因此，在此类疾病治疗中，他参入育肾调冲的周期调治方法，进一步提高了治疗效果。根据异位内膜在女性激素作用下，产生周期性局部病灶的出血、坏死是疾病发生、发展的根本原因，中医谓之"离经之血"，瘀血逐月积聚形成癥瘕，因此认为"瘀"是产生本病症状体征的关键。结合周期病理特点，以"化瘀散结"为总则，自拟专方，疗效极好。

66. 杨永璇：真正辨证而施治，秘而不传者，在经在络

杨永璇先生是上海市南汇县人。幼读诗书，长而习医。17岁受业于浦东唐家花园王诵愚先生门下，博览群书，尽得王氏真传。1921年返回周浦，以"针灸风科方脉"悬壶。1937年迁居上海八仙桥行医。专长针灸，兼理疯科，通晓内、外、妇、儿、皮肤诸科。擅治中风偏瘫，历节痹痛，小儿麻痹症，急性腰扭伤，脚气病，软脚风，丹毒，痛风，鹅掌风，大麻风以及脊椎肥大等顽痹痼疾。临诊时按脉察舌，辨证论治，根据病情需要，以针灸、拔火罐为主要治疗手段，兼用汤药丸散，膏滋药酒，药熨熏洗，外敷搽擦等医技，著称于沪上。

杨永璇先生说："脱离了经络，开口动手便错，内科临床工作者也应如此，千万勿忘重视经络。"经络学说是祖国医学基础理论的重要组成部分，早在古代经典著作《黄帝内经》等书中，已有较为详尽的论述，历代医家又不断加以发展和补充，形成了一个周密完整的经络系统。经络学说自创始到发展，与针灸有着不可分割的关系。例如针灸治病所用的腧穴，就是经脉之气注输出入的处所。在辨证论治、处方配穴、选择手法等各个方面，皆不能脱离经络学说的指导。针灸治病必先明辨病在何脏何经，然后按照脏腑经络和腧穴的相互关系，采取循经取穴、邻近取穴或随症取穴等方法，相互结合使用。正如《灵枢·刺节真邪》所说："用针者，必先察其经络之实虚，切而循之，按而弹之，视其应动者，乃后取之而下之。"《灵枢·营卫生会》谓："人受气于谷，谷入于胃，以传与肺，五脏六腑，皆以受气，其清者为营，浊者为卫，营在脉中，卫在脉外，营周不休。"《难经》谓："气主煦之，血主濡之。"《灵枢·海论》谓："夫十二经脉者，内属于脏腑，外络于肢节。"

经络还能抵御病邪，反映疾病，在病邪入侵后的传变作用，其皮毛、孙脉、络脉、经脉，内连五脏，散于肠胃。自然界是生命之源泉，是人类赖以生存的必要条件。经络系统是维持内外环境平衡，正常生命活动赖以实现的协调与控制系统。《灵枢》说："经脉者，所以能决死生，处百病，调虚实，不可不通。"因此，杨永璇先生重视穴位压痛检查。经络是人体气血运行的通路，通过经络系统

的联系，人体内外上下、脏腑肢节、身体各部组织器官联成一个有机的整体。腧穴是人体脉气输注于体表的部位，因此内脏有病，常可通过经络反映到体表，在穴位上表现为压痛等反应。杨氏在临床上极重视体表穴位的压痛检查，借以分析内部脏器的病变情况。他认为急性病压痛较显著，慢性病压痛范围较小。五脏六腑处于胸腹中，而脉气发于足太阳膀胱经，故五脏六腑之腧穴皆在背腰部。

《灵枢·背腧》说："则欲得而验之，按其处，应在中而痛解，乃其腧也。"如咳呛病在肺腧处有反应，按之舒服；脏躁病（癔病）在心腧；溃疡病在胃腧；胆囊病在胆腧有按痛；月经病及失眠在三明交穴有压痛；精神分裂症在血海穴有压痛；等等。在这些压痛点进行治疗，往往可收事半功倍之效。因此，杨永璇先生重视针感传导方向。针刺治疗要有一定的得气，若能"气至病所"，那疗效更好。针刺感应的传导放散，是由经络循行及穴位性能来决定的。一般来说，手之三阴，从胸走手，内关、少海清热安神，针感向下；中府、列缺调肺利气，都向末梢放散。手之三阳，从手走头，合谷能升能散，手法正确，针感可到头颈；曲池走而不守，针感也可向上。足之三阳，从头走足，足三里和胃止痛补气，针感向下可到第二足趾；委中清热利湿定痛，感应向下可至足跟；阳陵泉镇痉熄风止痛，针感也向下至外踝。足之三明，从足走胸腹，血海调血清血，主治血证，针感向上；三阴交助运安神，祛风化湿，疏调下焦，清理一切血证，针感可放散到腹股沟。但这些情况并不是绝对的，只要改变针尖迎随方向，调整手法，也可使放散路线得到改变。例如内关穴大都向末梢放散，但若和公孙配合，主治胃心胸之证，运用催气手法，重压下方，并用迎而夺之的方法，可使针感传向肘臂，立即产生嗳气，缓解心胸疼痛有奇效。

南朝的刘勰说："义典则弘，文约为美。"皇甫之云"经脉所过，主治所在"，如咽干声嘶，取双太溪用阴刺法，效果极好；急性扁桃体炎针合谷、少商较有效；胁痛取阳陵泉；胸闷欲吐泻内关、太冲，由于手阳明经在面部的路线呈交叉，故口眼㖞斜取合谷，左针右，右针左；牙痛取合谷，内庭均能治疗。但手阳明大肠经"入下齿中"，足阳明胃经"入上齿中"，所以临床上一般认为下齿痛用合谷，上齿痛用内庭。手阳明太肠经的有穴路线主要循行于上齿，而足阳明经的有穴路线都循行于下齿部，所以上牙痛取合谷、下牙痛用庭，效果更好。但不论是上牙痛，还是下牙痛，当治疗时必须令患者先咬紧牙关，再进行针刺，效果更为显著。杨永璇先生重视以痛为腧。十二经筋是随着十二经脉分布的，它循行于体表而不入内脏，其发病症状也偏于从方面。杨上善说："经脉是阴阳气之所资，邪入肌腠，袭筋为病，不能精输，遂以病居痛处为腧穴。"临床上对于经筋之病，常用"以痛为腧"的方法来治疗。如网球肘疼痛较为顽固，在检查时可发现肱骨外上髁有一压痛拒按处，应在该点上施以较强的恢刺或合谷刺，以泄其邪，配以艾灸温针，吸出瘀血凝块，常能缓解筋急，其效立见，真乃"用针如神可以烧山透天，医技似仙驱动青龙白虎"。

67. 杨依方：药物取归经，执简而驭繁，大扬阐医理

杨依方先生运用经络学说，指导临床治疗，以药物归经，引经报使，执简驭繁，有条不紊。药物归经，是在分经辨证的基础上，按照经络学说来归纳药物性能的一种理论，意思只是说明某种药物，对某经某脏有特殊作用，但并不是将药物的功能局限化。张元素编写分析药物性能的《珍珠囊》一书云"辨药性之气味、阴阳、厚薄、升降、浮沉、补泻、六气、二十经及随症用药之法"，受到《本草纲目》作者李时珍的赞誉，说他"大扬医理"。这是因为过去的《本草》只记载某药治某病，很少从理论上说明它的性能，只有金元时期的医家才结合《黄帝内经》观念，运用经脉、脏腑的理论，以阐述药物性能，进行分类归纳，这对指导临床用药是有帮助的。

归经是药物作用的定位概念，即表示药物在机体作用的部位。药物对某些脏腑经络的病变起着主要或特殊的治疗作用，药物的归经不同，其治疗作用也就不同。药物的归经，还指明了药物治病的适用范围，也就说明了其药效之所在。此一理论的起源和形成，可追溯到先秦《周礼》及秦汉的《黄帝内经》《神农本草经》等，其论五味作用定向定位，为归经理论的先声。金元易水学派张洁古，正式把归经作为药性主要内容加以论述，明代刘文泰《本草品汇精要》、贾如力《药品化义》均把"行某经""入某经"作为论述药性的固定内容。清代沈金鳌的《要药分剂》正式把"归经"作为专项列于"主治"项后说明药性，并以五脏六腑之名作为归经的对象。此一理论与临床实践密切相关，其伴随着中医理论体系的不断发展而日臻完善，如《伤寒论》创立了六经辨证系统，临床上便出现了

六经用药的归纳方法；又如麻黄、桂枝为太阳经药，石膏、知母为阳明经药；等等。随着温病学派的崛起，又创立了卫气营血、三焦辨证体系，临床上相应出现了卫气营血、三焦用药的归类方法。如银花、连翘为卫、气分药犀角，（现已禁用）、生地为营血分药；黄芩主清上焦，黄连主清中焦，黄柏主清下焦；等等。

然而这些归类方法与脏腑辨证归经方法密切相关。如《伤寒论》六经每经可分为手、足二经，故实际为十二经。十二经根源于脏腑，故六经一系列证候的产生，也是脏腑经络病变的反映。同样，卫气营血、三焦证候也与脏腑经络关系密切。如卫分证以肺卫见症为主；气分证多见阳明实热；营分证多见热损营阴，心神被扰；血分证多见热盛动血，热扰心神。上焦证候主要包括手太阴肺经和手厥阴心包经的病变，中焦证候主要包括手、足阳明及足太阴脾经的病变，而下焦证候则主要是足少阴肾经和足厥阴肝经的病变。可见，归经方法虽有不同，但都与脏腑经络密不可分。

人之经络内联脏腑，外络肢节，密切了人体内外组织之间的关系，并通过经络，把经脉和脏腑发生的病变加以系统归纳，说明五脏六腑、十二经脉各有主要证候。如"肺手太阴之脉……肺胀满，膨膨而喘咳，缺盆中痛……咳上气，喘渴，烦心胸满……"，这样的归纳既有利于诊断，也有利于针灸取穴治疗，同时对药物的运用也可根据十二经脉的证候加以归类。

凡能治疗咳嗽的药物，如麻黄、杏仁、苏子、紫菀、麦冬、天冬、人参、桑白皮、葶苈子、桔梗、款冬花、贝母等归入肺经。在临床上如遇肺之病咳嗽，属寒的可用麻黄、杏仁、紫菀等温肺药，属热的可用黄芩、贝母、桔梗等清肺药，属实者可用葶苈子、苏子、桑白皮等泻肺药，属虚者可用人参、麦冬等养肺药。李东垣提出"引经报使"药，对太阳经证，以羌活为主，里证用黄柏；阳明经证，以白芷、升麻为主，里证用石膏；少阳经证，以柴胡为主，里证用青皮；太阴经证，以白芍为主；少阴经证，以知母为主；厥阴经证，以青皮、柴胡为主。

针药结合，内外同治，千方百计，提高疗效，这是杨氏针灸流派的特色之一。临床上治疗风寒湿痹之证，除了针灸之外，对顽痹痼疾，往往针药并用。用药以祛风定痛除寒蠲痹，舒筋活络，调养气血为主。对不同部位病痛，也用引经报使药，如太阳经部位多用羌活、桂枝，阳明经部位多用白芷、升麻，少阳经部位多用柴胡、青皮。对肩臂疼痛，也注意分经选药，如痛在前面的属阳明，选用升麻、白芷、防风、葛根；痛在后面的属太阳，选用羌活、桂枝、藁本；痛在外侧、内侧的属少阳、厥阴，选用川芎、柴胡、青皮；痛在内侧前面的属太阴，选用苍术、白芍、葱白；痛在内侧后面的属少阴，选用细辛、独活。对腰腿疼痛之证，重用独活寄生汤，这是寓有宣通太阳、少阴表里二经经气，可收搜风蠲痛之效。这些与李东垣的分经选药，也有某些吻合之处。总之，药物归经，是一种用药的规律，我们掌握了药物归经、引经报使的方法，不但能根据经络所表现的证候来适当地选用药物，并且能执简驭繁，有条不紊地处理复杂病变。如果不明分经用药的方法，就会影响治疗的效果。

68. 施杞：经隧不通，气机逆乱，瘀阻经络，从肝而治

施杞先生是江苏东台人，上海中医药大学教授，曾任上海中医药大学校长。施先生极其崇尚易水学派，临床立方用药，注重涵养脾胃，循守"以胃气为本"。

盖金元时期，新说竞兴。继河间刘完素创立火热论之后，有河北易州张元素探索脏腑辨证，在总结前人学术成就的基础上，创立了脏腑寒热虚实辨证体系，其后经其弟子不断发挥，汇成了著名的易水学派。

施先生还十分推崇薛己。薛己（1486—1558），字新甫，号立斋，明代吴郡（今属江苏苏州）人。家为世医，其父薛铠亦为当时名医。薛己年幼时继承家学，从其父学医业，是一位临床大家。于内、外、妇、儿、口齿、骨伤诸科，无不擅长，且在学术上能旁通诸家，博学多才。《黄帝内经》中对脾胃十分重视，东垣之说即是受到了这一思想的影响。薛己论脾胃很重视《黄帝内经》，他说："《内经》千言万语，旨在说明人有胃气则生，以及四时皆以胃气为本。"薛氏早年就接受李杲的学术观点，提出"人得土以养百骸，身失土以枯四肢"；"人以脾胃为本"。但是，薛氏又有不同于东垣之说的内容。东垣提出脾胃元气与阴火不两立，气虚则阴火亢盛，而薛氏则重视脾气下陷。如其举例脾气下陷，湿热下迫，可致血崩之理，与东垣"阴火上乘土位"之说则不尽相同。又如其论治头面部疾患时，指出："脾胃发生元气不能上升，邪害空窍，故不利而不闻香臭者，宜养脾胃，使阳气上升，则鼻通矣。"亦是强调脾气升阳的作用。至于脾胃

虚损导致血虚者，薛氏又指出脾不仅可以统血，又是生血之源，因此，治疗时主张滋其化源。薛氏不但重视后天脾胃，而且十分重视先天肾命。

"治病求本，务滋化源"之说，"化源即生化之源，人体后天生化之源，当属脾胃之元气，土为万物之母，非土不能生物，唯土旺则万物昌盛，人体诸脏方能得到滋养，生气才能盎然勃发"，深刻阐明了化源之理。临床上，施先生常用补中益气汤合六味地黄丸治愈因脾胃虚弱、久而及肾、阴血不生之骨伤疾病，如股骨头缺血性坏死的一些病例，迭用活血化瘀，祛痰通络而不效，乃至施行血管移植手术未能治愈，运用调补脾肾之法却往往取得满意疗效。他还十分重视气、血、痰、瘀的辨证，提出伤损及气有虚实，当以气虚为主，治宜益气行气，补气养气之味中辅以消导之品，使气益而不滞。

外损内伤，气滞血瘀，阻于经络，从肝论治。《医宗金鉴》曰："凡跌打损伤坠堕之证，恶血留内，则不分何经，皆以肝为主，盖肝主血也。故败血凝滞，从其所属，必归于肝。"遵古训，并用于指导临床，为颅脑损伤等外伤后气滞血瘀，瘀阻经络的疾病探索出一条有效的治疗经验。

颅脑损伤，初期瘀血内阻，经隧错杂，严重者蓄瘀攻心，内扰神明，致使经隧不通，气机逆乱，而出现昏厥血瘀气闭证；若瘀血化热，则神昏而有高热、抽搐；如系开放性损伤，或伴有颅内出血，则表现为气血双脱的虚象。初期属轻伤者，多为气滞瘀阻，肝经不疏，肝气横逆，生火侮土而犯脾胃，导致升降失调，清阳不升，浊阴不降而上蒙清窍。后期由于内伤日久，或失于调治，造成瘀血内蓄，气滞血瘀，导致脏腑虚损。这一阶段，往往虚实相兼。

其虚有二：一是脾胃虚弱，运化无能，生化之源亏损，营卫失调，气血不能外荣，此为《素问·痹论》之谓"疾久入深，营卫之行涩，经络失疏"。二是肝肾不足，水不涵木，水火不济，导致心肝火旺，心肾不交或肾阳虚弱，火不归源，此便是张景岳所谓"瘀久有所留脏，病久致羸"。故初期气滞血瘀，阻于经络时，理气疏肝，活血化瘀，使脉络通畅，瘀祛血行；后期为瘀血未祛而又脏腑虚损的虚实夹杂期，则在调补脾肾的同时不忘疏肝消导，使肝气调达，脾肾皆调，脏腑平和。故临床应诊用药，常围绕一个"肝"字。

初期昏迷不醒时，血瘀气闭者，治以宣通开窍；痰热阻窍者，治以清热豁痰开窍；高热惊厥者，治以清热镇痉开窍；阳泄欲脱者，治以回阳救逆；孔窍出血者，治以活血止血。分别用安宫牛黄丸、至宝丹、紫雪丹、独参汤（或参附汤）、云南白药合三七粉，并灵活加选疏肝类药味。清醒后，再根据不同的临床表现，辨证分为肝胃不和，肝风内动，瘀阻经络等几类。肝胃不和之头痛，恶心，呕吐等，宜升清降浊，用柴胡细辛汤加太乙紫金丹（或左金丸）；肝风内动之头痛，弦晕，伴肢体抽搐，治宜平肝熄风，用天麻钩藤饮；瘀阻经络之头痛头晕，面目瘀紫青肿等，治宜化瘀疏经宣散，用柴胡加防风芎归汤。对诊断明确的颅内血肿，治宜益气化瘀，疏肝通络，用柴胡、细辛加补阳还五汤。损伤后期，脾胃虚弱，中气不足者，治宜补中益气，健脾和胃，并佐以疏肝和营，用补中益气汤加白芍等；肝肾亏损者，治宜滋肾平肝，用杞菊地黄丸（或左归丸）；如肝肾阴亏而致肝火上炎，宜清泻肝火，用龙胆泻肝汤合大补阴丸加减；如宿痰瘀阻肝经久而兼气血亏虚者，宜逐瘀散结，疏肝养血，用黎洞丸合十全大补汤加柴胡、枳壳等；肝气犯胃，恶心呕吐者，宜疏肝和胃，用左金丸。

从经络学说角度出发，十二经脉是主体，十二经病候是十二经脉的重要内容，具有"证候分类学"的意义。十二经病候的内容是在临床所见的一系列病证中根据其各种症状特征，以分辨不同经络脏腑的疾患，在临床上着实有很大指导意义和价值。但《灵枢·经脉》提出十二经病候中的"是动则病"和"是主某所生病者"的概念后，对其含义颇有分歧，以致影响了在实践中的正确运用。

后世医家的解释，概括起来主要有以下几种：是动为气病，所生病为血病（《难经》）；是动在气、在阳、在卫，病在于外，所生病在血、在阴、在营，病在于内（杨康候注）；是动为经络的病，所生病为脏腑的病（《灵枢集注》）；是动为本经病，所生病是他经病（《难经经释》）；是动为络病，所生病为经病（《诊络篇补证》）；是动为气化的病，所生病是脏腑经络的病。各说虽似言之近理，但仔细分析，仍与经义有悖。

"动"字，示经气之动乱；是主某所生病的"主"字，含有主管、主治的意义。"是动"的原意是从经气发生病理变化方面而言，"所生病"是从经络和腧穴所主治的病证方面来说，两者相互补充和印证。由病理变化而产生的症状，即是动病，也就是该经腧穴的主治范围；而十二经脉所主治的病证，即主某所生病也正为该经经气的异常所导致。本是前后贯串的，它之所以分成两个部分叙述，仅仅是古代医家从临床症状观察和治疗体验两个方面所获得的材料之汇合，所以应当联系起来，综合两方面的症状以掌握病候的全貌，不应分割开来。

69. 张重华：五官之病，多涉肝肺

张先生是浙江绍兴人，出身于医学世家，其祖父张爱白即绍兴名医。张先生现为上海医科大学附属眼耳鼻喉科医院院长，著名教授，主任医师。

临床上一般认为肺开窍于鼻，咽喉为肺胃之上口，多从肺调治为主。《素问·金匮真言论》谓："开窍于鼻，藏精于肺。"《灵枢·脉度》又指出："肺气通于鼻，肺和则鼻能知香臭矣。"肺主呼吸，鼻为呼吸出入之门户，所以说"开窍于鼻"，鼻要发挥正常的通气和嗅觉功能，必须依赖肺气和调，呼吸畅利。如外感风寒袭肺，则鼻塞流涕影响嗅觉；肺有燥热，则鼻孔干涩，邪热壅肺，往往有气喘鼻煽。

但张先生从临床中体会到，因肝病致耳鼻咽喉功能障碍者众多，如慢性咽炎、暴聋、鼻窦炎、癔病性失音等。因为肝通过经脉与五官密切相关，如《灵枢·经脉》说："肝足厥阴之脉……上贯膈，布胁肋，循喉咙之后，上入颃颡。""道人所不道，到人所不到"的《医学心悟》说："足厥阴肝，足少阳胆经皆络于耳。"

我们知道，癌症、冠心病、胃病的发病与人的心理、情绪因素密切相关。殊不知，有几种五官疾病也是源于令理因素的。如眼睛常见的疾病，青光眼与心理因素和过劳有关。临床上证明，重大情绪因素、精神创伤和过度劳累使大脑皮层功能紊乱、兴奋和抑制功能协调障碍，造成植物神经功能失调，不能很好地控制眼压，易导致青光眼。中年人常见的美尼尔氏病（发作性眩晕病），一般认识是内耳淋巴代谢失调。但医学家发现，不少病例是在不良心理刺激下发病、加重和复发的，眩晕发作与情绪交织在一起形成恶性循环。消除不良刺激后，症状可缓解，或发作次数明显减少，心理和药物的综合疗法可使该病缓解。职业性失声、声音嘶哑是喉科常见病，除由于过度发音或发音方法不当外，许多患者在病前常有意外精神刺激，情绪障碍通过大脑皮层与皮层下中枢使植物神经系统发生功能障碍，迷走神经发放的冲动增强，喉黏膜末端血管痉挛，血流障碍，出现局部充血、肿胀、渗出、出血等病变，引起该病发生。

咽喉异感症也是一种常见的症状，患者体验到咽喉部有不适的异常感受，如

阻塞感、黏着感、蚁走感、紧迫感等。异常感觉时轻时重，部位不定，使病人情绪紧张、心神不宁、疑虑重重。鼻、咽、喉部器质性病变，如癌症、颈动脉炎、舌骨大角综合征、缺铁性综合征可以引起咽喉异感症，功能性疾病如神经衰弱、植物神经功能紊乱、更年期综合征等也可以出现咽喉异感症。这些功能性疾病的患者常常是胆小多虑，有疑病倾向，过度自我注意和自我暗示。如果经过检查排除了器质性病变，采用心理—药物综合疗法，一般预后较好。

治疗以疏肝解郁药配合语言疏导，屡获显效，故提倡身心并治。中医历来重视精神因素对疾病的影响，提出"七情过极致病"理论。七情是指喜、怒、忧、思、悲、恐、惊，是正常的生理功能，但过度则导致疾病的发生，强烈而持续的精神刺激引起人体阴阳失调，气血失和，发生病变。《素问·举痛论》说："怒则气上，喜则气缓，悲则气消，恐则气下，惊则气乱，思则气结。"因此，治疗中合理的心理疏导可预防和治疗疾病。

在耳鼻喉科临床中，有不少疾病的发生、发展、变化及预后与情志关系甚为密切。医生要善于观察病人的精神状态，和颜悦色地宽慰病人，让病人解除思想顾虑，正视疾病，再辅以药物。如梅核气，多由肝气郁结，痰气交阻于咽喉引起，咽部有异物梗阻感，病人思想负担重，尤其是恐癌心理使自己背上沉重的思想负担，而思想负担不解除，病情往往不易控制。治疗时耐心解释、心理疏导，使病人放下包袱，处方中再加疏肝理气的逍遥散、养心解郁的甘麦大枣汤，能取得较好疗效。又如鼻出血，病人恐惧、烦躁、悲伤……这些不良的情绪，常影响止血甚至加重出血，或出现反复，也应在心理疏导的同时，加上平肝之类的药物。总之，疏导解郁，身心并治，也是提高疗效的良法之一。

70. 李济仁：调理五脏可养生

养生学问并不高深，关键在于坚持。根据自己的健康状况选择适当的运动方式，并使之逐步成为自己的一种生活方式和习惯，可达到健康长寿的目的。

李济仁是"张一贴"的传人，享誉大江南北，今虽已83岁高龄，但思维敏捷，步履轻盈。他的长寿秘诀，就是自己揣摩总结的一套运动养生保健的方法。

首推养心。五脏之中养心最为重要，养心主要做到养神。因心主神明，故平时遇事尽量保持心平气和，不过喜也不过忧，与人交往不计较得失，该舍便舍，以保持心神的宁静状态。每天晚上临睡前按摩手上的劳宫穴和脚上的涌泉穴，可起到心肾相交、改善睡眠的作用。在食物补养方面，常用西洋参泡水喝，常吃桂圆、莲子、百合、黑木耳等，以益心气养心明。还要重视午休，因心活动最活跃的时候是在午时，而且这时也是阴阳相交合的时候，所以午休能保心气。

宋代有部道家养生专著《通玄经》曰："人以形为舍，心为主。主于国则君臣之分，主于家则父子之礼。心为君父，气为臣子，身为家国。心气一注，无气不从。在五行为火，南方盛阳之精，宿应荧惑，神受朱雀。状垂二叶，色若朱莲。神明据泊，变化莫测。混合阴阳，大包天地，细包毫芒。制之则止，放之则狂。清静道生，浊躁神亡。但能空寂，得之存常。永保无为，其身则昌。唯狂克念，可以作圣；惟圣罔念，可以作狂。古今达士，养以寡欲，务于至诚，真源湛然，灵光自莹于丹台也。不为事惑物役，可以超凡入圣。"

另一本《养生导引秘籍·西山记》曰："从道受生，谓之性。自一禀形，谓之命。所以任物，谓之心。心有所忆，谓之意。意有所思，谓之志。事无不周，谓之智。智周万物，谓之虑。动而荣身，谓之魂。静以镇身，谓之魄。流行骨肉，谓之血。保形养气，谓之精。气清而快，谓之荣。气浊而迟，谓之卫。总括百骸，谓之身。众象备见，谓之形。块然有阂，谓之质。形貌可则，谓之体。小大有分，谓之躯。众思不碍，谓之神。漠然变化，谓之灵。气来入身，谓之生。气去于形，谓之死。所以通生，谓之道。道者，有而无形，无而有精，变化不测，通神群生。真人上仙教人修道，即修心也；教人修心，即修道也。道不可见，因心以明之；心不可常，用道以守之。故虚心遣其实，无心除其有也。定心令不动也，安心令不危也，静心令不乱，正心令不邪，清心令不浊，净心令不秽。此皆已有，令己除之。心直不反复也，心平无高下也，心明不暗昧也，心通无窒碍也。此皆固有，因以然之，又在少思、少念、少欲、少事、少语、少笑、少愁、少乐、少喜、少怒、少好、少恶，故得灵光不乱，神气不狂，方可奉道保生。"

中医养生养气，主要从两方面入手，一是保养元气，一是调畅气机。元气充足，则生命有活力；气机通畅，则机体健康。保养正气，首先是顺四时，慎起居，如果人体能顺应四时变化，则可使阳气得到保护，不致耗伤。即《素问·生气通天论》所说："苍天之气清静，则志意治，顺之则阳气固，虽有贼邪，弗能害也。此因时之序。"故四时养生、起居保健诸法，均以保养元气为主。保养正气；多以培补后天；固护先天为基点，饮食营养以培补后天脾胃，使水谷精微充盛，以供养气；而节欲固精，避免劳伤，则是固护先天元气的方法措施。先天、后天充足，则正气得养，这是保养正气的又一方面。

此外，调情志可以避免正气耗伤，省言语可使气不过散，都是保养正气的措施。至于调畅气机，则多以调息为主。《类经·摄生类》指出："善养生者导息，此言养气当从呼吸也。"呼吸吐纳，可调理气息，畅通气机，宗气宣发，营卫周流，可促使气血流通，经脉通畅。故古有吐纳、胎息、气功诸法，重调息以养气。在调息的基础上，还有导引、按跷、健身术以及针灸诸法。都是通过不同的方法，活动筋骨，激发经气，畅通经络，以促进气血周流，达到增强真气运行的作用，以旺盛新陈代谢活力。

注意调肝。肝主疏泄，养肝主要从情志、睡眠、饮食、劳作四个方面入手。养肝的第一要务就是要保持情绪稳定，平时尽量做到心平气和，如欣赏字画、养花种草、四处旅游等，可以陶冶情操。人卧则血归于肝，定时休息既能保持良好的睡眠质量，又能养肝。还要做到饮食清淡，少吃或不吃辛辣、刺激性食物，以防损伤肝气。平常还应做到既不疲劳工作，也不疲劳运动，以防过度疲劳损肝。

注意天人相应。人生天地之间，宇宙之中，一切生命活动与大自然息息相关，不论四时气候，昼夜晨昏，还是日月运行，地理环境，各种变化都会对人体产生影响。自然界四时气候变化对生物和人体的影响是最大的，而且是多方面的，所以《素问》有"四气调神"之论。《黄帝内经直解》指出："四气调神者，随着春夏秋冬四时之气，调肝心脾肺肾五脏之神志也。"

《素问》还说："天温日明，则人血津液而卫气浮，故血易泻，气易行，天寒日阴，则人血凝泣而卫气沉。"《灵枢》说："天暑衣厚则腠理开，故汗出……天寒则腠理闭，气湿不行，水下留于膀胱，则为溺与气。"这说明，春夏阳气发泄，气血易趋向于表，故皮肤松弛，疏泄多汗等；秋冬阳气收藏，气血易趋向于里。自然界四时阴阳与人体五脏在生理和病理上有密切关系，故《黄帝内经》有"肝旺于春""心旺于夏""脾旺于长夏""肺旺于秋""肾旺于冬"之语。《素问·四时刺逆从论》又指出"春气在经脉，夏气在孙络，长夏在肌肉，秋气在皮肤，冬气在骨髓中"，说明了经气运行随季节而发生变化。

此外，人体的生物节律不仅受太阳的影响，而且还受月亮盈亏的影响。《素问》说："月始生，则血气始精，卫气始行；月郭满，则血气实，肌肉坚；月郭空，侧肌肉减，经络虚，卫气去，形独居。"这说明人体生理的气血盛衰与月亮盈亏直接相关，故《八正神明论》又指出"月生无泻，月满无补，月郭空无治"的原则。这是因为人体的大部分是由液体组成的，月球吸引力就像引起海洋潮汐那样对人体中的体液发生作用，这就叫作生物潮。它随着月相的盈亏，对人体产生不同影响。满月时，人头部气血最充实，内分泌最旺盛，容易激动。现代医学研究证实，妇女的月经周期变化、体温、激素、性器官状态、免疫功能和心理状态等都以一月为周期。正如《妇人良方》中指出的："经血盈亏，应时而下，常以三旬一见，以象月则盈亏也。"

人应顺应自然。天地、四时、万物对人的生命活动都要产生影响，使人体产生生理或病理的反应。在这个自然界的大系统中要想求得自身平衡，首先是顺应自然规律，利用各种条件为自身服务。顺应自然包括两方面的内容，一是遵循自然界正常的变化规律，二是慎防异常自然变化的影响。

顺应四时气候变化规律，是养生保健的重要环节。故《灵枢》指出："智者之养生也，必顺四时而适寒暑，和喜怒而安居处，节阴阳而调刚柔，如是僻邪不至，长生久视。"《吕氏春秋•尽数》亦指出："天生阴阳寒暑燥湿，四时之化，万物之变，莫不为利，莫不为害。圣人察阴阳之宜，辨万物之利，以便生，故精神安乎形，而寿长焉。"这就是说，顺应自然规律并非被动地适应，而是采取积极主动的态度，首先要掌握自然变化的规律，以期防御外邪的侵袭。因此，中医养生学的"天人相应"观体现了以人为中心的环境观念和生态观念的思想：一方面强调适应自然，另一方面强调天人相分。

老子说："故道大，天大，地大，人亦大。域中有四大，而人居其一焉。"荀子说："水火有气而无生，草木有生而无知，禽兽有知而无义，人有生有知亦且有义，故最为天下贵也。""有义"，指思想行为符合一定的标准。这是人类所特有的，所以人"最为天下贵"。《素问•宝命全形论》亦说："天覆地载，万物悉备，莫贵于人。"《灵枢•玉版》则指出："人者，天地之镇也。"《太平经》指出："人居天地之间，人人得一生，不得重生也。"所以，要珍惜生命。"人最善者，莫若常欲乐生"，为此又提出了"自爱自好"的养生说，"人欲去凶而远害，得长寿者，本当保知自爱自好自亲，以此自养，乃可无凶害也"。通过自我养护和锻炼，才能得到长寿。

重视养肺。肺主气司呼吸。以积极乐观的态度对待事物，避免情绪因素而伤肺。晨起常做深呼吸，速度放慢，即一呼一吸尽量达到6秒钟。这种方法可以养肺。还有一种闭气法，经常采用闭气法，有助于增强肺功能。即先闭气，闭住以后停止，尽量停止到不能忍受的时候，再呼出来，如此反复18次。平时多吃有助于养脏的食物，如玉米、黄瓜、西红柿、梨及豆制品等。

注重健脾。脾胃为气血生化的来源，后天之本，健脾往往与养胃结合起来。在饮食方面，每次吃七八分饱，其次再做一些运动和按摩，以助"脾气"活动，增强运化功能。如每天起床和睡前各做36次摩腹功，即仰卧于床，以脐为中心，以顺、逆时针方向用掌各按摩36下，再用手拍打和按摩脐上膻中穴、脐下丹田穴各100下。平时多吃利脾胃，助消化的食物，如山楂、山药等。夏秋之际还应常吃香菜、海带、冬瓜等养脾开胃之品，以顾护脾胃。

不忘补肾。肾藏精主纳气，主骨生髓为先天之本。经常用一只手在前按摩下丹田、关元穴，另一只手在后按摩命门穴、腰阳穴，因这几个穴位有助于养肾。常吃核桃、枸杞、黑豆、芝麻以保肾。经常叩齿吞津，排小便时尽量前脚趾用力着地并咬住牙齿，以助保肾气。

71. 邓铁涛：博而不失其精，实而不失其高，近而不失其远

邓铁涛先生治学极重脾胃。其博而不失其精，实而不失其高，近而不失其远。既重视理论又着力于临床，从脾胃论治，挑战古今中外人皆所畏的疑难杂病，提出了五脏相关学说，独步医林。

铁涛先生向来重视脾胃论治，观其处方，可以发现总少不了党参、白术、茯苓等健脾之药。从20世纪50年代末就开始着手收集研究，发现从脾胃论治的疾病十分广泛，除能治疗消化系统疾病之外，其他系统如循环、神经、内分泌系统的多种疾病，都有采用脾胃论治而收到良好效果的例子。

曾经有一位女性病人，62岁，子宫脱垂合并阴道壁高度膨出，严重影响生活起居。要准备手术治疗，但由于心律失常，频发多源性室性期前收缩、阵发性心动过速，手术医生让其治好心脏病后再去手术。患者找到铁涛先生，四诊毕，认为两病可以同治，皆因脾虚中气下陷所致。让其先重用吉林参，继服补中益气汤

加减。半个月后检查心电图，改善而心悸除，两月余而子宫返其原位，追踪半年两病俱愈。免挨一刀，病人对铁涛先生千恩万谢。

铁涛先生运用脾胃学说治愈许多疑难杂症，弟子问其舍何"验方"，观其方只有党参、白术、茯苓、甘草等平常之药，十分疑惑。每遇这种情况，他总幽默地说："打仗都是靠海陆空三军，但有人打胜仗，有人打败仗。"其实，邓铁涛用药，妙在药量，单说黄芪一味药，治盗汗用9克，低血压用16克以下，高血压用30克以上，治重症肌无力用100～120克，治截瘫曾用250克。

铁涛先生以脾胃学说为指导，主持"重症肌无力的临床和实验研究"的国家"七五"攻关项目，1990年通过国家技术鉴定，提出重症肌无力的主要病机为"脾胃虚损，五脏相关"，治疗上应以补脾益损为主，拟定强肌健力饮（胶囊）为治疗重症肌无力的主方，初步揭示了重症肌无力的中医辨证论治规律。该成果获1991年度国家中医药管理局科技进步一等奖，1992年度获国家科技进步二等奖。

重症肌无力临床研究获奖后，铁涛先生又继续深入研究重症肌无力危象的救治。中医参与抢救重症肌无力危象，中药剂型的改革是关键。邓铁涛从1994年研制强肌健力口服液制剂，解决给药途径、容量、通道等临床难题，从而提高了疗效。

对于冠状动脉粥样硬化性心脏病（冠心病），现代许多医家都认为是血瘀为患，要采用活血祛瘀治法。铁涛先生长于诊治心血管系统疾病，研究《金匮要略·胸痹》，并从1975年起对数百例冠心病人作临床研究。经观察，认为广东人身体素质较之北方人略有不同。岭南土卑地薄，气候潮湿，故冠心病患者以气虚痰浊型多见，由此提出了"痰瘀相关"理论，认为痰是瘀的初级阶段，瘀是痰浊的进一步发展。冠心病属本虚标实之证，拟定"益气除痰"的治疗方法，在临床上十分实用。

1988年，铁涛先生发表了"略论五脏相关代替五行学说"，认为五行学说更名为"五脏相关学说"是提取中医理论的精华内核并加工提高的一种革新。"五脏相关学说"内涵为：在人体大系统中，心、肝、脾、肺、肾及其相应的六腑、因肢、皮毛、筋、骨、脉、肉、五官七窍等组织器官分别组成五个脏腑系统。在生理情况下，本脏腑系统内部、脏腑系统与脏腑系统之间、脏腑系统与人体大系统之间、脏腑系统与自然界和社会之间，存在着横向、纵向和交叉的多维联系，相互促进与制约，以发挥不同的功能，协调机体的正常活动；在病理情况下，五脏系统又相互影响。简而言之是五脏相关。

五脏相关学说无论从理论的高度，还是从临床实践的角度，其研究的深度和广度都令人瞩目。2005年，先生申报的"中医五脏相关理论继承与创新研究"课题已纳入科技部的重点基础研究发展计划（973计划）中。

铁涛先生一步一个脚印，"万里云天万里路"，终于成为一代天骄，著名的中医学临床家、理论家、教育家。他说道："中医学的前途有如万里云天，远大光明，彷徨了几十年的中医可说已走在大路上。我们的责任，任重而道远，就看有志于研究中医的其他科学家们的努力了。"这是铁涛先生的期望，亦学界之前景也。

72. 苏荣扎布：以八戒安心，以四法调身

"八戒"者，戒疑，戒妒，戒卑，戒傲，戒躁，戒愁，戒嗔，戒悲。"四法"者，运动养生，饮食养生，饮食养生，大脑养生。

苏荣扎布，蒙古族，1929年出生，内蒙古医学院主任医师，为首届国医大师。苏荣扎布先生认为元气为生命之本。人要有所追求，但不可奢求，奢求会气阻伤身。人应求其所能求，舍其所不能求，心安自得才能使元气充沛，益寿延年。

夫疑者，《说文》说是"惑也"。《孙子·谋攻》谓："三军既惑且疑，则诸侯之难至矣。"《周书·王佩》说"时至而疑"，认为其指猜忌、疑惑、多疑。人的多疑与环境、经历、教育有关。多疑的人对人工作和生活的影响很大，其性格部分来源于遗传，部分来源于后天的教育方式和生活环境。妒者，白居易《琵琶行》说："妆成每被秋娘妒。"嫉妒是一个处于劣势或自认为处于劣势的人找到的一种"心理台阶"。嫉妒者如果不能疏解嫉妒情感，这种心理是一种损人损己的病态心理。卑，《广雅》说是"庳也"。《书·无逸》说："文王卑服。"自卑，顾名思义，主体自己瞧不起自己，它是一种消极的情感体验。在心理学上，自卑属于性格的一种缺陷，表现为对自己的能力和品质评价过低。傲，《说文》说："倨也。"《史记·五帝本纪说》："舜父瞽叟顽，母嚣，弟象

傲，皆欲杀舜。"躁，《说文》说："躁，疾也。"《考工记·矢人》谓："羽杀则躁。""躁者不静"，管子是这样解释的。愀，《说文》说是"忧也。从心秋声"。《礼记》说："孔子愀然作色而对。"荀子解释道："见善愀然。"《左传》则上说："哀而不愁，乐而不荒。"嗔，《说文》说是："盛气也。从口，真声。"《礼记》解释道："盛气颠（嗔）实。"其实，嗔，又作嗔怒、嗔恚等，是指仇视、怨恨和损害他人的心理。佛经《大乘五蕴论》中说："云何为嗔？谓于有情乐作损害为性。"《成惟识论》中则说："嗔者，于苦、苦具，憎恚为性，能障无嗔，不安稳性，恶行所依为业。"嗔是佛教所说的根本烦恼之一，与贪和痴一起被称为"三毒"。嗔的产生与作用与贪正好相反。贪是由对事物的喜好而产生无餍足地追求、占有的心理欲望，嗔却是由对众生或事物的厌恶而产生愤恨、恼怒的心理和情绪。佛教认为对违背自己心愿的他人或他事物生起怨恨之情，会使众生身心产生热恼、不安等精神作用，对佛道之修行是十分有害的，因而佛教把嗔看做是修行的大敌。悲，《说文》说："悲，痛也。"《广雅》上说是"悲，伤也"。又如有"忧心且悲""我心伤悲"以及"并于肺则悲"的论述。《乐府诗集·长歌符》中写："少壮不努力，老大徒伤悲。"范仲淹《岳阳楼记》说是"不以物喜，不以己悲"。若作为动词，又有眷念、怅望和哀怜、怜悯的意思。刘基在《郁离子·千里马篇》中说："悲哉世也。"张溥在《五人墓碑记》里说："发其志士之悲哉？"在佛教中，说愿解他人痛苦之心。悲是大乘佛教菩萨概念的基本特点，如"大悲，拔一切众生苦"。苏荣扎布先生的"八戒"之说，即情志之说的诠释。

　　《千金方》中说："凡人不可无思，当以渐遣除之。"《友渔斋医治》云："遇逆境，即善自排解。"何谓"情志"？情，《说文解字》言："情，人之阳气，有欲者。"《荀子·正论》言："性之好恶喜怒哀乐，谓之情。性，人之阳气，性善者也。"所以性与情是有区别的，同样都是气，但一个阳，一个阴。这种喜、怒、哀、乐等属阴的气会损害人，而性却不会损害人。志，意也，从心察言而知意。《灵枢·本神》谓："任物者谓之心，心有所忆谓之意，意之所存谓之志，因志而存变谓之思，因思而远慕谓之虑，因虑而处物谓之智。"所以情志也就是心所存之忆，由心而发为喜怒哀乐等的情绪过程和表现。

　　《素问》曰："人有五藏化五气，以生喜怒悲忧恐。"故人的情志表现为"喜、怒、悲、忧、恐"。不仅人有情志，天也有情志。《素问》又曰："天有

165

四时五行，以生长收藏，以生寒暑燥湿风。"天的情志表现为"寒、暑、燥、湿、风"。五种情志与五脏存在以下相对应的关系：心，喜（古字的"喜"有个竖心旁）；肝，怒；脾，思；肺，悲；肾，恐。当这五类情志表达出来时，会产生五种相应的声音——呼、笑、歌、哭、呻。当然，也可以对这五类情志、声音与五脏的这种关联如此理解：如心的情志主要表现为喜，喜会影响心的功能，当喜的时候，人会表现出笑的情绪状态；同理，肝、脾等脏腑也如此类推。

具体而言，怒，恚也。肝声呼，肝志怒。肝脉沉而滞者，则病怒病呼。原理是阳气降入水里，封藏一冬，降极而升，化为木气。木气上升，其力甚大。升而不遂，则郁动莫遏。冬春之交，必起大风者，木气之郁动也。肝秉木气，肝经升气被抑，则郁动而声呼志怒也。喜，心声笑，心志喜。心脉浮而弱者，则病笑病喜。原理是火气主浮，一浮即降。浮而不降，则病生焉。笑与喜，皆气之偏浮不降使然。心秉火气，人身的火气偏浮，则病笑病喜。故心声为笑，心志为喜。思，容也。脾声歌，脾志思。原理是气郁于中，则病自歌与病自思，欲呼不呼，欲笑不笑，欲哭不哭，欲呻不呻，是以歌也。欲怒不怒，欲喜不喜，欲悲不悲，欲恐不恐，是以思也。脾秉土气而居升浮降沉之中。中气抑郁不舒，则病歌病思。故脾声为歌，脾志为思。悲，痛也。肺声哭，肺志悲。肺脉沉而虚者，则病哭病悲。原理是笑与喜为阳象，哭与悲为阴象。阳浮故病笑病喜，阴沉故病哭病悲。金气主降，降而不沉，则阴象不盛，不哭不悲，降而太过，则阴沉而病哭病悲。故肺声为哭，肺志为悲。恐，惧也。肾声呻，肾志恐。肾脉沉而虚者，则病呻病恐。原理是气浮则笑，气沉则呻，气浮则喜，气沉则恐，阳浮阴沉，自然之理。肾秉水气，水气为沉，沉而不浮，阳气退败，则阴沉而病呻病恐。故肾声为呻，肾志为恐。

情志的属性，从字面来看，情志的五个字都有"心"的部首，都与"心"相关。从五脏的主要功能来看，尽管五种情志分别对应五脏，但由于心主神明，所以五种情志与心脏的关系最大！从阴阳属性而论，怒、思、悲、恐，都是心为底（阳在上，阴在下），故这四类情志属阴。而喜的心旁在左边，所以喜为阳性的情志，而其余皆为阴性的情志。阳为人体的正气，阴为人体的邪气，故喜对身体有正向的保护作用，而其他的情志对身体有害。当然，阴性情绪适度地发泄，可以通过五脏的调节作用及时恢复正常，但持续超负荷的不当情绪发作，就会导致疾病的发生。

情志不节是导致疾病的重要因素。《阴阳应象大论》曰："喜怒伤气，寒暑伤形。暴怒伤阴，暴喜伤阳。"故五志不节会损伤人体的五脏：怒伤肝，喜伤心，思伤脾，悲伤肺，恐伤肾。由于不同人的心理承受程度不同，所以到底多少的不当情绪会开始损伤人体，多长时间、多少量的不当情绪会导致疾病的发生，这些数都不可能具体量化。由于个体的差异很大，情志不节也没有必要量化。"邪风之至，疾如风雨，故善治者治皮毛，其次治肌肤，其次治筋脉，其次治六府，其次治五藏。治五藏者，半死半生也。"普通疾病，通常都是由皮毛—肌肤—筋脉—六腑，最后才传递到五脏，而情志直接损伤五脏，其程度可谓半死半生矣。

四法之养生，古有诗人白居易，其养生的特点就是注重养心。他在《病中五绝句》之四中写道："身是医王心是药，不劳和扁到门前。"至于如何养心，白居易突出一个"乐"字，无论在什么境遇下，他都能找出"乐"的理由。升迁，他乐；贬谪，亦乐；富有，他乐；贫穷，亦乐。然则何时而忧耶？除了国家、民众的灾难及亲友死伤之事，就个人遭遇而言，几乎无事不乐。白居易四十二岁时，曾为朝廷大员，一度赋闲，退居渭上。此时正值壮年，英姿勃发，壮志凌云，但却无事可做。一般人受此打击，往往郁郁寡欢，甚至众病丛生，然而白居易却乐在心里。他找来晋代大诗人陶渊明的诗集，反复吟诵，并仿其体，作诗十六首以自娱。在第九首中他写道："原生衣百结，颜子食一箪。欢然乐其志，有以忘饥寒。今我何人哉？德不及先贤。衣食幸相属，胡为不自安？况兹清渭曲，居处安且闲。榆柳百余树，茅茨十数间。寒负檐下日，热濯涧底泉。日出犹未起，日入已复眠。西风满村巷，清凉八月天。但有鸡犬声，不闻车马喧。时倾一樽酒，坐望东南山。稚侄初学步，牵衣戏我前。即此自可乐，庶几颜与原！"

白居易此诗透露了他身处逆境而能自乐的一个秘密，即与先贤比较。颜回和原宪是孔子的弟子，是著名的安贫乐道者。《论语·雍也》记孔子赞扬颜回，曰："贤哉，回也！一箪食，一瓢饮，在陋巷，人不堪其忧，回也不改其乐。贤哉，回也！"据《史记·仲尼弟子列传》，原宪隐居于卫国，住在藜藿穷阎之中，摄敝衣会见来访的时为卫相的老同学子贡，而不以为耻。与他们一比，白居易自觉境况好得多，没有理由不乐。白居易不仅与先贤比，还与当时的农民比。他四十九岁时由地方赴京城长安任职，途中宿于一个老农家中。看到这个老农"岁种一顷田，春驱两黄犊。于中甚安适，此外无营欲"，白氏不禁感慨："众人爱金玉，众口爱酒肉，何如此溪翁，饮瓢亦自足。"他曾在一首《知足吟》中写道："不种一垄田，仓中有余粟。不采一株桑，箱中有余服。官闲离忧患，身泰无羁束。中人百户税，宾客一年禄。樽中不乏酒，篱下仍多菊。是物皆有余，非心无所欲。吟君未贫作，同歌知足曲。自问此时心，不足何时足?"现代有人把此类比较讥之为"阿Q的精神胜利法"，这是错误的。能在生活上向下比较，是一种难得的思想境界。达到这一境界，就可以愉快地避免许多人生的失误，何乐不为?

73. 金明渊：老于临床者，辨在义理之得当，不在药物之新奇

谨守病机，治学崇尚醇正和缓，这是金明渊先生的治学特点。醇正者，即精一不杂也。宗旨在于"义理之得当，而不在药物之新奇"，即非不求有功，但求无过的平庸之举，亦非泥于古方而治今病者。"盖天下之病，变态虽多，其本则一；天下之方，治法虽多，对证则一。故凡治病之道，必确知为寒，则竟散其寒；确知其热，则竟散其热；一拨其正，诸证尽除矣"（语出《景岳全书》）。故"传前世之法则，作后世之规矩"的《黄帝内经》曰："治病必求其本。"这里的醇正之意，即诊病施治贵于精一。

"病机"二字，首见于《素问·至真要大论》："谨守病机，各司其属，有者求之，无者求之，盛者责之，虚者责之，必先五胜，疏其血气，令其调达而致和平。"秦伯未先生说过："此言病状繁多，各宜细察，然总不外于虚实也。谨守者，防其变动也。病而曰机者，状其所因之不齐，而治之不可不圆活也。属者，有五脏之异、六腑之异、七情之异、六气之异、贵贱之异、老少之异，禀赋有虚实之异，受病有标本之异，风气有五方之异，运气有胜复之异，情性有缓急之异，有尝贵后贱之脱营，尝富后贫之气离守，各审其所属而司其治也。有者求之二句，言一遇病证，盖审其所属之有无也。盛者责之二句是一章之大纲，于各属有无之间分别虚实而处治也。然至虚似实，大实似虚，此又不可不详为之辨也。必先五胜者，如木欲实，金当平之之类是也。疏其血气，非专以攻伐为事。或补之而血气方行，或温之而血气方和，或清之而血气方治，或通之而血气方

调，正须随机应变，不得执一定之法，以应无穷之变也。"

明渊先生的醇正思想，和他主张的"和缓"治法紧密联系。晋朝挚虞在《疾愈赋》中说："讲和缓之馀论，寻越人之遗方。"东晋名人谢灵运在《山居赋》中说："霍桐是别，和缓是悉。"清代的诗人潘耒有首《河堤》诗，其中有句："古方治今病，和缓技亦穷。"而近代的改革者梁启超先生在《论请愿国会与请愿政府并行》一文中这样说道："如彼久病者，不敢望和缓，且望中医。""和缓"，就是平和舒缓。如同宋代学者巩丰在《后耳目志》中指出的那样："老子之文简古，列子之文和缓，庄子之文豪放。"明朝的宋濂在《章公神道碑铭》中所说的"外若和缓，而其临大事，则论议净辩，不避权势，必折中于理而后已"，就是这个道理。

人体疾病虽然纷繁，然不越三因。不足者补之以复其正，有余者去之以归于平，即和法也，缓治也。治病去其五，良药治病去其七，亦即和法也，缓治也。临证之际，金明渊先生以其扎实的医理基础和丰富的临床经验，每每临事不惑，谨守病机，知常达变，以看似平淡之方，获取神奇之效。

明渊先生主张醇正和缓，并非废弃峻猛之法、兼治之法，而是奉古人"有是证用是法"是方之训。当寒则寒，当热则热，当泻则泻，当补则补；当寒热并用，攻补兼施之际，亦当机立断而活泼洒脱取用之，这不仅是本着《黄帝内经》之理，又得南阳之用，且参后贤之法，运用变化之机，以醇正和缓为旨，确有其鲜明特点。

74. 王翘楚：脑属脏器，而非奇恒

王翘楚先生是沪上名医。曾先后任上海市徐汇区第二联合诊所所长，上海市第六人民医院主任医师，上海市中医文献馆馆长。翘楚先生认为，中医的脏器、组织和器官之间，既有其各自不同的生理功能，又在生理功能活动上相互协调、相互为用，在病理变化中则是相互影响的。这种相互联系和影响，是以五脏为中心，通过经络的联系作用而实现的。那么，脑作为人体组成的一部分，是属脏还是属腑，这在历代医籍中有过不少讨论。

脑的地位和作用在以五脏为核心的中医脏象理论中，只是被作为"奇恒之腑"而与骨、脉、髓、胆、女子胞同等而论,如《素问》云:"余闻方士,或以脑髓为脏,或以肠胃为脏,或以为腑。敢问更相反,皆自谓是,不知其道,愿闻其说。岐伯对曰:脑、髓、骨、脉、胆、女子胞,此六者,地气之所生也,皆藏于阴而象于地,故藏而不泻。名曰奇恒之腑。"人体是一个有机而恒动的整体,构成人体的各个部分。由于受到《黄帝内经》中脑为"奇恒之腑"理论观点的影响,脑的研究在中医界长期未能得到应有的重视和发展,因而中医对脑的认识一直处于一种比较模糊的状态。

脑是脏还是腑?翘楚先生认为,脑应属脏,其理由是:把脑定为奇恒之腑,主要限于当时的历史条件和科学水平,从中医脏腑的定义分类来看,"所谓五脏者,藏精气而不泻,故满而不能实。六腑者,传化物而不藏,故实而不能满也"(语出《素问》)。奇恒之腑既具有"藏精"似脏的一面,也具有形体中空而似腑的一面。但在五脏、六腑、奇恒之腑的具体分类上,则又有与定义不全符合之处,故而表现在一些脏腑分类上的自我矛盾性,知:胆,既具有藏贮"胆汁"(肝之余气积聚而成"精汁")似脏的一面,但又因胆同时具备贮藏与排泄胆汁的功能,藏而能泻,故有别于奇恒之腑形体中空,藏精而不泻的特性。所以胆在脏腑分类中,既属腑,又属奇恒之腑,概念模糊不清。因此,对传统分类中属奇恒之腑的脑应重新分析归类。脑位于头颅之中,藏精髓而不泻,既不中空,也无形可见,这就有别于骨、脉、胆和女子胞,应属脏。从脏的体用而言,脑为髓之海,髓属阴,脑为"真气之所聚"(王冰),真气属阳,阴为体,阳为用,保持其内在统一平衡,以气血而论,脑赖气充,又赖血养,所以说,脑功能的正常发挥,有赖于脑之气、血、阴、阳的对立统一平衡,这也是脑之所以为脏的道理所在。重新确立脑为脏的观点,对正确认识脑在中医脏象理论中的重要地位的作用,对中医脑学科的研究与发展,将是十分重要的。

翘楚先生主张"脑主神明"。什么叫神明?《周易·系辞》下传谓:"阴阳合德,而刚柔有体,以体天地之变,以通神明之德。"孔颖达疏说:"万物变化,或生或成,是神明之德。"在《孝经·感应》中这样说道:"天地明察,神明彰矣。"唐玄宗注说:"事天地能明察,则神感至诚而降福佑,故曰彰也。"《辞海》云:"一指人或物的精灵怪异,一指人的精神。"中医学中的神明有广义和狭义之分:广义之神,是泛指统帅一切功能活动的能力和外在象征;狭义之神,是指人为精神、意识、思维活动。脏象学说将人的精神意识思维活动归属于五脏，即"心藏神、肺藏魄、肝藏魂、脾藏意、肾藏志"，称之为"五脏神"，而五脏所藏之神主要由心神统摄协调。如《素问》说："心者，君主之官，神明出焉。"《灵枢》云："五脏六腑之大主也，精神之所舍也。"《灵枢》还说："所以任物者谓之心。"上述观点的形成是由于中医学受历史的限制，如科学水平、思维方法以及古代哲学、历史学、文学等因素的影响，导致了中医传统观点强调心主神明论，而忽视了脑主神明的作用。

随着人类不断的临床实践和理论发展，人们对脑主神明逐渐有了认识，医圣张仲景对脑主神明基本上持肯定态度。《金匮玉函经》曰："头者，身之元首，人神所注。"唐代医家孙思邈的《千金方》曰："头者，人神所注，气血精神三百六十五络上归头。头者，诸阳之会也。"陈无择的《三因极一病证方》曰："头者，诸阳之会，上丹产于泥丸宫，百神所聚。"明清时代关于脑主神明的认识已有所发展。如王惠源的《医学原始》曰："人之一身，五脏藏于内，为之生长之具，五官居于身上为知觉之具，耳、目、口、鼻聚于首，最显最高，便于接物，耳、目、口、鼻之所导入于脑，必以脑先受其象，而觉之，而寄之，而存之也。"明代李时珍在《本草纲目》中直接提出了"脑为元神之府"论，清代汪昂的《本草备要》曰"人之记忆皆在脑中"，王清任的《医林改错》则有"灵机记性在脑说"。中华人民共和国成立以后，尽管"脑主神明"和"心主神明"争论激烈，但诸多医家在临床实践中，都自觉或不自觉地运用脑主神明的理论以指导脑病的治疗。

近年来，随着中医对脑病治疗的研究与进展，脑与神明的关系更进一步得到肯定，如颜德馨先生就指出过："脑位于颅内，由精髓汇集而成，其性纯正无邪，人体十二经脉，三百六十五络，其血气皆上于面而走空窍，脑唯有气血不断滋养，精髓纯正充实，才能发挥元神之腑的功能……若瘀血随经脉流入于脑，与精髓错杂，致使清窍受蒙，灵机呆纯，则出现表情痴呆，神识不清，癫狂时作诸症。"颜德馨先生这里明确肯定了脑与神明的生理与病理关系。

翘楚先生指出对中医理论既要重视研究运用，更应强调以临床实践检验和发展完善。他认为源于《黄帝内经》的"心主神明"观点与现代医学科学的解剖学、脑科学相差太远，既不符合近代中医理论对脑的认识，也不切合现代临床实际。如近年来，我们在对失眠症的中医治疗与研究过程中发现，大量就诊的失眠症病人中，有相当大部分曾经服过"从心论治"为主的方药，但效果并不理想，后改用"从肝论治"法，以调整脑功能的方药进行治疗，结果疗效明显提高。所以，根据临床实践及理论研究发展的现状，现在应该大胆提出"脑主神明"理论，以修正"心主神明"的观点。

明确肯定脑主神明的理论观点，并不是一概否定心、肝等脏器对神明的作用，因为人是一个有机整体，各脏腑之间都存在着相互依存的关系，脑神统帅协调诸脏器的中枢作用，只有各脏腑的功能配合才能得到保证。在讨论脑与脏腑的相互关系和功能联系时，王翘楚先生认为"脑主神明"与"心主血脉""肝主气机"功能活动关系最为密切。脑与心的关系：心主血脉，包括心主血和心主脉两个方面。血，即全身之血液；主血，即主宰全身之血液。脉，即脉管，是运行血液至全身各脏器之通道；主脉，是心与脉管直接相连。所谓心主血脉，即指心推动全身血液在脉管内不停循环的作用，以营养全身各组织器官，维持其正常的生理功能。血是神志活动的主要物质基础，脑神之用有赖血液不断供养，才能很好发挥其用。《素问·八正神明论》曰："血气者，人之神，不可不谨养。"

脑主神明赖心主血脉功能的发挥，两者之间密切相关。由于心主血脉，心不断供给血液营养脑神之用，正如现代生物医学研究所证实的：每分钟流经脑组织的血液达800毫升左右，占心脏每分钟搏出量的1/6，如果心主血脉异常，必然影响脑体而出现神志的异常改变。如心血搏出量不够，可引起心源性休克而神识不清，以及脑动脉硬化、血管性痴呆等，则可出现精神意识思维的异常，如精神萎靡、迟钝、健忘、失眠、头晕、头痛，智力减退，烦躁，惊恐善怒等，所以脑体的病变多与心主血脉的异常有关。

临床上治疗脑病时配合运用活血化瘀，疏通血脉的方法，常获得良好的效果。脑与肝的关系：肝具有调畅气机，调节情志，藏血等功能，肝开窍于目。气机，指人体气的升降出入运动，是脏腑功能活动的基本形式。情志活动也是脑神的外在表现，气血是神的物质基础。目为肝之窍，《灵枢》云"五脏六腑之精气皆上注于百则为之精"，故又称目为"精明"。《春秋繁露·循天之道》说："是故身精明，难衰而坚固，寿考无忒，此天地之道也。"宋代范仲淹在《乞召杜衍等备明堂老更表》文中说："工部侍郎致仕郎今八十三岁，精明不衰。"《素问》曰："诸脉者，皆属于目。"五脏六腑皆与目有其内在的联系。而"十二经脉……皆上熏于面"，亦即上冲于头而出于脑，所以目与脑有着极其密切的生理关系。肝开窍于目，足厥阴肝经之脉从目系上行入脑，交会巅顶，所以依据经络的内在联系，已构成了肝、脑密切相关的基础。

从脏腑的生理功能来看，肝主气机正常，则气血调和，经脉通利，各脏腑器官生理功能维持相互平衡，情志活动保持正常。从病理方面来看：肝主气机失常，致气血逆乱，上扰脑之神明，则表现出情志活动异常，如抑郁寡欢，闷闷欲哭，多疑多虑，急躁易怒，失眠多梦等症状。若在七情六郁等外界因素的刺激下，引起脑之情志活动改变，又常易导致肝主气机功能失常，气血逆乱，致肝为病，因此前人有"郁不离肝""肝喜条达而恶抑郁"及"暴怒伤肝"之论。而情志活动等脑功能改变，通常表现在肝主气机，调情志等方面的异常。

75. 邵长荣：中医内涵的扩展，就在于辨证论治与西医辨病相结合

邵长荣先生是上海名医，上海中医药大学附属龙华医院主任医师。多年从事临床工作，在教学和科研中坚持运用中医中药的理论和经验，结合现代医学知识，对肺部常见的肺结核、支气管哮喘、支气管炎、支气管扩张、肺气肿以及职业病矽肺等进行临床验证和探索，先后获得了多项科技进步奖。

在中国古代传统科学技术中，最能充分体现传统系统思维特色的就是中医学。中医一开始就将人视为天、地、人大环境中的一个子系统，将人体本身视为一个有机的整体，看成是与天地自然相感应的小环境、小宇宙，这是符合人体生命实质的。西方将人看成是机器，18世纪法国唯物主义的开创者J.O.拉美特里即明确提出"人是机器"。西医学以原子论、还原论为思维方法，中医学以元气论、整体论为思维方法。在谈到中医的思维方式时，美国当代著名的物理学家卡普拉也认为："中医把身体作为一个不可分割的、各个部分相互联系的系统的概念，显然比古典的笛卡儿模式更加接近现代系统方法。"从科学角度看，中医学虽然不是现代科学，但却是一种传统科学。科学的形态应是多样的，有传统科学形态，也有现代科学形态。中医学不是那种建立在结构论、形态学基础之上的科学，却是一种建立在生成论、功能学基础之上的科学；中医学不是公理论、原型论科学，而是模型论科学。此外，要注意的是科学的形态不等于科学性，中医学不是现代科学，但不等于中医学不科学。

中医药能够发展延续至今，正是把握住了人与外在环境密切相联系的规律，从生理、心理、社会、环境等多因素出发，整体、全面地把握人与自然的联系，揭示人的生命价值和意义，保护生命，维护健康，防治疾病，提高生存质量。中医以人为本，尊重生命、尊重人、保护人，以德为先，治病的同时将人作为活生生的个体来看待，注重人文因素在发病过程中的影响，将治病与医人融洽地结合起来，德、术并重，体现了工具理性与价值理性的巧妙结合，在西方工具理性的科学之外，为人类提供了一个具有东方特色的科学范式的典型；迥异于西方科学的"气—阴阳—五行"思维及理论工具，为科学的多样性提供了一个鲜明的注脚。

长荣先生认为，西医近二百年来充分利用现代科学技术的成就寻找疾病发生的原因，从器官到组织、细胞，又从细胞进入了亚细胞结构、基因、分子的超微结构水平，从生物物理到生物化学，详尽地探知了人体的生理和病理机制，因此西医对大多数疾病的发生和发展都有客观的认识。

西医是以对任何一种疾病都须尽力弄清病原（体）、病位及病理改变，并以杀灭病原体，消除致病因素，纠正病理改变的"因果决定论"为治疗主导思想的。它认为任何疾病都是由一定原因引起的，相同的病因必然引起相同的疾病，治疗则是针对不同的病因采取不同的特殊方法。如咳嗽，或确诊为大叶性肺炎引起的，则用青霉素等抗生素治疗；若确诊为肺结核引起的，则用雷米封等抗结核药物治疗；若确诊为肺肿瘤引起的，则用手术或抗肿瘤药物治疗。诚然，西医的诊疗思想有诊断与治疗一体化、规范化，且重复性强等优点，但是，由于现代还有许多属于个体医学多脏器疾病，病因复杂、隐匿，疾病的发生和变化受到多种因素的影响和牵制，涉及脏器广泛，因此用固定的、规范的生物医学模式的诊治方法往往难以取得成效。同时，这种方法又往往容易忽视人体自身的防卫抗病能力和自我修复的主动性。人体是一个复杂的、有着密切联系的有机整体，所以单纯地依靠因果决定论来认识它，并以此来治疗疾病，是有一定局限的。

西医学之短，恰恰是中医学之长。中医的理论核心是整体观和辨证论治。"整体观"将人体视为一个开放着（与自然界相统一）的、进行着有序的生理活动的整体功能系统。人体的五脏六腑不是独立存在的结构单位，而是通过经络气血与全身各部的器官、组织联系在一起的，互相协调，互相制约，发挥着生理功能。"辨证论治"是指一旦由于人体内在或外部原因，诸如气候、地理乃至社会活动等各种因素对人体本身，包括心理、体质，以及脏腑的影响，出现整体不协调的一系列症状和体征即"证"，通过辨识"证"，然后采用中药或其他手段调整整体的不协调，动员人体自身的抗病机制，恢复脏腑间的调控能力，最终达到"证"的改善。

辨证论治，不同于"对症治疗"，以及现代医学所说的"辨病治疗"。疾病的不同阶段可出现不同的证候，不同的疾病，也可在其发展过程中出现同样的证候。因此，同一疾病的不同证候，侧治疗方法有异，如水肿（肾炎）患者，初期发热，恶寒，浮肿，小便不利等为"风水证"，治宜宣肺发汗，利水退肿；后期见腰酸，肢冷，畏寒，面白，浮肿等为"肾阳虚衰证"，治当温肾扶阳。不同的疾病只要证候相同，便可以采用相同的治法，如脱肛、胃下垂、子宫脱垂等病，均属中气下陷所致，皆可用益气升阳的方法治疗。这就是中医学常说的"同病异治"和"异病同治"。

随着现代科学技术的高速发展和医学检测仪器的不断发达，一些疾病往往在毫无自觉症状时的初萌阶段就被发现，或有一些疾病经过治疗后临床症状得以缓解，但是客观检测指标仍然显示异常。如果一味地囿于辨证，难免误诊或漏诊，所以中医的医学模式就此来说，也是有其局限性的。

中医要发展，必须跟上时代的步伐。中医的辨证论治要与西医的辨病相结合。这是因为，由于人的体质不同，发病时的脏腑功能状态不同，无疑整体的外在反应会不同，因此，中医的"证"从某种意义上说是反映了疾病的"个体"；而西医"病"的确立，是以客观的临床病因病理学为基础的，所以，它反映了疾病的某些"共性"。辨"证"和辨"病"的结合，实际上是"个性"和"共性"的结合，主观和客观的统一。衷中参西，扩展了中医的传统内涵，使中医更具生命力。譬如在治疗肺结核病时发现，慢性纤维增殖型肺结核，由于病灶内有干酪样坏死，外有增殖纤维包裹，造成血液淋巴运行受阻，仅按辨证论治治疗难以取得全效。因此，参照西医的病理，结合中医"祛瘀生新"的理论，在原有的辨证论治的基础上加入了具有活血化瘀作用的药物——丹参，使疗效得到明显的提高。

在治疗慢性阻塞性肺气肿中，患者由于长期的呼吸困难，气道阻力逐渐增加，心脏负荷加重使静脉回流受阻，出现下肢和面目等部浮肿的同时，也应该考虑到患者的肺间质和气管黏膜水肿存在，而肺内的水肿势必加重呼吸机能的减退，用温阳化饮，利水消肿的中药不仅可以消看得见的颜面、肢体浮肿，也可以利外表看不到的肺中之水饮，使得水清饮除，肺野清轻，气道通畅，从而可以减轻心脏的负担，改善血液循环，缓解慢性阻塞性肺气肿的临床症状。可见中、西医结合不是单纯的简单组合，而是有机地将西医的理论洋为中用，使传统的中医辨证论治内涵更具有现实意义，提高了中医的疗效，对中医的发展是大有裨益的。

中医历代门派纷起，各派治法随机，有"同病异治""异病同治""上病下取""下病上治""阴中求阳""阳中求阴"等治病方法，而其玄妙就在于中医的整体辨证思维。

长荣先生经常告诫后学说："整体观是中医的灵魂，人体是一个不可分割的有机整体，脏器之间、局部和整体之间维系紧密。临证思维只有以此为基点，才可以多方位地进取，广开思路，左右逢源，而不至于穷途末路，束手无策。"如肺科临床常遇到这样的病例：患者是支气管扩张病人，平时反复咯血，来诊时又诉受寒感冒。由于肺热盛于内，寒邪迫于外，因此患者往往呈现外寒内热的病证，治疗较为棘手，若用温散寒邪之法则有助内热之忧，而用苦寒清肺之品则有更伤卫阳之虑。以整体辨证的思维，随机取巧地采用祛风宣肺，疏肝泄热的方法，以"荆防败毒散"加平地木、牡丹皮、芍药等治疗。因为"风乃百病之长"，六淫皆随风和，方中荆芥、防风、羌活、独活之类乃温而不烈的轻扬之品，长于祛散风邪，可俾寒随风而去；又因支气管扩张患者肺热的原因大多属久咳伤肺，气郁化火所致，而肺与肝同主气机，方中柴胡、枳壳、前胡、桔梗肝肺同治，使气机升降有序，肺之郁热得以疏散；且肝为风木之脏，主动主升，最易受风火相煽而升发太过，导致"木火刑金"，丹皮、芍药、平地木则可凉血，柔肝、降火；诸药相伍，则祛寒而热不扬，泄热而寒不盛。从肝治肺的观点在临床上运用颇为广泛，如用疏肝理气的"金铃子散"治疗慢性咽喉炎，用平肝清肺法治疗痰热壅盛的支气管扩张、慢性支气管炎继发感染等，用清肺养肝益肾法治疗慢性阻塞性肺气肿的"喘骇"，如此等等，均体现脏腑间的整体协调作用。

另外，"治病用药应当眷眷以正气为念"，也是长荣先生学术观点之一。《黄帝内经》曰："正气存内，邪不可干。"按现代医学语言解释：正气是人体的抗御病邪，维持正常生命活动的物质，包括自身的调节功能和既病之后的康复能力。机体的防卫机能、组织修复、机能代偿、免疫功能等，都属中医正气的范畴。

人体疾病的发生和早衰的根本原因，就在于机体正气的虚衰。正气旺盛，是人体阴阳协调，气血充盈，脏腑经络功能正常，卫外固密的象征，是人体健状的根本所在。因此，历代医家和养生家都非常重视护养人体正气，如《寿亲养老新书》所概括的："一者少言语，养内气；二者戒色欲，养精气；三者薄滋味，养血气；四者咽津液，养脏气；五者莫嗔怒，养肝气；六者美饮食，养胃气；七者少思虑，养心气……"人体诸气得养，脏腑功能调，使机体按一定规律生生化化，则正气旺盛，人之精力充沛，健康长寿；正气虚弱，则精神不振，多病早衰。一旦人体生理活动的动力源泉断绝，生命运动也就停止了。因此，保养正气乃是延年益寿之根本大法。

76. 王灵台：子母戚戚，肝肾息息，阴阳互根，乙癸同源

王灵台先生是上海中医药大学附属曙光医院院长，著名肝病学家。先生强调"因病"施治、"因期"施治，体现了中医因时、因地、因人制宜的基本法则。"病"首先指西医的病，有病方有证，病与证虽非一一照应，然确有某些必然联系。一般慢性迁延性乙型肝炎多见肝郁脾虚，慢性活动性乙型肝炎多属肝肾阴亏兼有血瘀。明确西医的病，对于辨证施治有一定指导性。其次指中医的病，即根据慢性乙型肝炎主证不同，分别归于"胁痛""黄疸""积聚"，注意辨病用药。

《诗经·大雅》说："戚戚兄弟，莫远具尔。"《毛传》云："戚戚，内相亲也。"曹植《求通亲亲表》说："退省诸王，常有戚戚具尔之心。"子母戚戚，即为一体，此处比喻肝肾息息，有如气息之出入。《山海经·海外北经》说："钟山之神，名曰烛阴。不饮不食，不息息为风。"苏轼《谪居三适·午窗坐睡》说："身心两不见，息息安且久。"黄景仁《大雨宿青山僧寺》说："劳魂与清气，息息共呼呐。"时时刻刻，节节相生，循而生物，息息不停，此处比喻肝肾同源，子母相关。

肝属木，肾属水，肾水可涵养肝水，水充则木荣，水亏则木槁，故有"肝肾

同源"之谓。虽然精血皆化生于水谷精微，但肝血必须依赖于肾精的滋养，才能主持藏血和疏泄之职；肝血充盛又促使血化为精，肾精才能充盛，肾之藏精、主水等功能才能维持正常。这种精、血之间相互滋生和相互转化的关系称为"精血同源"。由于肝肾同居下焦，均藏相火，因此肝肾阴阳息息相通，相互制约，协调平衡；病理上也常相互影响，两者同盛衰。临床上采用的滋水涵木法或柔肝养肾法就是据此立论。肝肾这种病理生理上的相互影响，决定了临床治疗肝病必当两者兼顾，使机体阴阳平衡，才能恢复两脏乃至机体的正常生理活动。

《冯氏锦囊秘录》曰："古称乙癸同源，肾肝同治，其说维何？盖火分君相。君火者，居于上而主静；相火者，居乎下而主动。君火唯一心主是也，相火有二，乃肾与肝。肾应北方壬癸，于卦为坎，于象为龙，龙潜海底，龙起而火随之；肝应东方甲乙，于卦为震，于象为雷，雷藏泽中，雷起而火随之。泽也，海也，莫非水也，莫非下也，故曰乙癸同源。东方之木，无虚不可补，补肾即所以补肝；北方之水，无实不可泻，泻肝即所以泻肾。至于春升，龙不现则雷无声，及其秋降，雷未收则龙不藏，但使龙归海底，必无迅发之雷，但使雷藏泽中，必无飞腾之龙，故曰肾肝同治。

东方者，天地之春也，勾萌甲折，气满乾坤，在人为怒，怒则气上，而居七情之升，在天为风，风则气鼓，而为百病之长，怒而补之，将逆而有壅绝之忧，风而补之，将满而有胀闷之患矣。北方者，天地之冬也，草黄米落，六字萧条，在人为恐，恐则气下，而居七情之降，在天为寒，寒则气惨，而为万象之衰，恐而泻之，将怯而有颠仆之虞，寒而泻之，将空而有涸竭之害矣。然木既无虚，又言补肝者，肝气不可犯，肝血自当养也。血不足者濡之，水之属也，肝木之源，木赖以荣，水既无实，又言泻肾者，肾阴不可亏，而肾气不可亢也，气有余者，伐之木之属也，伐木之干，水赖以安。"说到泄木降气和补水制火，《冯氏锦囊秘录》又说："总之，相火易上，身中所苦，泄木所以降气，补水所以制火，气即火，火即气，同物而异名也。故知气有余，便是火者，愈知乙癸同源之义矣。然时医多执'肝常有余'之说，举手便云平肝，殊不思《经》曰东方木也，万物所以始生也"；"盖春属肝木，乃吾身升生之气，此气若有不充，则四脏何所禀，水如春无所生，则夏长秋收冬藏者，将何物乎？五行之中，唯木有发荣畅茂之象，水火金土皆无是也。使天地而无木，则世界黯淡，其无色矣。培之养之，犹恐不暇，而尚欲剪之、伐之乎！故养血和肝，使火不上炎，则心气和平，而百骸皆理。况肾主闭藏，肝主疏泻，是一开一合也。俗云：肝有泻无补，不知六味地黄丸、七宝美髯丹等剂，皆补肝之药也，人特习而不察耳"。

　　通俗来说，肝藏血，肾藏精；肝主疏泄，肾主闭藏。肝肾之间的关系称之为肝肾同源，又称乙癸同源。因肝肾之间，明液互相滋养，精血相生，故肝与肾的关系主要表现在精与血之间相互滋生和相互转化方面。阴液互养，肝在五行属木，肾在五行属水，水能生木。肝主疏泄和藏血，体阴用阳。肾阴能涵养肝阴，使肝阳不致上亢，肝阴又可资助肾阴的再生。在肝阴和肾阴之间，肾阴是主要的，只有肾阴充足，才能维持肝阴与肝阳之间的动态平衡。就五行学说而言，水为母，木为子，这种母子相生关系，称为水能涵木。精血互生，肝藏血，肾藏精，精血相互滋生。在正常生理状态下，肝血依赖肾精的滋养，肾精又依赖肝血的不断补充，肝血与肾精相互滋生、相互转化。精与血都化源于脾胃消化吸收的水谷精微，故称"精血同源"。"同具相火"，这里的相火是与心之君火相对而言的。

　　一般认为，相火源于命门，寄于肝、肾、胆和三焦等。故《格致余论·相火论》曰："相火寄于肝肾两部，肝属木而背属水也。但胆为肝之府，膀胱者肾之府。心包者肾之配，三焦以焦言，而下焦司肝肾之分，皆阴而下者也。"由于肝背同具相火，所以称"肝肾同源"。藏泄互用，肝主疏泄，肾主闭藏，二者之间存在着相互为用、相互制约、相互调节的关系。肝之疏泄与肾之随藏是相反相成的。肝气疏泄可使肾气闭藏而开阖有度，肾气闭藏又可制约肝之疏泄太过，也可助其疏泄不及。

　　这种关系主要表现在女子月经生理和男子排精功能方面。肝肾的阴液、精血之间相互滋生，其生理功能皆以精血为物质基础，而精血又同源于水谷精微，且又同具相火，所以肝肾之间的关系称为肝肾同源、精血同源。又因脏腑配合天干，以甲乙属木，属肝，壬癸属水，属肾，所以肝肾同源又称"乙癸同源"。肝与肾之间的病理影响，主要体现于阴阳失调、精血失调和藏泄失司等方面。临床上，肝或肾不足，或相火过旺，常常肝肾同治，或用滋水涵木，或补肝养肾，或泻肝肾之火的方法，就是以肝肾同源理论为依据的。此外，肝肾同源又与肝肾之虚实补泻有关。故有"东方之木，无虚不可补，补肾即所以补肝；北方之水，无实不可泻，泻肝即所以泻肾"（语出《医宗必读·乙癸同源论》）之说。

　　灵台先生根据中医的"乙癸同源""肝肾同治""阴阳互根"理论，同时结合现代医学知识的中药性能特点与药理研究成果，探索出以补肾法为主治疗慢性乙型肝炎（慢乙肝），总结一套独特的用药思路。叶天士指出"肝为刚脏，非柔润不能调和也"，因此，肝病的治疗往往采用滋补肾阴，以养肝柔肝。但慢乙肝多是湿热之邪为患，故滋补不宜厚腻，以防湿邪留滞难化或滋腻生湿，湿热邪毒久蕴耗阴，肝阴既伤，则温补又不可过燥，以防助邪伤阴，或热甚动血。因此，不论肾阴虚型或肾阳虚型慢乙肝，用药宜柔宜润。

据此，一般选用既能温阳，又能滋阴，具有阴阳双向调节作用的补肾药物治疗慢乙肝。这类药物特点是药性虽温而质润，或药性虽寒而质柔。如肉苁蓉"厚重下降，直入肾家，温而能润，无燥烈之害，能温养精血而益阳气"；巴戟天温而不热，健脾开胃，既益元阳，复填阴精，"为补肾要剂，能强阴益精，以其体润故耳"。这两味药性温质润，取其补肾壮阳之效治疗肾阳不足证，取其益精生血之功用于精血亏损虚者。枸杞子性平味甘质润，既能补肾益精，滋补肝肾之阴，又能温肾补虚，治疗肾亏虚证。根据阴阳互济的原理，组方时常以温阳药与滋阴药同用，使其"阳得阴助而生化无穷""阴得阳升而泉源不竭"。上述三味药物甘温柔润，具有温补命门而不燥，补益肾精而不峻的特点，为遣方常用之品。考虑到慢性乙肝者尚有湿热未尽及气滞血瘀症状，因此加用虎杖、丹参等药物，起到清化活血的效用。如此，主次有别，相辅相成，不仅可改善患者的症状的体征，而且对解除慢乙肝的病因也有积极作用。

另外，木土互用，疏泄调和。肝主疏泄调畅气机，促进胆汁的分泌和排泄，脾主运化，消化、吸收和转输精微物质，脾升胃降位于中焦同属土，其运化升降均依赖于肝木疏泄协调，木土疏泄调和，生化资源充足，气血调畅。脾胃健运升降适度则肝有所养，气有所动，即所谓"木赖土以培之"。病理上肝木有余，常乘脾犯胃，导致脾胃升降失施，因而诸多肝病患者常见腹胀，纳差，恶心呕吐，大便失调等肝脾失调或肝胃不和的表现，主张治肝需调脾胃，尤应治肝勿忘治胃，主要体现几层意思：其一，肝胃不和是慢性肝病最常见之证候，脾胃同属于土，肝木乘土必先犯胃，然后及脾，故和胃实寓健脾之意，此与古人云"知肝传脾，当先实脾"相符；其二，任何疾病之治疗，不论中药、西药均需吸收代谢后方起作用，故胃乃第一关，人以胃气为本，若胃气败，不但正气不足，亦难接受汤药之治，势必直接影响疗效，因此保护脾胃功能是达到治疗目的的首要条件；其三，前已提及临床上慢性肝病患者伴有慢性胃炎者为数甚多，加上累及胆囊，可谓"肝胃胆综合征",因而治肝时也不可忽视慢性胃病的治疗,沪上名医夏德馨先生亦常用陈皮、半夏、鸡内金、麦芽等味,可供佐证耳。

77. 叶景华：临证有五要：主证、主次、共性、阶段、整体

景华先生以辨证法观点强调在临床上运用辨证诊治需"五要"：一要在证候错综复杂的情况下抓住主证；二要分清主次,把握虚实先后；三要在共性中找出个性；四要注意病变的阶段性；五要全面考虑局部和整体情况。"五要"有助于辨证论治,从而提高治疗效果。另外,根据多年来对不少病证的辨证体会,认为临床辨证分型应分阶段性,并能反映证型的轻重程度和转变情况,同时辨证分型要和辨病相结合。

汉代郑玄《诗谱序》曾谓："举一纲而万目张,解一卷而众篇明。"临床辨证,抓主证,就是抓纲,纲举目张,兼证、变证、夹杂证等也就易辨可解了。

什么是主证？主证是指决定全局而占主导地位的证候。如以六经的提纲证而言,则有太阳病的脉浮、一头项强痛而恶寒的主证；阳明之为病的胃家实的主证；少阳之为病的口苦咽干目眩的主证；太阴之为病的腹满而吐,食不下,自利益甚,时腹自痛的主证；少阴之为病的脉微细,但欲寐的主证；厥阴之为病的消渴,气上撞心,心中疼热,饥而不欲食,食则吐蛔的主证。如以方证而言,则有以发热汗,出恶风为主的桂枝汤主证；以恶寒无汗,身痛气喘为主的麻黄汤主证；以口苦喜呕,胁痛胸满,往来寒热为主的小柴胡汤主证；以烦渴,汗出,高热,脉大为主的白虎汤主证；以不大便,腹满痛,潮热谵语为主的大承气汤主证；以吐利腹满,饮食不振,自利益甚为主的理中汤主证；以四肢厥冷,下利清谷,脉微细为主的四逆汤主证；以消渴,气上撞心,饥而不欲食,食则吐蛔为主的乌梅丸主证。

清代医家陈修园在《长沙方歌括》中指出："长沙当日必非泛泛而求,大抵入手工夫,即以伊圣之方为据,有此病必用此方,用此方必用此药,其义精,其法严,毫厘千里之判,无一不了然于心,而后从心变化而不穷。论中桂枝证、麻黄证、柴胡证、承气证等,以方名证,明明提出大眼目,读者弗悟也。然而可以

谓之方者，非圣人不能作，非明者不能达。"

六经方证的主证，是辨证的关键，反映了疾病的基本规律，是最可靠的临床依据。因此，对主证要一抓到底，抓而不放，才有实际应用的价值。只有先抓主证，才符合辨证的思维方法，才能进一步认清兼证和变证，分清辨证的层次，而使辨证的程序井然不紊。

胡希恕先生就主张"辨六经，析八纲，再辨方证"。主次，就是要注意兼证。兼证是在主证的前提下出现的，它附于主证而存在，但又补充了主证证候的不足。凡在主证基础上而见新的证候的，就叫做兼证。如桂枝汤的主证为发热，汗出，恶风。若兼见气喘，或者兼见项背强几等，这便是桂枝汤的兼证。兼证的主次，同主证的关系，有互相为用、相得益彰的作用。

但如果属于六经提纲证的主证，而出现另一经兼证的，则往往属于合病与并病的范围，就不能按兼证来看待。如太阳病的提纲证，而又出现胸胁苦满的时候，则多为太阳与少阳并病，如果太阳病的脉浮身痛和阳明病的心烦、口渴同时出现；则"二阳合病"。

若只知抓主证，而对兼证不顾，就不能做到随证应变，也不能随着兼证的出现，制定有效的治法。主证和兼证是并行而不悖的关系。主证反映病之常，兼证则反映病之变。

景华先生还主张辨证论治和专方专药相结合。"证"，是一种疾病在发展过程中某一阶段出现的证候，往往不同的疾病可出现相同的证候，如阴虚、阳虚、气虚、血虚等证候，但每种病证有其一定的基本矛盾贯穿在疾病发展过程的始终，各种疾病虽然有时可出现相同的证候，但本质有不同。辨证论治是针对疾病发展过程中的主要矛盾，专方专药则针对疾病的基本矛盾，虽然辨证论治中有些方药也包含着针对疾病的基本矛盾，但有的不能解决疾病的基本矛盾。辨证论治和专方专药相结合，兼顾两者的矛盾，从而提高治疗效果。

另外，景华先生也主张内治和外治相结合。外治法是治疗上的一种重要手段，中医药有不少外治方法，内治和外治相结合可以提高疗效，临床上不少内科病证除内服药外，结合外治法，疗效可以明显提高，如风湿性关节炎局部关节红肿疼痛，治以祛风清热、活血通络之剂内服外，并以金黄散外敷局部，关节肿痛就能很快得到缓解。

同时，也注意到中、西医结合。中、西医各有所长和不足，将两者的特长有机地结合起来，确能较好地提高诊治水平。中、西医结合，运用现代科学技术为研究发展中医药服务，跟上时代发展的需要，这是当代中医的重要任务。强调在临床上宏观与微观相结合，能比较全面地认识疾病的本质，有利于确切地治疗和取得宏观的数据，更能说明中医药的疗效。在临床上诊治有些疾病，仅凭宏观是不够的，如无症状的蛋白尿，镜检血尿的诊治，须结合微观来诊治。

景华先生主张抓住标本缓急。对五脏病证的治疗，尤其强调抓住标、本、缓、急四字，即病变在发展阶段，由于外邪侵入或由虚（功能失司）致实，如痰饮，水湿潴留，瘀血阻滞等，应急则治标，以祛除邪实为主，适当照顾本虚；在邪势衰退、病情趋缓解时，应缓则固本，以扶正调理为主，尚须兼顾祛邪。对六腑病证的治疗，强调用理气法和通下法，认为六腑病证多见实证，因外邪、食滞等因素使六腑通降功能失常，气机郁滞而出现腹胀、腹痛、恶心呕吐等症状，根据辨证采取理气法或通下法，大多可取得满意疗效。

78. 奚九一：无因不成瘀，因邪而致瘀

奚九一先生立论于"因邪致瘀"的发病观点，尤其是治疗周围血管病。这类病多是指原发性和继发性四肢血管的损害，以循环障碍为主的一组疾病，临床上分为缺血性和郁血性两类。两类疾病虽致病因素各异，病理、生理有别，但也有共同的或相似的病理过程，表现为血管内膜受损，管腔狭窄，血流缓慢，血液黏度增高，血栓形成，为现代医学的血栓性疾病，属中医的血瘀证。中、西医理论都认为"无因不成瘀"。中医理论认为"病由因异"，各种不同致病因素可引起不同的血管疾病；"瘀随证变"，血瘀的个性，既可由病因不同而有差异，又可随病情演变而出现"新瘀与旧瘀"之间的相互消长。故病因与血瘀，在周围血管病的发病概念上，具有"因"与"果"的关系。

中医对"病"与"证"的认识，有因病、因人、因时而异的动态发展观念，所以因瘀治瘀、执活血化瘀大法通治一切周围血管病，虽有一定疗效，但不完全符合中医传统的"辨证求因"与"审因论治"的整体观，也难以反映致病因素与病理表现之间的内在联系。

"因邪致瘀"，《灵枢》云："有一脉生数十病者，或痛、或热、或寒、或

痹……变化无穷，此皆邪气之所生也。"因此，"邪"被视为导致各种脉管病的致病因子。邪与血气凝滞可使脉管发生肿硬作痛的形态改变，正如《黄帝内经》所述："血气与邪，并客于分腠之间，其脉坚大，故曰实，不可按之，按之则痛。"这些描绘，十分类似于静脉血栓的体征，而邪留络脉确可致血管闭塞。

瘀血既是某些病因所形成的病理产物，又是导致多种病证的病理因素，在临床上涉及的范围甚为广泛，不论任何疾病，或是在病的某一阶段，凡是反映"瘀血"这一共同的病理特征，或兼有"瘀血"症状，如痛有定处，青紫瘀斑，癥积肿块，舌质暗紫，有瘀点、瘀斑，脉涩、结、沉、迟，或出血，精神神志和感觉、运动异常而有瘀象者，都可按照异病同治活血祛瘀。瘀血的成因虽多，但概要而言，其病理因素不外邪实与正虚两个方面。实者为寒热二邪之侵扰，虚者为阳气与阴血的不足，以致气血运行失调，滞而为瘀。从现象上看，瘀血虽属有形的实邪，而其本质又有正虚的一面，虚实往往相兼为患，且在疾病演变发展过程中，常有消长转化，临证必须予以联系考虑。

如气滞形成的血瘀，活血必先理气，可选用调气、行气、破气药，并按其脏腑病位，选用疏肝气、理脾（胃）气、降肺气等药。在用活血药时，需着重选"血中之气药"，重者可予破血行气之品；同时还当针对气滞、血瘀的具体病情不同，治气、治血有所侧重。对寒凝形成的血瘀，应注意选用偏于辛温的祛瘀类药，以加强行瘀通脉、散寒解痛的功能；若阳虚阴寒内盛所致的血瘀，治疗当助阳消明与益气通脉之药配伍合用。

对气虚形成的血瘀，一般以补气为主，活血化瘀为辅，寓通于补，使气足而血行，故黄芪用量需重。对血虚形成的血瘀，当采用养血祛瘀法，所选之活血药不能过猛，宜和血而不宜破血，用量亦宜审慎，不能希求大剂速效，应与养血药两相协调雨达到"瘀祛新生"的目的。对阴虚形成的血瘀，当滋阴与祛瘀并用，可采取汤丸并进，汤方濡养而兼行，丸剂缓攻以求效；若干血瘀结较重，而体质尚任攻消者，亦可先攻后补，祛瘀生新。

《黄帝内经》则有"邪客于皮毛，入于孙络，留而不去，闭塞不通，流溢于大络而生奇病"，阐明了邪留络脉的发病过程是"邪留"而致小血管闭塞，进而发展成大血脉病变的"奇病"。奇病之名，唐代医学家王冰特别指出："病在血络，是谓奇病。"各种致病因子（邪）的侵入留滞是导致血管闭塞、血流障碍（瘀）的主要成因。

奚九一先生认为，周围血管病的发病理论是以"邪"为致瘀之主因，由于邪，即各种致病因子、炎变反应等致瘀，也就是血管痉挛、新血栓形成、旧血栓机化等损伤。因此，邪盛则生新瘀，导致病情急性或亚急性进展，邪去新瘀渐转为旧瘀，则病缓。又由于邪正相争的盛衰，血瘀的新或旧也随之消长。"邪、瘀、虚"三者主次比例的动态变化，必然引起临床缺血或郁血征象，或急或缓的更替，所以认为"邪是标，瘀是变，损是果，虚是本。"

79.陆德铭：识病是关键，辨病与辨证相结合最重要

陆德铭先生强调临床诊治首先识病，把辨病与辨证结合，成为其临床思维特色。辨证论治是中医特色，但中医不仅讲辨证，也强调辨病。辨病就是辨识具体的疾病。清代《兰台轨范》说："欲治病者，必先识病之名，能识病名而后其病之由生，知其所由生又当辨其生之因各不同，而病状所由导，然后考其治之之法，一病必有主方，一方必有主病。"

德铭先生认为，中医外科的疾病大多以外在的局部病变来表现，是可以直接观察到的疾病，这样就需要经综合四诊的望、闻、问、切，运用正确的思维方式，根据临床的特点，通过与相关疾病的鉴别、区分相似的症状，首先作出疾病的诊断、确定的病名。这样才能掌握疾病的发生、发展及转归预后，使病名和理、法、方、药之间形成相对应的联系。

清代姚鼐说："学古人在得其神理，不可袭其面目。""证"的内涵，不等同于单纯的症状，体现的是对疾病在某一阶段的全面认识，更深刻地反映了病变的实质。辨证论治是对中医整体审察和治病求本精神的贯彻，体现的是对病变的实质性把握和深层次的治疗。病即疾病，是对具有特定的病因、病理和一定的发病、演变形式的病变过程的概括。单纯"辨病治疗"运用于中医临床的可操作性不够，疾病的演变、患者的体质、外界的环境都是中医所要考虑的因素，忽略了这些因素，中医治疗的优势就难以体现。

广义的"证"包含了症状和体征；是对临床表现的具体描述。单纯的对症治疗只是片面地将"症"与"证"相割裂，针对某个孤立证的治疗只能体现出治疗

的随意性，无法体现中医治疗的针对性。临床中，坚持辨证论治，就会避免单纯的辨病治疗和对症治疗，同时也不忽略病情前后的联系和症状的主次轻重，做到病、症、证的兼顾，最大限度地发挥中医的优势。

"辨证论治"是中医的基本特点，而这一概念的内涵和外延却涉及其他数个易于混淆的概念，如将"辨证论治"误解为"辨病治疗"和"对症治疗"。辨不清证、病、症，就不能正确理解"辨证论治"的实质，也就无法真正把握中医学的精髓所在。

何为"辨证论治"？"辨证论治"这一词语最初见于清代章虚谷的《医门棒喝》，稍早之前还出现了"辨证施治"的提法。现在对后者提及不多，是因为"论"字又承载更深的一层含义。其实，辨证论治的思想在中医学术发展过程中是一脉相承的，《黄帝内经》中即有"谨守病机，各司其属"和"谨察病机，勿失气宜"的说法。《伤寒论》中亦指出："观其脉证，知犯何逆，随证治之。"秦汉以降，历代医家的著作中都体现了辨证论治的原则。可以说，辨证论治是中医学一以贯之的学术思想。

20世纪50年代后，"辨证论治"这一概念得到大力提倡，被认为是中医学的两大特点之一，不仅为中医界所熟悉和发扬，也为西医界所关注和借鉴。而围绕着辨证论治相关的问题，更成为中、西医结合基础和临床研究的热点和争论的焦点。

"辨证论治"的中心词在于"证"。"证"字在古代医籍主要是指疾病的临床表现，即症状和体征，也称为"证候"；而"症状"的"症"字直到明朝时才出现，两者本义并无实质的区别。中华人民共和国成立后，对"证"字的理解逐渐演变成疾病发展的某一阶段的病理概括，包括病因、病位、病性和邪正关系，体现了疾病在该阶段的病变特征，即病机，并可归纳为某个证型。反映某一证的相关的症状，称为证候。目前中医"证"的内涵，绝非等同于单纯的症状，因而与其原始的含义有了较大差别，体现的是对疾病在某一阶段的全面认识，更深刻地反映了病变的实质。

"辨"即分辨、辨别，《伤寒论》和《金匮要略》的篇目即为"辨病脉证治"，"辨"的过程也就是一个对已获取的疾病信息进行分析归纳，整理提炼出"证"的过程，也就是说"辨"的结果是得出"证"。辨证是为了下一步的治疗，辨证和论治就成为前后衔接、密不可分的两个步骤。"论治"较"施治"

的说法更强调了"论"的意义，"论"的过程贯通了理法方药的各个环节，与"辨"的过程同样是整体分析、多方联系的过程。故辨证论治就是对中医整体审察和治病求本精神的贯彻。

"病"即疾病，是对具有特定的病因、病理和一定的发病、演变形式的病变过程的概括。一种疾病会同时存在数种临床表现，也即广义的"证"，包含了症状和体征。中医和西医的病名都是对病变纵向联系、横向观察得出的诊断，具有相对稳定的特点。而症则是对临床表现的具体描述，可以表现出轻重缓急的不同，在疾病发展过程中或隐或显，持续时间或长或短。对于病因单一、病情轻缓的疾病，也可采用专方专药治疗的例子，如食积采用保和丸，虫证采用乌梅汤等，但在大多数的情况下，仍需针对疾病的病情，辨证用药，同时做到病与证的结合。

在疾病的诊疗过程中，辨病也有重要价值。在辨病过程中通过对疾病的发生、发展过程的全面认识，得出病名的诊断，也就有可能深入地理解疾病总的发展规律。从辨证的角度讲，也就是抓住了疾病的基本病机，进而在对现阶段病情的判断上，在随后的立法处方的选择上，就会有更全面的动态的把握。而单纯"辨病治疗"运用于中医临床的可操作性不够，疾病的演变、患者的体质、外界的环境都是中医所要考虑的因素，忽略了这些因素，就不是活泼的治疗，而是死板的套用，中医治疗的优势也就难以体现，疗效也就难以提高。

然而在临床实践的某些情况下，病证结合的原则难以充分采用。首先是对于亚健康状态，西医学往往无法得出明确的病名诊断，而中医对其命名也有很大的随意性。如何对亚健康状态进行调理，体质、情志、饮食、劳倦等因素作为辨证的重要内容就发挥了重要的作用，从而为逆转亚健康状态打开了局面。另外一种相反的情况是，患者罹患多种疾病，特别是某些老年人，常在基础疾病的同时并发新的疾病。辨证的优势即在于牢牢把握病变的根本病机，也就抓住了主要矛盾，从而能够做到执简驭繁。

还有一种情况，就是临床中确实存在着对证用药的情况，如黄疸用茵陈、便秘用大黄。但具体的用药要随着病情的进展，虚实进退的变化，这就涉及了药物的炮制、用量、配伍、服法、剂型等多种因素，而这实质上都是辨证论治思想的贯彻。

单纯的对症治疗则是片面地将症与证相割裂，针对某个孤立的症的治疗只能体现出治疗的随意性，反而无法体现中医治疗的针对性。因为数个症的有机组合才能够体现出当前病变的实质，据此立法处方才能有的放矢，从而有效地消除症状。

而在具体的临床诊疗过程中，越来越突出的情况是，随着现代医学检查手段的进步，中、西医结合诊疗的广泛应用，患者可能只有单纯的实验室检查异常，影像学检查异常，而症状和体征并不明显或无特异性，这时辨证论治与对症治疗就涉及了中、西医结合的深层次问题。

另一种情形是患者主诉症状纷繁复杂，临床症状轻重缓急并见。应对这种局面单靠对症治疗显然是捉襟见肘，中医辨证论治讲求明辨病变的标本缓急。《黄帝内经》中即有"小大不利治其标"的说法，并有"间者并行，甚者独行"的原则；仲景也曾指出"但见一证便是，不必悉具"，更是强调了把握病机、辨识主证的重要性。所以，临床上应做到病、症、证数者兼顾。

陆德铭先生在外科中首先强调辨病，其目的在于明确疾病的诊断及必然出现的局部病变和由此产生的典型症状，从而揭示疾病的演变规律。辨证的目的在于揭示患者机体的具体发展阶段的个体特殊性，经同病异证、异病同证的辨别分析，把握疾病发展现阶段的主要矛盾，使诊断更加深入细致。经综合收集与疾病有关的临床资料，分析内、外致病因素及病位所在，与患者的个体情况结合，通过八纲辨证、脏腑辨证、经络辨证以及外科特有的肿痛痒脓麻、溃疡色形、善恶顺逆的辨证，进行综合分析和归纳，进而对病变的病因病位、病变机理、功能状态及演变趋势等作出综合评定，从而确定证，以进一步指导治疗。在辨证过程中，不要拘泥于一点，要全面综合分析。

80. 陈筱宝：治妇人以元气为本，
调血为主，调肝为本

筱宝先生专治妇科40余年，积累了丰富临床经验，颇有独到之处。学术上推崇陈素庵、王肯堂、徐灵胎、王旭高、傅青主、叶天士，认为经、带、胎、产病情复杂，隐症处方不离以下三个方面。

病人以元气为本。此一观点来自徐灵胎的"元气存亡"之论。认为凡人有病，元气不损，虽至可治；元气损伤，虽轻难愈。治此隐症用药时，处处要注意保护元气，以不损元气为主。保持元气充沛，人体自能调节祛病。例如，病可以缓和调治者，不宜急切图功，轻用峻厉之药以匡正；病人必须攻泻取效者，亦宜寓补于攻，配合补益之品以扶正。峻药取快一时，虽当时获效，而元气暗损，病根潜伏。

人之病者，根本原因就在于正气虚衰。正气旺盛，是人体阴阳协调，气血充盈，脏腑经络功能正常，卫外固密的象征，是机体健壮的根本所在。《寿亲养老新书》概括说："一者少言语，养内气；二者戒色欲，养精气；三者薄滋味，养血气：四者咽津液，养脏气；五者莫嗔怒，养肝气；六者美饮食，养胃气；七者少思虑，养心气……"人之诸气得养，脏腑功能协调，使机体按一定规律生生化化，则正气旺盛，人之精力充沛，健康长寿；正气虚弱，则精神不振，多病早衰。一旦人体生理活动的动力源泉断绝，生命运动也就停止了，故保养正气乃是延年益寿之根本大法。

人体正气又是抵御外邪、防病健身和促进机体康复的最根本的要素，疾病的过程就是"正气"和"邪气"相互作用的结果。正气不足是机体功能失调产生疾病的根本原因。《素问·遗篇刺法论》说："正气存内，邪不可平。"《素问·评热病论》说："邪之所凑，其气必虚。"《灵枢·百病始生篇》又进一步指出："风雨寒热，不得虚邪，不能独伤人。卒然逢疾风暴雨而不病者，盖无虚，故邪不能独伤人。此必因虚邪之风，与其身形，两虚相得乃客其形。"这些论述从正、反两个方面阐明了中医的正虚发病观。就是说，正气充沛，虽有外邪侵犯，也能抵抗，而使机体免于生病，患病后亦能较快地康复。由此可知，中医养生学所指的"正气"，实际上是维护人体健康的脏腑生理功能的动力和抵抗病邪的抗病能力，它包括了人体卫外功能、免疫功能、调节功能以及各种代偿功能。

《本草衍义总论》言："夫善养生者养内，不善养生者养外。养外者实外，以充快、悦泽、贪欲、恣情为务，殊不知外实则内虚也。善养者养内，使脏腑安和，三焦各守其位，饮食常适其实。故庄周曰：人之可畏者，衽席饮食之间，而不知为之戒也。若能常如是畏谨，疾病何缘而起，寿考焉得不长？贤者造形而悟，愚者临病不知，诚可畏也。"

妇科以调治血分为主。妇人以血用事，对于妇人疾病之论治，首重血分，处处以养血和血为主。前人有"枯者滋之，瘀者行之，逆者顺之，热者清之，寒者温之"的治疗原则。陈氏认为这些治则都是正确的，但在具体应用上进一步提出"滋血宜取滋畅，行瘀亦取和化，顺气应取既达，清不可寒凉，温不宜辛燥"，宜防过则反为害。例如有因风冷寒湿而致血滞者，当温经散寒，行滞去瘀，但过于辛热则血热妄行，上为吐血，下为崩败，暴下之患，损伤阴血，而遂难治。筱宝先生对《黄帝内经》"适事为故"的理论有深切体会，因此认为妇人病当处处以养血和血为主。

妇人杂病以调肝为中心环节。妇人一生在生理病理方面可分为三个不同阶段：青春时期，主重在肾；中年时期，主重在肝；暮年时期，主重在脾。女子青春时期，正当肾气旺盛之年，任脉通，太冲脉盛，天癸至，月事以时下，故当青春时期月经之反常为病，主要关键在肾。暮年则肾气衰弱，天癸竭，地道不通，气血虚弱，血液来源衰少，病患因血不足，当益血之源。脾为后天之本，藏血而统血，故主要关键在脾。当中年时期，由于学习、工作、处世、家庭、社会等易致情志怫逆，肝气郁结，气盛暴厉，肝阳亢旺，又凡七情所伤都关乎肝木，肝木之病复虽少壮，年老皆有关联，而尤多见于中年时期，所以妇科在中年时期应以调肝为主。这个观点与王肯堂所言"女子童幼天癸未行之前，皆属少阴，天癸既行，皆属厥阴，天癸既绝，乃属太阴经也"有相似相合之处。此外，在调肝方面，筱宝先生对王旭高之"疏木培土与泄术和胃"的治疗原则亦有深切体会。

王旭高有"鼻头色微黑者，有水气。腹满足浮囊肿，水泛而侮土也。腹中气攻胀痛，土虚则木横也。欲泄水，必崇土；欲平气，必疏木。脏腑整体相关，互为滋生、制约，才能保持动态平衡，病则因果联动，相互传变，临证者，需顾及此也。

81. 蔡柏春：治女科之经候，从气从血而辨寒热虚实

蔡柏春先生尝云："人得气血以生，男女一也。而妇人得阴气居多，阴属血，故妇人血宜多而气宜少，则不病。"他注重气血为调经之要着，认为：调经

必先理气，益气所以补血，气以通为顺，血以调为和。掌握了通与调、理与补的辩证关系，才能气血和畅，脏腑功能协调，经行如常。

凡先期而来者，有热与虚之不同。脉数而洪，经血紫者，热也，柏春先生常用的经验效方是清肝调经方。若脾经血燥，以加味逍遥散主之；若肝经怒火，以加味小柴胡汤主之；若血分有热，以加味四物汤主之；而脉数无力，经血淡者，虚也，以补中益气汤、八珍汤主之。如丹溪谓："经水者，阴血也，阴必从阳，故其色红，禀火色也。血为气之配，气热则热，气寒则寒，气升则升，气降则降，气凝则凝，气滞则滞，气清则清，气浊應浊。往往见有成块者，气之凝也。将行而痛者，气之滞也。来后作痛者，气血俱虚也。色淡者，亦虚也，而有水混之也。错经妄行者，气之乱也。紫者，气之热也。黑者，热之甚也。今人但见其紫者、黑者、作痛者、成块者，率指为风冷，而行温热之剂，则祸不旋踵矣。良由《病源》论月水诸病，皆曰风冷秉之，宜其相习而成俗也。或曰：黑，北方水色也。紫淡于黑，非冷而何？予曰：经曰亢则害，承乃制，热甚者必兼水化，所以热则紫，甚则黑也。况妇人性执而见鄙，嗜欲加倍，脏腑厥阳之火，无日不起，非热而何？"

凡过期而来者，有寒与虚之不同。脉沉迟弦紧者，寒也，从温经汤主之；脉浮濡芤细者，虚也，若脾血虚，以人参养荣汤加减，若肝血少，以归芍地黄丸主之；若心脾不足，归脾汤主之；若气血凝滞，紫黑成块，以桃红四物加香附、丹皮、牛膝。

凡经行腹痛，当分清气滞、瘀阻，或寒凝。

《景岳全书》说："经行腹痛，证有虚实。实者，或因寒滞，或因血滞，或因气滞，或因热滞；虚者，有因血虚，有因气虚。然实痛者，多痛于未行之前，经通而痛自减；虚痛者，于既行之后，血去而痛未止，或血去而痛益甚。大都可按可揉者为虚，拒按拒揉者为实。有滞无滞，于此可察。但实中有虚，虚中亦有实，此当于形气禀质，兼而辨之，当以意察，言不能悉也。凡妇人经期有气逆作痛，全滞而不虚者，须顺其气，宜调经饮主之，甚者如排气饮之类亦可用。若血瘀不行，全滞无虚者，但破其血，宜通瘀煎主之。若气血俱滞者，宜失笑散主之。若寒滞于经，或因外寒所逆，或素日不慎寒凉，以致凝结不行，则留聚为痛而无虚者，须去其寒，宜调经饮加姜、桂、吴茱萸之类主之，或和胃饮亦可酌用。若血热血燥，以致滞涩不行而作痛者，宜加味四物汤，或用保阴煎去续断加减主之。以上五证，但察其有滞无虚，方是真实；若或兼虚，弗得任行克伐。"若经期不调，量少欠畅，行前乳胀，临经腹疼腰酸，脉弦涩，为气滞，宜用验方调经止痛方：当归9克，白芍6克，制香附9克，木香3克，炒白术6克，炒金铃子6克，乌药4.5克，延胡9克，青皮4.5克，陈皮4.5克，莪术9克。若经来少腹拘急，痛甚拒按，经行不畅，色紫有块，愉下痛减，脉涩，舌黯，苔腻，属瘀阻，宜用验方调经活血方：当归9克，丹参6克，赤芍6克，牛膝9克，炒白术6克，制香附9克，制乳香3克，制没药3克，五灵脂9克，蒲黄9克，桂心3克，延胡索9克。

若经行不畅，少腹冷痛，面白唇青，畏寒便溏，脉沉紧或迟，舌苔薄白，如景岳所云："妇人经行作痛，夹虚者多，全实者少，即如以可按拒按及经前经后辨虚实，固其大法也。然有气血本虚，而血未得行者，亦每拒按，故于经前亦常有此证，此以气虚血滞，无力流通而然。但察其形证脉息，凡涉虚弱不足，而经滞作痛者，唯用决津煎、五物煎加减主之，其效如神，或用四神散之类亦可。若痛在经后者，多由血虚，当用大小营煎，随宜加减治之，或四物、八珍俱可用，然必察其寒热虚实以为佐使，自无不效。"还可用验方温经逐寒方：当归9克，白芍9克，牛膝9克，制香附9克，煨木香3克，吴茱萸3克，苏梗4.5克，小茴香3克，肉桂3克，淡干姜3克。

82. 陆瘦燕：五行气法是针术取效之关键

瘦燕先生是上海名医，历任第二军医大学中医顾问、上海中医学院针灸教研室主任、上海中医学院附属龙华医院针灸科主任、上海市针灸研究所所长，在40余年的针灸生涯中，研究经络学说，用以指导临床，并诠释针灸学的各项理论。注重全面切诊，整体辨证；重视爪切，善施行气、补泻手法；处方配穴灵活适当，逐渐形成了独特的学术思想和医疗风格。

瘦燕先生在长期临床实践中体会到，正确运用针刺手法是取效之关键，尤其在治疗脏腑病时，运用补泻手法，疗效确比不用补泻手法为佳。他在临床上应用双手爪切进针，病者往往毫无痛感，然后以全身之力运于右手持针腕部，继而运之大拇指、食指、中指施术，其手法特色成为他的一个诊疗特点。

瘦燕先生对针刺手法提出科学的分类。

基本手法：是针刺过程中的一些基本动作或形式，是构成不同作用的各种手法的基础，有进退针、提插针、捻转针、针向和留针五种。

辅助手法：是基本手法以外的另一些以辅助形式出现的针刺方法，归纳为16种单一的方法。

复式手法：是各种单一手法的综合应用，根据其组合规律和作用原理，又有补法或泻法的单纯组合，如"烧山火""透天凉"。补法和泻法的交错组合，有"阳中隐阴""阴中隐阳""流气法""提气法""龙虎交战""饿马摇铃"及"子午捣臼"。补泻法和行气法的相互组合，有"运气法""纳气法""青龙摆尾""白虎摇头""苍龟探穴""赤凤迎源""龙虎升降""通关交经"及"关节交经"。

瘦燕先生指出所谓"候气"或"催气"，乃是促使针不得气的方法。所谓"行气"，是宣行气血直达病所的方法。所谓"补泻"，则是针对疾病虚实而设之刺法。针刺补泻手法分两类，将补泻手法归纳为"徐疾""提插""迎随""捻转""呼吸""开阖""留针""九六"及"纳支"九法，又进一步将其作用区分为"调和阴阳"和"疏调营卫"，调和阴阳，为脏腑经络阴阳之气的"有余"与"不足"而设，"引阳入内"为补，"导阴出外"为泻。以徐疾补泻和提插补泻为代表，适用于一切脏腑经络寒热虚实的病证。疏调营卫，为营卫之气运行的"太过"与"不及"而设，"随而济之"为补，"迎而夺之"为泻。以迎随补泻和捻转补泻为代表，适用于一切经脉壅滞、营卫不和之病证。

五种行气法，行气手法是具有特别感觉传导现象，可以提高疗效的针刺手法，陆氏在《刺灸法汇论》中将其列为一类独立的手法，并将其归纳为"捻转行气法""提插行气法""呼吸行气法""按压行气法"及"针芒行气法"五种，填补了近代针灸文献的空白。

瘦燕先生对"烧山火"与"透天凉"这两种复式手法，从源到流，从理论到操作，作过深入而精辟的讨论，认为其出处就现存资料而论，以明代徐凤著《针灸大全》中的《金针赋》为最早，并将这两种手法的具体操作方法作了考证。

"烧山火"手法："四肢逆冷最难禁，憎寒不住病非轻，拨忙运起烧山火，患人时下得安宁。"先进至天部，紧按慢提九次，次进至人部，紧按慢提九次，再进至地部，紧按慢提九次，然后从地部一次退至天部。这样分三部进针，一部退针（三进一退）称为1度，反复操作3度。倘有热感，出针揉闭其穴；如无热感可反复再施，或留针待热至。

"透天凉"手法：进针直达地部，紧提慢按六次，退至人部，紧提慢按六次，再退至天部，紧提慢按六次。这样一部进针，分三部退针（一进三退）称为1度，反复操作3度。如有凉感，即可出针，并摇大其穴；如无凉感，可反复再施，或留针待凉感产生。

盖"烧山火"与"透天凉"，皆"巧妙玄机在指头"之术，"烧山之火能除寒，一退三飞病自安，始是五分终一寸，三番出入慢提看"。透天凉者，"浑身却似火来烧，不住时时热上焦，若还根据法行针，搜除热毒病能消"。

瘦燕先生以自己的体会，提出手法成败的关键在于：切实掌握进针、退针的层次分明，提插均匀；刺激须适度；施术必须在得气的基础上进行；须嘱病者留意针感，以免忽略轻微的感应，但不要暗示；如果3度施术目的未达到时，结合10～15分钟的留针，往往可以提高疗效。

据陆先生的经验，热感往往在酸胀感的基础上产生；凉感则多产生于沉重感的深化。至于凉热感应出现的部位，可因人而异，有的先在施术部位开始，逐步扩散，有的则先出现在对侧。应用"烧山火""透天凉"手法治疗痛痹，产后风湿冷痹，胃下垂，指端青紫证，感冒发热，脾阳虚，肾阳虚，虚热膏淋，肌痿等病种。

83. 朱瑞群：小儿顾护纯阳，滋补稚阴，温阳而抑阴

沪上名医朱瑞群先生认为，小儿为"稚阴稚阳"之体，如"旭日初生，草木方萌"，故须小儿呵护，温阳滋阴并重。

《颅囟经》谓："凡孩子三岁以下，为纯阳。"历代儿科医家对"纯阳"含义论述颇多。徐小圃先生则认为所谓"纯阳之体"，是指小儿脏腑娇嫩，形气未充，在生长发育过程中具有"生机蓬勃，发育迅速"的生理特点。年龄愈小，生长发育的速度也愈快，犹如旭日初升，草木方萌，蒸蒸日上，欣欣向荣。前人把小儿这种生理现象称为"纯阳"。故小儿是以阳气为本，一旦护理失宜，寒暖

失调，则外易为六淫所侵，内易为饮食所伤，发病之后，往往容易出现种种阳气受损之证。而阴为体，阳为用，阳气在生理状态下是全身动力，在病理状态下又是抗病主力，此在儿科尤为重要。因此，治小儿疾病必须时时顾及阳气。昔日徐小圃先生就十分推崇陈复正"圣人则扶阳抑明"之论，其方案中常有"气阳不足""气阳式微""阳虚湿盛"等语，对此等病症，治疗采用扶阳温肾，温阳化湿等方法。

瑞群先生早年跟随徐小圃先生，深得徐先生温阳抑阴心法之秘奥，临床上常用辛温解表，温中祛寒，补肾壮火及潜阳育阴等法，以善用附、桂而著名。

如瑞群先生在20世纪50年代初与王玉润先生共同主持万寿堂国药号门诊时，曾遇一位15岁男孩，患肠伤寒半月。王师以清暑化湿方加氯霉素治疗半月，热退，患儿父亲大喜，遂予儿子肉馒头食，不料身热复升，体温高于39.5℃。其父遭王师训责后无颜再去求治，故转求他医，然服药一周，热势不退，反见神昏，循衣摸床，汗出淋漓，小便出血。其父大惊，遂恳求瑞群先生一试。先生投以附子9克，肉桂3克（后入），藿香、佩兰各10克，淡豆豉10克，米仁30克，泽泻10克，太子参10克。服药1剂热退，2剂则神清汗止。这是瑞群先生早年用附、桂救沉疴，化险恶之典型案例，令人击节惊叹，但近年来使用甚少。

瑞群先生回忆当年求诊患儿多属于久病失治或辗转求治的重危病证，其中又以阳气受损、正不敌邪的脱闭证候者居多，故温阳扶正法使用较多。先生用附子的指征是：神疲但欲寐，面色潮红或晦滞，肢冷，小便清长，大便溏泻不化，脉细软，舌淡而润。但兼见一、二证，便可大胆使用，方中附子配磁石乃徐小圃潜阳育阴之意。因附、桂毕竟趋阳之极，解疾苦于倒悬者可借此峻猛之剂，但须慎用。

徐小圃先生常言，金元四大家，刘河间主清，张子和主攻，李东垣重补气，朱丹溪重滋阴，各有专长，亦各有所偏。唯仲景书，辨证谨严，用药果敢，其圆机活法，实医家临证之典范。小儿疾病易虚易实，故审证必须详尽。表、里、寒、热既辨，虚、实既明，则麻黄、桂枝、青龙，或泻心、白虎，或承气、凉膈，或真武、四逆等汤方，宜大胆放手应用，切勿因循畏缩，坐失良机。

瑞群先生谨遵其教，并经过自身长期的临床观察，发现小儿感邪之后，邪气易于枭张，热病的确甚多，故主张清凉、温阳并重，不可偏执于一法。如小儿外感，六淫诸邪易从阳化热。邪在肌表，临证多以辛凉解表治之，投以桑叶、菊花、连翘、银花、蝉衣等轻清宣扬之品,慎用辛温发表之剂,以防劫汗伤阴助热,汗多表虚,病反难治。一旦里热炽盛,体内稚阴极易为高热所耗竭,因此,热病后期还应重视滋养阴分,调理脾胃。瑞群先生善用沙参、石斛保肺津,淮山药、麦冬养胃阴,生地补心液,白芍、枸杞子生肝血,熟地滋肾水,脏腑兼顾,津血同生。

瑞群先生认为,小儿"脾常不足""肾主虚""肺常不足",故推崇先贤之说,一贯重视调补脾肾,益肺固表。万密斋云:"娇脏易遭伤。"肺为华盖,非轻莫达;上焦如羽,非轻不举。先生认为,肺病治疗用药宜轻,故多选用质软味薄宣散升发之麻黄汤、桂枝汤、桑菊饮、藿香正气散等祛邪疏表,并适时固表护卫,补益肺气,防病治病。如以自拟桂芪汤,治疗上呼吸道易感患儿,以固本通窍汤预防哮喘发病等。

临证用药时刻顾护脾胃,认为量轻味薄,悦脾和中之药,往往能使脾气得益,促使痊愈。若用药猛烈,金石重镇,消导克伐之品过剂,必伤脾胃,其证更虚;若恣投寒凉,滥用温燥,则遏抑阳气,或化燥伤阴,伤脾败胃为害尤烈;若攻下峻猛,损伤中气,则百药无力;养阴滋腻之品易碍气助壅。故必寒热相宜,润燥相合,刚柔相济,酸甘化阴,芳香化湿,气阴兼顾。瑞群先生常用太子参、白术、茯苓、陈皮、淮山药、扁豆、甘草等甘淡平和之品,以健脾助运。

又如治疗咳嗽,黄疸,夜啼,疱疹,水肿病,惊风等杂证,常从脾胃入手,多获奇效。

《金匮要略》曰:"膈上病痰满喘咳吐,发则寒热,背痛腰疼,目泣自出,其人振振身剧,必伏饮。肺饮不弦,但苦喘短气,病痰饮者,当以温药和之。心下有痰饮,胸胁支满,目眩,苓桂术甘汤主之。"苓桂术甘汤,即从脾胃之方。肾藏精,主骨生髓。小儿生长、发育异常责之于肾。临床上见矮小症、多动症、抽动秽语综合延,以及脑瘫、脑积水等先天性疾病,多从肾论治。又如遗尿,久泻,水肿等诸多杂证,也是从肾入手。用附子、肉桂、炮姜、补骨脂等补火生土,治疗久病腹泻、五更泄泻患者;以黄芪、补骨脂、巴戟天、仙灵脾、熟地、当归、鸡血藤、仙鹤草等补肾阳,益肾阴,治疗特发性血小板减少性紫癜;以黄芪、益智仁、石菖蒲、远志、灵磁石、龟板等治疗小儿多动症;用附子、菟丝子、五味子、补骨脂、益智仁、覆盆子、桑螵蛸等治疗小儿遗尿;以生地、丹皮、泽泻、山萸肉、知母、生甘草等治疗小儿性早熟;用阿胶、鸡子黄、鹿角粉、龟板等治疗脑炎后遗症等。如治一个14岁女童，患多动症多年，成绩逐年滑坡，注意力分散，凡所视及之物必欲触及，夜寐欠安，时有梦语叫喊。治拟益气充精，补肾健脑。投以炙黄芪30克，炙龟板30克（先煎），远志9克，石菖蒲10克，珍珠母30克（先煎）。加减治疗5个月，症状基本得到控制。

《黄帝内经》云："非出入则无以生长化收藏"；"出入废则神机化灭，升降息则气孤危"。治疗儿科疾病，大多以疏畅柔顺气机为要。脾胃同居中州，是气机升降之枢纽。瑞群先生承东垣之学说，强调燮理中焦，斡旋气机。临床喜用藿梗、荷叶、葛根、木香、半夏、陈皮等芳香醒脾，升阳降浊，药性平和，寒热虚实皆宜，且无东垣羌、防、升、柴之类辛散耗气之嫌。如用仲景旋覆代赭汤中之旋覆花、代赭石咸寒降逆；用钱氏七味白术散之藿香、木香宽中降气，葛根升举清阳。又如小儿食积，中土壅塞，瑞群先生常用芦荟1克，泄热导滞，尤宜于食积泄热，或肝木过旺之便秘患儿；或以保和丸、肥儿丸治之，使木达土疏，中和复常。

瑞群先生疏理气机，尤注重于宣展肺气。益肺主气，性喜清肃，治节一身。张三锡云："百病惟咳嗽难医。"治咳重在调气，初期宣开，中期肃降，后期收纳，顺势利导，无咳不平。忌戒过早使用肃肺止咳及寒凉收涩之品，恐其痰壅气道，邪不外达，每易滋变肺闭喘急等证；但又不可刚燥升发太过，以免耗气伤阴。肺气有宣有降，对立统一，动态平衡，才能吐故纳新，维持体内清浊之气的新陈代谢，呼吸才能调匀。同样，肺气有宣有降，则精微得布，废物得出，从而维持人体新陈代谢的正常进行。斯肺的宣发、肃降是正反相成的两个过程，是两种性质不同的气的运动形式，又是一个有机的整体。生理状态下，二者相互依存、相互配合、相互促进又相互制约，在相互对立中求统一，是肺气功能正常的保证。

临床上，当"肺失宣降"之时，就会出现咳嗽、气喘、胸闷等症状。随着肺气的运动表现形式不同，会有主次不同，如外邪犯肺的咳嗽，多以肺气不宣为主，肺气不降为辅；内伤咳嗽则常以肺失肃降为主，肺气不宣为辅。因此，有时须宣肺为主，辅以肃肺；有时又须肃降为重，辅以宣肺，但都需恰当配伍、有机组合。因而，"宣肃理肺"之法是治疗咳嗽的重要原则，准确而灵活地把握宣肃理肺法的运用，对咳嗽的疗效起着至关重要的作用。而宣肺达邪，宣中宜带肃，宜以宣发为主。该法主要用于咳嗽初期或夹表证者。初起咳嗽，多因不慎受凉，邪气犯表，肺气不宣，临床多见咳嗽或有恶寒、发热，常伴有明显鼻塞及鼻流清涕者。对风寒咳嗽，温散宣肺是其常法，方如三拗汤、止嗽散等；如遇风热之咳，则宜疏风清宣，方如桑菊饮等；风燥咳嗽宜于润燥宣肺，方如桑杏汤。

若过用苦寒清凉、过于清肃降气，甚或滥用抗生素，则宜致寒遏肺气，失于宣达，临床多见声音嘶哑，胸闷，咳声不扬，或闷咳不畅，有痰难咯等。对于此种局面，应强化宣肺达邪，宣利肺气，药如麻黄。若遇凉燥咳嗽，更应温宣润燥，方如杏苏散；若遇风夹湿热咳嗽，则应疏风宣肺为主，佐以流气化湿，方如三拗汤、吴鞠通之宣痹汤、三仁汤。临床遇到此等咳嗽，尤须防范过用清凉肃肺之品。

冬季寒冷咳嗽，予温散宣肺较易，然夏季在空调环境下引起的咳嗽，也应采用温宣肺气的方法。对于外感咳嗽，咳嗽剧烈，或呛咳频作，咳则小溲自遗者，虽然病程较短，在选用宣肺之法的同时，还应顾及肺有宣肃之性，应稍稍配用肃肺、敛肺之法，常收奇效，方如《小儿药证直诀》之补肺阿胶散。

如若痰饮聚结，阻滞肺气，用涤饮化痰泻肺之方，仅是治标之举，重要的是配合调理脾肺气机。先生常在平胃散、二陈汤、四君子汤的基础上加用利肺行气之桔梗、旋覆花、枳壳等。柯韵伯云："痰属湿，为津液所化，盖行则为津，聚则为痰，流则为津，止则为涎。其所以流行聚止者，皆气为之也。"若属肺阴亏虚，则选用沙参、玉竹、麦冬养阴以资宣肃，并酌加五味子、乌梅、罂粟壳、诃子等敛肺之品；咳喘日久，肾阳亏虚，则每加巴戟天、仙灵脾等温肾纳气。调肺气的意义不仅在治咳，还在于调节通畅其他脏腑之气，以利于一身气机宣畅。如临床常用的提壶揭盖法，对小儿便秘诸方无力者，每见奇效。又如麻疹初甫透而不畅，宜宣表透达，药用西河柳、蝉衣、薄荷、牛蒡子、葛根、防风、僵蚕等清轻宣透，使邪有出路。

84. 王子平：擒拿与点穴，正骨理筋于一炉；手法与药物，练功相合于一体

王子平先生对中医伤科正骨医术能博采众长，兼收并蓄，在手法方面的特点是熔擒拿、点穴手法与正骨理筋手法于一炉，而且提倡手法与练功的有机结合，

在药物治疗方面既强调辨证施治，又重视单方验方的作用，在中医伤科学术界卓有声誉。

中国的擒拿手法较多，许多都是根据关节活动与手法运用特点所设，如常用的拿，就是握捏对方肢体关节，使其内旋和外旋，称里拿和外拿；缠，就是双手抓握对方肢体远端，使关节扭屈，有小、大缠之分；背，是将对方肢体反关节背负肩背上，使其过度伸展，如背肩、肘、腰；卷，使关节过度屈曲，如卷肘、卷腕、卷指；压，用力向下压，使关节肢体过伸，如压腕、别肩、别肘、压腿等。其他还有如展、蹬、抱、转、锁、分、抓、推、搬、抠、托和点等。擒拿以拿筋、拿穴、拿骨为核心，以巧制关节为手段，以擒伏对手为目标，"巧打拙，柔克刚"，与正骨理筋宗旨相近。

子平先生提倡手法与练功相结合，也就是按摩与导引相结合。在《黄帝内经》中就有"病生于不仁，治之以按摩醪药"；"痿厥寒热，其治宜导引按娇"等记载。手法后结合练功，能收事半功倍之效，既能巩固、扩大手法疗效，长期坚持，还能预防复发；而手法解除了急性的症状，缓解了疼痛以后，又能为练功打下基础。在临床时还强调药物治疗与练功方法相结合，对年老体弱多病者，应用练功疗法作为防治手段之一。在隋唐时，推拿按摩医师要兼管伤科的治疗，还要教练导引（练功体疗）的方法。这是古老传统，流传迄今。现代伤骨科医生对推拿按摩、正骨手法都很重视，推拿按摩医生也都善于治疗运动系统的损伤。

正骨八法，就是摸、接、端、提、按、摩、推、拿。

《正骨心法要旨》又谓："摸者，用手细细摸其所伤之处，或骨断、骨碎、骨歪、骨整、骨软、骨硬、筋强、筋柔、筋歪、筋正、筋断、筋走、筋粗、筋翻、筋寒、筋热，以及表里虚实，并所患之新旧也。先摸其或为跌仆，或为错闪，或为打撞，然后根据法治之。接者，谓使已断之骨，合拢一处，复归于旧也。凡骨之跌伤错落，或断而两分，或折而陷下，或碎而散乱，或岐而旁突，相其情势，徐徐接之，使断者复续，陷者复起，碎者复完，突者复平。或用手法，或用器具，或手法、器具分先后而兼用之，是在医者之通达也。端法端者，两手或一手擒定应端之处，酌其重轻，或从下往上端，或从外向内托，或直端、斜端也。盖骨离其位，必以手法端之，则不待旷日迟久，而骨缝即合，仍须不偏不倚，庶愈后无长短不齐之患。提者，谓陷下之骨，提出如旧也。其法非一，有用两手提者，有用绳帛系高处提者，有提后用器具辅之不致仍陷者，必量所伤之轻重浅深，然后施治。倘重者轻提，则病莫能愈；轻者重提，则旧患虽去，而又增新患矣。按者，谓以手往下抑之也。摩者，谓徐徐揉摩之也。此法盖为皮肤筋肉受伤，但肿硬麻木，而骨未断折者设也。或因跌仆闪失，以致骨缝开错，气血郁滞，为肿为痛，宜用按摩法，按其经络，以通郁闭之气，摩其壅聚，以散瘀结之肿，其患可愈。推者，谓以手推之，使还旧处也。拿者，或两手一手捏定患处，酌其宜轻宜重，缓缓焉以复其位也。若肿痛已除，伤痕已愈，其中或有筋急而转摇不甚便利，或有筋纵而运动不甚自如，又或有骨节间微有错落不合缝者，是伤虽平，而气血之流行未畅，不宜接、整、端、提等法，惟宜推拿，以通经络气血也。盖人身之经穴，有大经细络之分，一推一拿，视其虚实酌而用之，则有宣通补泻之法，所以患者无不愈也。以上诸条，乃八法之大略如此。至于临证之权衡，一时之巧妙，神而明之，存乎其人矣。"

现在也有人将此项手法分为两大类的主张，即分为按摩和手法正骨治疗，但也有只重视正骨，轻视按摩的看法，即否定所谓"成套"的手法。正骨前后的按摩手法，使病人对病痛的感觉、手法的反应及适应感的大小有明显的差别，主张"成套"可适当减少，而不能不要。

子乎先生将手法分为三个阶段：前期准备阶段，多用轻度按摩、深度按摩与揉擦和击打等手法；第二阶段为正骨矫正，应用手法解决主要病变；第三阶段用推拿按摩手法整理收功。先生重视经穴，注意点面结合，在手法中不是仅仅以天应阿是穴为唯一的标准，而是在手法取穴方面，根据"以痛为俞"，邻近取穴及循经取穴相结合。除了找准痛点，用点穴按摩之外，还结合理筋、运动肢体，照顾到"面"；还根据经络学说，重点注意经络路线，在远端取穴。"点"，指压痛点；"面"，指邻近上下左右的肌肉群；"线"，指经络路线，亦含有肌肉的起止点的意义。

理顺筋络，舒筋活血，恢复肢体功能的屈伸旋转。每块肌肉受伤后就会出现功能障碍与疼痛，在手法治疗时重点要解决疼痛与功能障碍，在治疗过程中非常强调屈伸关节，旋转摇晃，如颈椎病中的旋转颈椎正骨手法，腰部手法中的指法及斜扳、扳腿过伸手法等。在手法过程中贯穿练功，而不准用暴力。

伤科中除骨折脱位及"骨错位""筋出槽"等急性损伤外，无论是手法与练功都强调循序渐进，由浅入深。推拿和练功次数由少到多，推拿力量和练功动作的幅度由小到大，严格根据病人能耐受的量为标准。对手法要求达到"机触于外，巧生于内，手随心转，法从手出"的境界。《医宗金鉴·正骨心法要旨》曰："盖正骨者，须心明手巧，既知其病情，复善用乎手法，然后治之多效。"手法中对松解粘连、纠正错位等都有一个用多少力量的问题。

子平先生主张用寸劲、巧劲，而不能用拙力和暴力，还强调刚柔相济，以柔克刚。力的应用要"似棉裹铁"，在临床工作中根据辨证而决定手法的轻重。如需施行较重的手法时，医生往往会偏向用重而硬的手法，使病人很难忍受，所以要注意以柔克刚。但也不能柔而无力，无论是手指、肘尖等部接触病人肢体，都应使劲和力"似棉裹铁"，力量要渗透到深层，但接触部却不是硬得受不了。

子平先生伤科的一大特点，推崇练功疗法。依据"邪之所凑，其气必虚""正气存内，邪不可干"的理论，继承了"五禽戏""八段锦""易筋经""少林内功"等保健操的方法，并在此基础上加以整理提高，同时吸收了太极拳、气功疗法的优点，创编了二套以"祛病延年二十势"为主的练功疗法，在临床上应用于防治中老年颈、肩、腰、腿痛等慢性病。由于练功疗法具有"吐纳与导引相结合""静功与动功相结合，以动为主""运动与自我按摩相结合""局部与整体相结合""内外相结合"等优点，所以能促使慢性病痊愈。

85. 姚和清：眼科之治，分辨在阴在阳，证辨在脏在腑

姚和清先生治病，始终掌握了整体观念与辨证论治的中医特色。他认为眼具阴阳，眼由脏腑精气腾结而成，眼内各组织皆与内脏相应，因而其所表现的生理功能与病理变化能直接或间接地反映出内脏的情况，鉴于此，对待眼病，必须视为整体的局部病变，决不可单认为是眼本身的变化。眼病形成，全系阴阳失调，脏腑偏胜，如果能正确掌握治病求本原则，掌握整体观念，进行辨证论治，以纠正偏胜，调和阴阳，沉疴亦能挽回。姚氏曾说：眼科五轮学说是提示眼与整体之联系，在很多情况下能解释眼的生理病理现象，对治疗亦具一定指导作用。

《眼科阐微》谓："眼有七十二证，大要不外虚、实二者而已。虚者眼目昏花，肾经真阴不足；实者暴赤肿疼，肝经风热有余。治虚证宜滋真阴，补气血，

所以益其不足；治实证宜散风热，泻火毒，所以损其有余。间有虚实相半之证，则滋肾，散热，兼而用之。夫何眼疾之不瘳哉！每见世之治目者，不审虚实，不究来历，不按经络，凡遇眼目昏花，直曰热邪熏蒸，误以凉药投之，不知寒凉伤胃，生意不能上升，变成青盲等内障矣。凡遇暴赤肿疼者，直曰火盛水衰，误以补肾之药投之，不知补肾生肝之气，肝气上冲，则翳膜更生，变成玉翳浮瞒等外障矣。此皆用药之差，而非目病之原不可治也。"

眼位居头部前方，外与周围环境直接接触，内与脏腑、经络、气血密切相关，其结构精细而又脆弱，故很容易遭受体内外各种致病因素的侵害而发病。致病因素往往是在人体内在机能失去平衡的条件下，才会引起发病，即《黄帝内经》所谓"邪之所凑，其气必虚"。由于眼病的任何证候都是致病因素作用于机体而产生的病理反映，而且不同病因所致眼病的临床表现又各具特点，因此，把导致眼病发生的各种因素按不同性质加以分类，对临床辨证求因，审因论治，才具实用。

但古人用于临床，很多是过分偏重局部体征，过分强调五脏主病，对因脏腑偏胜同时引起的其他证候，绝少考虑。所以对眼病不问症状如何，皆臆断其由脏受病，至于对眼病各个症状之间的相互联系，更缺乏整体认识，从而产生一证一方的片面治疗观点，这是与整体观念相违背的。因此，姚和清先生强调：对待眼病必须全面看问题，要把眼病各个症状及整体所出现的表现结合起来；看其相互关系，从中分别主次，找寻阴阳偏胜与五行生克规律，然后议定方药，才真正符合辨证论治法则。

在强调整体观念的前提下，姚和清先生相当重视探求病因病机，因为这是治病求本的一个主要方面。病因可从眼局部与整体所表现的各种征象探求，但有时全身症状不明显，则需要详细分析病史，找寻旁证，对天地间自然界的骤然变化，人事的变迁，以及突然发生的体征，更加予以注意。然后应用阴阳五行藏象经络与五轮学说等作深入细致的分析，达到治病求本的目的。

治病贵在应变。姚氏认为原则必须掌握，但亦有一定灵活性，需要随机应变，辨证论治。因为眼病病因复杂，症状出现，可随各个阶段有所不同，特别当情志波动，饮食失节，起居违和，天时变化，妇女胎、产、经、带，以及用药不当时，皆可对眼部病变有所影响，所以治疗用药必须注意病证转变，从转变中看其阴阳进退，邪正消长。姚氏多次告诫说：为医者必须行方智圆，胆大心细。所谓智圆，就是医者必须注意病人的各个方面。譬如禀赋厚薄，年岁老小，身形肥瘦，性情缓急，境遇贵贱，病情新久，以及天时风俗，生活习惯等，要知常知变，能神能明，要因人因时因地制宜才合乎医道。

《审视瑶函》谓："大哉目之为体，乃先天之空窍，肇始之元明，经络之精华，荣卫之膏液，故有金珠玉液之称，幽户神门之号。究其源，实阴阳蕴气之始，二五凝精之际，神哉空窍，列分左右，妙合先天，大玄既备，神物渐凝，精明其聚，普照无穷。稽诸古论，则曰：肺之精腾，结而为气轮；肝之精腾，结而为风轮；心之精腾，结而为血轮；脾之精腾，结而为肉轮；肾之精腾，结而为水轮。气轮者，白睛是也，内应乎肺，肺为华盖，部位至高，主气之升降，少有怫郁，诸病生焉，血随气行，气若怫郁，金受火克而亡血，血亡则病变不测，金包在水外，水来克金，故气轮鬼赤，金又克木，是以其病渐及于风轮也。金色宜白，故白而光泽者顺也。"

肝开窍于目而主于肾，肝肾与眼的生理病理关系深巨。由于肝肾彼此间关系密切，并因乙木属肝，癸水属肾，所以古有乙癸同源之称。肝肾之相互关系，主要表现在母子相生，而目为肝之外候，肝取木，肾取水，水能生木属肝，母子相合，则肝肾之气充沛，目受其荫，故而放明。如果母子不合，则无论是子盗母气，或者母令子虚，皆能使肝肾之气不足，不足则精气无法上荣，目失所养，眼病随之而起。《神农本草经》曰："肝受血能视"；"肝气通于目，肝和则能辨五色"。又云："五藏六府之精皆上注于目而为之睛。"而肾藏精，所以目虽为肝窍，而以肾为主，子母相生，肝肾同一治也。且肝肾同为相火所寄，相火内阴而外阳，其性主动，而具生命活动之能力，但易妄动，妄动则变为邪火而贼人身，及于眼。目之能视唯赖神光，神光源于命门，通于胆，亦火之用事。火衰则目昏，火炎则目焚，肝肾相火对眼之生理病理具有相当重要的意义。

临床上因肝肾病变而引起的眼病，为数颇多，诸如青盲、内障、能近怯远、能远怯近、视惑、视歧以及外障等，在很多情况下，都可能与此有关。发生病变的主要因素，在于肝肾精血两亏，阴不上承；阴虚生内热，虚火上炎；真阴不足，龙雷之火上游，以及水不涵木，肝阳偏亢，化风、化火等几个方面。因而，治疗用药必须按照不同病因而正确掌握，古人提出的"壮水之主，以制阳光""益火之源，以消阴翳"就是针对这方面的治疗原则，为眼科临床所常用。至于育阴潜阳，养肝熄风以及滋肾填精等法，亦可根据不同病情而选用。

203

86. 钱伯文：积聚之成乃气滞之故，
疏达理气乃治本之法

《类经》曰："人之有生，全赖此气。"气是构成人体的基本物质，它作为脏腑、组织、器官功能活动的物质基础，对维持正常的生命活动起着重要的作用，而气的正常调节，使人体构成为内外协调的有机整体。《黄帝内经》谓："气者神之母，气清则神畅，气浊则神昏，气乱则神劳……人以气为道，道以气为主，生道两存，则长生久视。"说明气机畅达，才能使人身元气得以固守，充达周身。

《素问》说："百病生于气也。"气生百病，变化万千，然概括起来不外乎"气不和"和"气不通"，气不足或气余是气不和的表现，气滞或气逆是气不通的征象。《灵枢·百病始生》说："气上逆则六俞不通，湿气不行，凝血蕴里而不散，津液凝蓄，蓄而不去，而积皆成矣。"《儒门事亲》谓："忧思郁怒，气机不和，日久聚而成积。"说明气机失常是肿瘤最基本的病理变化之一。

《医学入门》谓："苍天之气，清净不息，变为云雾，为雷雨者，山泽湿热熏蒸也。人身元气与血循环无端，彼冲击横行于脏腑之间，而为疼痛、积聚；壅逆于胸臆之上，而为心腹刺痛等证，多因七情饮食，郁为湿热，成痰与积。初起宜辛温开郁，行气豁痰消积，久则宜辛寒降火以除根。"并指出方药为："气滞上膈，为呕、咳、痞满，枳橘汤、枳梗汤、橘皮一物汤、枳实韭白汤、沉香降气汤、古乌附汤。湿热者，请膈苍莎丸；实热者，解毒汤加知母、枳壳；痰火者，栝蒌实丸；食积者，枳术丸加木香二钱；气滞下焦，为腰痛胀坠者，七气汤加橘核，或木香匀气散，吞青娥丸；便秘者，四磨汤、六磨汤、木香顺气丸、木香槟榔丸。身气滞于中，则心腹胁肋刺痛，伏梁痞块者，神保丸、一块气丸、木香分气丸、阿魏撞气丸、古枳巴丸；湿热，古黄连丸、黄连栀石丸。气滞于外，则周身刺痛，流气饮子主之或手足浮肿者，三和散合五苓散或五皮散加桂，青木香丸。"

《四圣心源》指出："肺藏气而性收敛，气病则积聚而不散，而肝气之积聚，较多于肺。肺气积聚，则痞塞于心胸；肝气积聚，则滞结于脐腹。盖气在上焦则宜降，而既降于下，则又宜升。升者，肝之所司，以肝木主升，生气旺则气升，生气不足，故气陷而下郁也。而肝气之下郁，总由太阴之弱。以气秉金令，但能降而不能升，降而不至于下陷者，恃肝木之善达，肝木之善达者，脾土之左旋也。气盛于肺胃，而虚于肝脾，故肺气可泻，而肝气不可泻。气积于胸膈右肋，宜泻肺胃以降之；气积于脐腹左胁，宜补肝脾以升之，此化积调气之法也。"

气的调畅通达是五脏六腑功能统一的基础，气的运动即是气机，其形式总括为升降出入，各脏腑组织器官的功能均是通过气机升降出入运动而具体表现出来的，所以气的升降出入运动是脏腑生理功能得以进行的根本。五脏各有其气，气在体内具体表现为脏腑之气，发挥其生理功能，五脏之气，上下交融，前后相贯，左右相济，则三焦通泰，阴阳燮理，生生不息，运化无穷，所以气机的升降出入是生命存在的基础。当六淫七情、饮食劳倦等各种致病因素作用于机体，致气机失调，影响脏腑经络、阴阳气血各方面的机能活动，从而发生种种病理变化。

钱伯文先生临证强调"辨证求因"，指出肿瘤患者所表现出来的各种"证"，常可见"气滞""气郁"之象。如胃癌、食道癌病人多见胸脘胀闷，嗳气，疼痛等证；肠癌病人常出现下腹部胀痛，大便时里急后重等；乳腺癌病人常出现肝气郁结，乳房胀痛等。凡此种种都不难辨出气机失常是最基本的"病因"和"病机"，其中脾胃气滞、肝气郁积与之关系尤为密切。脾胃之运化水谷的功能，全赖肝木之气以疏泄，若疏泄失常，逆传脾胃，则升降失司，或饮食劳倦，损伤脾胃，导致脾胃气机障碍，致使气滞血瘀，水湿停留不行，饮食积滞不化，痰凝湿聚，日久积聚癥瘕。因此，钱氏指出调理气机是治疗肿瘤的重要治法，理气乃治本之法。通过疏肝理气，宽中理气，降逆理气等常法，以调整脏腑功能，使人体气机畅通，血脉通利，升降有权，出入有序，阴阳平衡。临证常选择一些疏肝理气的药，适当加一些引入肝经和归肝经的药，如枸橘李、川楝子、广郁金、八月札、枳壳、广木香、佛手片、青皮、陈皮等药。这些药为疏肝、调理脾胃气滞之佳品。

同时，钱伯文先生用理气药时酌情与活血祛瘀，消导积滞，清热利湿，化痰散结法配合，既使气机通达，又能祛除病理产物，如气滞而兼血瘀者，配合丹参、赤芍、桃仁、红花、三棱、莪术等一起用；气滞而兼痰凝者，配合半夏、天南星、昆布、海藻、象贝母等一起用；气滞而兼湿阻者，配合苍术、白术、米仁、茯苓等一起用；气虚兼气滞者，配合黄芪、党参、甘草、扁豆等药一起用。

87. 刘嘉湘：扶正求本，尤重脾肾，
辨病祛邪，着眼局部，立足整体

刘嘉湘先生行医40年，熟读《黄帝内经》《伤寒杂病论》等经典，博览各家医籍，取其所长，结合自己经验，用于临床实践。他认为只有师古而多创新，守法而多灵活，不断实践，不断总结，才能继承和发展中医药学。他从事内科，擅长治疗癌症和内科疑难杂病，尤以善治肺癌而著称于海内外。他对中医扶正法治疗癌症的研究有很深的造诣，根据肿瘤的病因病机及自己的临床经验，形成了自己的独特的学术思想。

嘉湘先生认为恶性肿瘤的发生、发展主要是由于正气虚损，阴阳失衡，脏腑功能失调，留滞客邪（致病因子），以致痰凝毒聚相互胶结，蕴郁成肿块。癌瘤的生长又会进一步耗伤正气，正不遏邪则助长癌瘤的发展。

癌肿的发生和发展是一个正邪相争的过程，肿瘤病人的正气与免疫状态及预后相关。癌肿是全身性疾病的局部表现，通常是全身属虚，局部属实的本虚标实之病证。癌症晚期正气虚损尤甚，若以剽悍峻猛之药攻之，则害多益少。因此，强调治病必求于本，以扶正培本为主，坚持辨证与辨病结合，扶正与祛邪结合，整体与局部结合。嘉湘先生40年的经验表明，正确地运用扶正培本法，可以调节人体的阴阳气血、脏腑经络的生理功能，纠正异常的免疫状态，增强人体内在的抗病能力，抑制癌细胞的生长；再配合祛邪药物杀灭癌细胞，抑制癌肿发展，则可以改善症状，强壮体质，稳定和缩小癌肿，延长生存期，甚至可以获得癌灶消失而治愈。

在20世纪60年代末大多医家主张"治癌应立足于攻"之际，嘉湘先生于1972年在全国肿瘤免疫工作大会上，在国内首先系统地报告了"中医扶正法治疗恶性肿瘤的学术观点与方法"，并相继在《医学研究通讯》《中医杂志》等杂志发表中医扶正法治疗癌症的文章。他强调扶正培本，重在辨证，辨明邪正的盛衰而论治。

　　他明确提出扶正法属于补法的范畴，但并不限于补法，决非不分阴阳气血的盛衰的"十全大补"，也非一般的支持疗法。扶正是根本，祛邪是目的，"扶正之中寓于祛邪"，"祛邪之中意在扶正"，扶正祛邪不能偏废，只有二者辩证统一，才能使攻补二法相辅相成，达到治病留人的目的。其反对一见肿块（肿瘤）就滥用剽悍峻猛之药一味攻伐，只图一时之功，结果即或有效，也徒伤正气，患者难以长期存活。

　　恶性肿瘤，尤其是晚期肿瘤，临床多呈一派脾肾两虚之证。因此，在辨证论治时十分强调"治病必求其本"，健脾益肾是最常用的扶正培本治法之一。因为脾为后天之本，气血生化之源，脾虚则运化乏权，生化无源。肾为先天之本，内藏元阴元阳，为其他脏腑阴阳之根本。脾气的健运有赖肾阳的不断温煦，在病理上，脾气虚弱，脾阳不足，日久必伤及肾阳，所谓"五脏之病，穷必及肾"。若脾气虚弱，日久损伤及肾，在益气健脾时，证见肾气虚衰时，勿忘温肾阳而助脾阳，以助运化；若脾阴虚弱，胃阴不足，治当滋阴生津润燥，勿忘滋补肾阴，以助化生之源。肾阴虚，则宜益肾精，滋肾阴。

　　因此，在扶正治法中，特别重视健脾益气，温肾阳，滋肾阴等法。晚期癌症患者治后，不仅全身情况有所好转，而且也发挥"抗癌"中草药的抗癌作用。此外，无论是健脾还是补肾滋阴等，十分重视顾护胃气，使补而不腻，补而不滞。临床多选用鸡内金、炒谷芽、炒麦芽、山楂、焦神曲等健胃消食之品以助脾胃之运化。临床病家服药数载，而鲜有脾胃不适者。

　　临床注重调理脾胃，鼓舞胃气，以扶后天之本，只有脾胃强健，才能生化无穷。脾为阴土，胃为阳土，脾胃乃后天之本，气血生化之源，亦谓之气血阴阳之根蒂。气机的正常升降，有赖于脾胃；脾气以升为宜，胃气以降为和，升清降浊使水谷之精气灌溉五脏，滋养周身，同时排泄糟粕，使脏腑精气上下流行，循环化生。脾胃气虚，升降失常，脏腑经络、四肢九窍失常，便会"胃虚则脏腑经络皆无所受气而俱病""脾虚则九窍不通"。故治疗用药务必注意增强胃气，提高食欲，此实为改善症状、延长生命的关键之一。《脾胃论》曰："人以胃气为本。"胃气一败，百病难施。《医学集成·用药如用兵》谓："如善医者，必先审胃气，然后用药攻邪……盖行军以粮食为先，用药以胃气为本，军无粮食必困，药非胃气不行。"如其谓也。

88. 谢利恒：六淫重在于湿，
治湿之法，惟辛惟燥

治时病重视湿邪。六淫之邪，虽均能为病，但谢氏认为，沪地滨海，湿邪较多，最易感受，故疾病之夹湿者居多。治疗原则，固以开泄腠理，通畅大便为要；但湿为阴邪，若纠缠于气分，则常不为汗衰，不为下解，其法兼表则宜轻宣，小便不利则宜淡渗，胃纳不馨则宜芳香以化湿，脾为湿困则宜辛湿以燥湿。湿与痰有密切关系，湿滞过甚可化为浊饮，而浊饮又可化为顽痰，故痰饮必自湿邪，因而化湿方中又必须化痰，常用指迷茯苓丸、雪羹汤之类。指迷茯苓丸（半夏曲、茯苓、枳壳、风化硝）化停饮又能燥湿邪，在燥湿化痰中兼有通利；除适应于痰湿流注经络肩臂酸痛之证外，凡痰湿滞而不化者，均可使用。雪羹汤则有化痰热，祛顽痰的功效。

《至真要大论》曰："诸湿肿满，皆属于脾。诸痉项强，皆属于湿。太阴司天，其化以湿。湿气大来，土之胜也，寒水受邪，肾病生焉。风气大来，木之胜也，土湿受邪，脾病生焉。湿淫于内，治以苦热，佐以酸淡，以苦燥之，以淡泄之。"《生气通天论》曰："因于湿，首如裹。湿热不攘，大筋緛短，小筋弛长。緛短为拘，弛长为痿。汗出见湿，乃生痤痱。秋伤于湿，上逆而咳，发为痿厥。"《痹论》曰："风寒湿三气杂至，合而为痹也。湿气胜者，为着痹也。不与风寒湿气合，故不为痹。其多汗而濡者，此其逢湿甚也。阳气少，阴气盛，两气相感，故汗出而濡也。"张景岳说："湿之为病，有出于天气者，雨雾之属是也。多伤人脏气。有出于地气者，泥水之属是也。多伤人皮肉筋脉。有由于饮食者，酒酪之属是也。多伤人六腑。有由于汗液者，以大汗沾衣，不遑解换之属是也。多伤人肤腠。有湿从内生者，以水不化气，阴不从阳而然也。悉由乎脾肾之亏败。其为证也，在肌表则为发热，为恶寒，为自汗；在经络则为痹，为重，为筋骨疼痛，为腰痛不能转侧，为四肢痿弱酸痛；在肌肉则为麻木，为肿，为黄胆，为按肉如泥不起；在脏腑则为呕恶，为胀满，为小水秘涩，为黄赤，为大便泄泻，为腹痛，为后重、脱肛、疝等证。凡肌表经络之病，湿由外而入者也。饮食血气之病，湿由内而生者也。此其在外者为轻，在内者为甚，是固然矣。然及其甚也，则未有表湿而不连脏者，里湿不连经者，此其湿病之变，不为不多。故凡治此者，必当辨表里，察虚实，而必求其本也。然湿证虽多，而辨治之法，其要唯二：则一曰湿热，一曰寒湿而尽之矣。盖湿从土化，而分旺四季，故土近东南，则火土合气，而湿以化热。土在西北，则水土合德，而湿以化寒，此土性之可以热，可以寒。故病热者谓之湿热，病寒者谓之寒湿。湿热之病，宜清宜利，热去湿亦去也；寒湿之病，宜燥宜温，非温不能燥也。知斯二者，而湿无余义矣。何今之医家，动辄便言火多成热，而未闻知有寒多生湿者，其果何也？岂寒热之偏胜，原当如是耶。"

《金匮要略》说治湿有三项禁忌。《重订严氏济生方》指出治湿病"唯当利其小便"。《临证指南医案》中，从外湿、内湿两方面阐述湿邪致病的机理，以及由于感邪和体质不同，其病理属性的转归亦有区别。《温病条辨》叙述湿邪与中焦脾胃的发病关系。这些都昭示湿阻为病，由于湿邪阻滞的部位不同，临床的病理反应亦不一致，如有湿阻经络、湿阻三焦、湿阻募原、湿阻气分、湿阻脾胃等，有的感受湿邪长期阴雨，空气潮湿，或久居卑湿之地，或涉水作业，或工作于潮湿之处，或冒雨露雾湿，湿邪则易袭人而病。我国长江流域、沿海等地，每到夏令梅雨季节，雨量集中，空气潮湿，持续时间亦较长，这段时期稍有不慎，即可感湿而病。有的脾虚生湿，生活不节，如嗜食生冷酒醴肥甘，或饥饱不匀，损伤脾胃，脾胃运化失职，津液不得运化转输，停聚而生湿。故病因有外湿与内湿之分，湿邪侵入人体的途径，就外感而言，是从体表、肌肤而入，"其伤人也，或从上，或从下，或遍体皆受，此论外感之湿邪，著于肌躯者也"（语出《临证指南医案》）。至于内生湿邪，是因脾胃功能失职，运化失常而生。外湿与内湿在发病过程中又常相互影响。外湿发病，多犯脾胃，致脾失健运，湿从内生；而脾失健运，又容易招致外湿的侵袭。

湿阻的病位在脾，因脾为湿土，不论外湿、内湿伤人，必同气相求，故湿必归脾而害脾。湿阻的基本病机是湿邪阻滞中焦，升降失常，运化障碍。脾为湿土，其性喜燥恶湿；湿为阴邪，其性黏腻重浊。湿邪阻滞中焦脾胃，则脾为湿困，脾不能升清，胃不能降浊，脾胃运化失职。水谷既不能运化，则脘痞纳呆，腹胀，大便不爽等；水津亦不能转输，脾主肌肉，湿困肌肤则头身困重。湿性黏腻，故病势缠绵，病程较长。但不论外湿、内湿，在疾病的过程中，有湿邪从寒而化，亦有从热而化的病理变化趋向。

其治，若过用寒凉之品，湿邪易于寒化；妄用燥热之剂，湿邪易于热化。湿从寒化，多易损伤脾阳；湿从热化，多易损伤胃阴，这又是湿邪寒化或热化后的病理发展趋势。但湿为阴邪，性黏滞重浊，湿胜则阳微，湿从寒化，乃是湿邪致病的主要发展趋势，故湿阻在临床表现上，寒化者多于热化。

89. 王正公：辛透以疏风，清轻以泄热

王正公，江苏昆山人，著名中医内科专家。秉承家学，自幼从父王慰伯学医，1937年来沪开业，以"王氏内科"名扬上海。

王氏认为风温虽系感受春令之邪而发，但四季皆有，唯以春、冬两季为多。风温之治，辛凉解表乃众所周知，但运用得恰到好处，并非所易。风温之邪由肺表而入，其出亦以从肺卫外达为顺，且风为阳邪，温易化热，故用宣透之品不宜过于辛散，用清热之剂不可过于凉润。偏辛则温易化热，偏凉则邪不得透。叶氏之方清解有余，辛透不足。王氏治疗风温常用前胡，认为前胡入肺经，能解表泄风，清热涤痰，无辛散之弊。风温初期透表，每以前胡为君，常于叶氏方中加入前胡、蝉衣、制僵蚕、蒺藜等以宣肺泄风；若恶风头痛，苔白，脉浮等外感证候显著者，则参用栀豉汤加荆芥以透表达邪，甚者不忌麻黄。一旦化热，由肺及胃，则以石膏为君，配合前胡等清泄气分之热。若邪传气分者，重用石膏；邪重热盛，痰鸣喘息，则以麻杏石甘汤为主方，佐以清热豁痰之品。麻黄、石膏两味的剂量，当视表邪与里热之轻重而定。王氏认为：石膏辛甘性寒，既能清温泄热，又能解肌透邪，故用于风温最为适合。若邪热内传心包，神昏谵语，则应辨清风温与湿温。风温内陷，多夹痰内闭，当以涤痰清热为主；湿温神昏，多由湿热蒙蔽清窍，则以开窍为主。开窍方中，王氏最常用万氏牛黄清心丸，因万氏方药简洁，无香窜之品，并用竹沥送服，可奏涤痰开窍之功。

吴鞠通谓：盖"风温者，初春阳气始开，厥阴行令，风夹温也。温热者，春末夏初，阳气弛张，温盛为热也。温疫者，疠气流行，多兼秽浊，家家如是，若役使然也。温毒者，诸温夹毒，秽浊太甚也。暑温者，正夏之时，暑病之偏于热者也。湿温者，长夏初秋，湿中生热，即暑病之偏于湿者也。秋燥者，秋金燥烈之气也。冬温者，冬应寒而反温，阳不潜藏，民病温也。温疟者，阴气先伤，又

因于暑，阳气独发也"。

正公先生治湿温，达邪导滞，存阴保液。湿温虽系外感时令之邪，但必先内蕴湿热。其病机特点，一为湿热交蒸，一为邪滞内阻，临床辨证应分析湿热之偏胜，邪滞之深浅。其论治，以分化湿热、消导肠滞为要。湿不化则温不解，滞不清则邪不撤。此外，更应分辨表里传变，邪正盛衰，宿恙兼病等。

正公先生在辨滞、导滞方面，亦有研究。在湿温病治疗过程中，十分重视存阴保液。辨滞：察舌验齿对辨滞的意义尤大。舌苔黄腻厚浊，口苦气臭，矢气频传，脘腹拒按均为里滞内结之征象。若舌干唇焦，必有里滞；唇焦齿板互见；则热极滞甚，将次传营而昏厥。如药后肠滞逐渐下达，则唇红唇焦逐步消退，而且一般都从上唇开始消失，热势亦随之下降。观察大便色泽形态，可知湿热邪滞蕴阻情况以推论病势趋向和转归。湿温轻证或暑湿内阻，大便色泽形态一般无变化，或略有燥结，或色泽始终较深者，治以芳香疏化，即能热解病退；湿温较重者，大便多见溏垢黏腻，色泽深褐，邪热越甚则色泽尤深，质更黏腻而胶着肠壁，中间稀薄者排出，状如便泄，实乃湿滞胶结，治拟泻下导滞。若便泄纯属稀水，日夜频繁，色褐或火贵者，系协热下利，为逆候；若下利不止，津液内夺，势必导致神昏内陷，须先止其利，以固津液，后导其滞。

导滞：治湿温邪滞，主张趁早攻导肠滞，使湿热之邪无所凭借，这样既可削弱病势，又可控制出血趋势。早期表邪未达，里滞已结，则用表里双解，一般先用枳实栀子豉汤加槟榔、山楂、神曲；滞甚加大黄、元明粉；若邪已传里，温已化热，证现阳明腑实，则以急下存阴之法；若证已逾旬，粪便黏着肠壁，非攻导之剂所能下之，则用坚肠清热，化滞缓导之法，常用黄连、黄芩、枳实炭、山楂炭、银花、芍药等，旨在使粪便逐渐干燥，分离肠壁。药后若见矢气频传，为肠滞逐步下行之兆；若药后仍无大便，可用猪胆汁或蜜煎导灌肠；若所下不多，切勿躁急，可稍增剂量。若大便稀泄，色褐如水，次数频多，则必须先止其泄。一般先用六一散、赤茯苓、扁豆衣、白芍炭、方通草等以利小便实大便，甚则参用坚肠清热之剂加炙粟壳以止泄。王氏治疗协热下利，每用熟石膏、生甘草两味，其效甚著。盖熟石膏能清热敛肠，生甘草能解毒固液，两味协同，具有清热止泄之功。此乃固液止泄，以守为攻之法，旨在保津导滞。在病势鸱张复杂的情况下，能正确掌握，辨证应用可转危为安。其总结导滞经验为："旬日前可用攻导，旬日后要坚肠清导。攻导宜早，迟则多变；消导宜缓，峻则不去。"

存明保液、回阳固脱：正公先生对湿温病各个阶段都非常重视明液之保存。他早期应用达邪导滞法，旨在减少阴液之耗失。热盛极期，唇燥舌绛，劫津化燥，每用大剂三鲜、五汁、增液汤等救治，另以石斛、生地、沙参、芦根、茅根等煎汤代茶，或用西瓜汁、银花露等代茶，日夜频频给服，不得中断。若津液得复，每能出险入夷。若患者素体虚弱，湿温早期发汗过多，后期每易出现亡阳之变，正公先生常以独参汤加红枣煎服，甚者加附子、龙骨、牡蛎回阳固脱。尝曰："温病之亡阳与伤寒不同，多为阴液先耗，阴不敛阳而致阳气续脱，待阳气一回，仍须气阴两顾耳。

叶天士医案中，有治吴姓者，"冬月伏邪，入春病自里发，里邪原无发散之理，更误于禁绝水谷。徒以芩、连、枳、朴，希图清火消食，以退其热。殊不知胃汁再劫，肝风掀动，变幻痉厥危。诊视舌绛，鼻窍黑煤，肌肤甲错干燥，渴欲饮水，心中疼热。何一非肝肾明液之尽，引水自救，风阳内烁，躁乱如狂。皆缘医者未曾晓得温邪从阴，里热为病，清热必以存阴为务耳。今延及一月，五液告涸，病情未为稳当，所恃童真，食谷多岁。钱氏谓幼科易虚易实，望其尚有生机而已。（热邪伤阴肝风动）用阿胶、生地、天冬、川石斛、鸡子黄、元参心"。斯"里热为病，清热必以存阴为务耳"，其言确确。而正公先生治疗湿温病，亦十分重视保存阴液，这与叶氏之法，颇为近同矣。

90. 夏少农：益气养阴法为外科基本之法

夏少农先生是中医外科名家夏墨农之子。少农先生认为气阴学说中，气血、阴阳乃是人体生命的物质基础。人之元气，系先天之肾精、后天之胃气及天地中之大气三者结合而成。元气流布于脏腑，则为脏腑之气而成五脏六腑气化之功能；流行于肌肤，则为卫气，有温养分肉，防御外邪之作用。人之阴，乃精血、津液之总称，来源于先天之精及后天水谷之精微，但是主要都藏蛰于肾。汉代仲景之后，金元期间，李东垣谓：元气乃先身生之精气也，非胃气不能滋之。先生认为劳倦则能伤脾，以致元气受损，诸恙丛生，所以创立了"补气"学说。朱震亨以"阳常有余，阴常不足"立论，提出滋阴降火的治疗观点，其说对后世影响很大。明代张景岳则以人参、熟地相配，制订两仪膏，合奏益气养阴之功。《冯氏锦囊》云："人之是以维持一身；长养百骸者，脏腑之精气主之。充足脏腑，固注元气者，两肾主之。其为两肾之用，生生不尽，上奉无穷者，惟此真阴真阳二气而已，二气充足，其人多寿；二气衰弱，其人多夭；二气和平，其人无病；二气偏胜，其人多病；二气绝灭，其人则死。可见真阴真阳者，所以为先天之本，后天之命。两肾之根，疾病安危，皆在乎此。学人仅知本气，而不知乘乎内虚；仅知治邪，而不知调其本气；仅知外袭，而不知究其脏腑；仅知脏腑，而不知根乎两肾；即知两肾，而不知由乎二气，是尚未知求本者也。何况仅以躯壳为事，头痛救头，脚痛救脚，而不知头脚之根，在脏腑者，何以掌司命之任，而体好生之道欤？真由缘木求鱼者也。故先哲曰：见痰休治痰，见血休治血，无汗不发汗，有热莫攻热，喘生毋耗气，遗精勿涩泄。明得个中趣，方是医中杰，真求本之谓也。"

外科部分，如《冯氏锦囊》，也颇重视益气养阴之法。但历代以气阴两伤作为指导临床的重要理论者，并不多见。

外科疾患，临床上多以阳证、热证为多，故易伤阴劫液。阴证及寒痰凝聚成恙者虽也有之，但较之前者，总属少数。在正气不足者，医家多认为阴虚而生内热，血虚而生风邪，阳虚而成内寒。至于益气之法，多用于托疮生肌，在其他方面应用较少；而以益气养阴之法为主治疗多种外科疾病，更属少见。

在多年临床中，少农先生发现外科疾病属气阴两伤者并不少见，运用益气滋阴方法每多奏效，始信《黄帝内经》所谓"少火生气，壮火食气""阳生阴长"之说，确具指导意义。外科虽以实热及阴虚内热者为多见，但气虚亦不少见，因热邪不仅伤阴而且耗气，同时，阴津之滋长又赖元气之充裕，且病情迁移日久者，多有气虚，此即《黄帝内经》所云"邪之所凑，其气必虚"之义。因此，气阴两伤在外科临床上甚为常见，在治疗上应标本兼顾，或以益气养阴治本为主。

(1) 少农先生临床诊治海绵状血管瘤。血管瘤中医称为"血瘤"，分动脉和静脉二类，本病属于静脉性血管瘤。《外科正宗》认为血瘤的病因是"心主血……火旺迫血沸腾，加以外邪所搏而成"。《外科金鉴》按以上病因订立了"养血，凉血，抑火，滋阴"的治法，用上法治疗血管瘤，常疗效欠佳。根据气阴学说的理论，可认为血管瘤的病因是气阴二虚，血热夹毒而成。气虚不能帅血，则血无可依；阴虚则火旺，血热而迫血妄行，妄行之血上不溢为吐衄，下不渗为便血，而瘀滞于静脉之中，逐渐静脉扩张而成血瘤。凡顽固难愈之外证，是为夹毒。故宜益气养阴为主，凉血化瘀攻毒为佐。经验方药：黄芪30克，党参15克，白芍12克，生地12克，紫草9克，牡丹皮9克，土茯苓15克，蜀羊泉30克，木馒头30克。少农先生自1973年来用此法治疗33例，结果：血管瘤完全消失，无自觉症状者2例；血管瘤较原来缩小50%以上，症状明显改善者16例；血管瘤缩小20%以上，自觉症状减轻者10例；血管瘤缩小不到20%或无变化者5例。总有效率达84.8%。

(2) 少农先生亦曾诊治甲状腺功能亢进症。甲亢，祖国医药文献中无此病名。多数甲亢患者伴有甲状腺肿大或结节肿块，及消谷善饥，形体消瘦之证，故属中医"瘿瘤"及"中消"范围。一般多用化痰，软坚，消散瘿瘤之法来治疗本病，但往往效果欠佳。我们通过几年临床实践，对全身症状结合吸碘[131]I超过正常标准，吸碘率及基础代谢同时高达+30%以上的56位甲亢病员，进行了细致的辨证求因，认为乏力，自汗等属于气虚，口干，烦热，心悸，震颤及善饥等属阴虚火旺，甲状腺肿大及肿块属痰凝气滞。可用益气养阴为主，化痰疏气为佐的治则。其结果治愈率达32.1%，总有效率达96.4%。经验方药：甲亢一方：黄芪30克，党参20克，鳖甲15克，龟板12克，首乌12克，生地12克，白芍12克，淮山药12克，夏枯草30克，制香附12克，适用于一般甲亢病人。甲亢二方：黄芪30克，党参15克，淮山药12克，白芍12克，鳖甲12克，焦建曲12克，白术15克，余粮石30克，夏枯草30克，制香附12克。适用于甲亢伴大便溏薄的病员。此属脾阳受损，故在一方中减少养阴药而增加健脾阳药物。便溏已止而次数尚多者，可在甲亢一方中加白术20克，炮姜3克，建曲15克治之，待脾阳得健，大便正常后则改用甲亢一方。

(3) 少农先生诊治皮肌炎。本证以皮肤、肌肉炎性酸痛为临床特征，中医虽无此病名，但《外科金鉴》及《疡医大全》均列有"酸痛"门，因此皮肤炎属于中医"肌肤酸痛证"的范畴。发病时可伴有全身乏力，皮肌出现多型样红斑、结节性红斑或坚固永久性毛细血管扩张性红斑，脉象多见细小而微数，舌质红嫩。按辨证应属气阴两虚，血热沸腾。在临床上遇到不少病例，经西药激素治疗，疗效不够理想，而改用益气养阴佐以凉血清热治疗后好转。经验方药：黄芪30克，党参15克，首乌12克，北沙参12克，麦冬15克，大生地12克，紫草9克，牡丹皮9克，蒲公英30克。

(4) 少农先生诊治亚急性红斑狼疮。系统性红斑狼疮,一般分急性、亚急性及慢性三类,可出现皮肤关节及心、肺、肝、肾、脑等多器官损伤。此处主要论述治疗亚急性红斑狼疮的经验体会。本病特点为面颊部红斑色如茱萸,亦如蝶状。《诸病源候论》"丹候"章中有茱萸丹(亦名"赤丹")的记载,称本丹"发疹大者如连钱,小者如麻豆,肉上粟如鸡冠肌理……",与此病之皮肤斑疹形态、色素相似。本病发作时全身出现神疲乏力,时有低热,肢节酸楚,脉多细数,舌质常呈红嫩。辨证求因属于正气虚弱,阴分不足。用益气养阴,佐以凉血退蒸治疗本病有较好疗效。经验方药:黄芪40克;党参20克;黄精15克,麦冬15克,北沙参12克,白芍12克,地骨皮30克,青蒿梗30克,银柴胡9克,大生地12克,甘草30克,丹皮9克。

(5) 少农先生诊治紫癜。紫癜,中医统称"斑疹"。一般分二类,一类是血小板减少引起,一类是非血小板减少症。本病好发于下肢,一般初起多出现于下肢伸侧,逐渐延及躯干。因由正气不足,则血失所帅,阴虚则血热,血热妄行,外溢脉外,瘀滞于皮肤之内,故而出现紫斑。治宜益气养阴为主,佐以凉血,疗效较好。经验方药:黄芪30克,党参20克,大生地12克,白芍12克,紫草9克,丹皮9克,蒲公英20克,茯苓12克。

91. 黄文东:久病不愈,与脾胃关系最为密切

黄文东,字蔚春,江苏吴江人。14岁即考入上海中医专门学校,受业于丁甘仁先生门下,是丁氏当年的高足。黄氏对《黄帝内经》《难经》两经和仲景学说深入探索,而对李东垣、叶天士著作,钻研尤勤。在学术思想上,主要突出的是人以胃气为本,十分强调调整脏腑之间升清降浊的功能,经常讲要把握阴阳五行相互制约、相互依存关系。临床技巧的高低,就在于重视脾气胃气,以及善于不善于进行调理。

文东先生的处方用药,不尚矜奇炫异,常挽逆证于轻灵之方,而能起沉疴于平淡。他认为:"脾胃乃后之本,为气和血生化之源。久病体质虚弱,如治疗不当,可积虚成损,在治疗外感内伤疾病中,必须时时注意照顾脾胃。具体地说,

不能一见热象，就轻易用黄芩、黄连、大黄等大剂苦寒克伐，以免损脾胃；也不能一见阴血不足，不考虑脾胃的接受能力，就随便用熟地、阿胶等腻补之品，以免影响脾胃运化功能。"他还指出："久病不愈，与脾胃关系最为密切。常见肝病患者，脾亦受病。《金匮要略》'肝病传脾'的理论，有正确的指导意义。至于'见肝之病，不解实脾，唯治肝也'，这是缺乏整体观念的表现，因此，不能达到满意的疗效……此外，脾与他脏关系，在治疗上亦甚密切。如肺病可以用健脾养肺之法，合水谷之精微上输于肺，肺气充沛，足以控制病情的发展。如肾病可以用健脾制水之法，肾脏元阳，赖谷气充实，使阳生阴长，水能化气，正气胜而病邪自祛。心病可以用补脾生血之法，增强供血来源，使血液充足，循环通畅，而心神得以安宁。"

李东垣用药偏于温燥升补，对胃失降和，胃阴耗伤等疾病，还有不足的一面，因而文东先生赞同叶氏提出的"脾喜刚燥，胃喜柔润"；"脾宜升刚健，胃宜降则和"的理论。文东先生之重视脾胃，源于东垣，而又不拘泥于东垣，取李、叶两家之长，在临床实践中灵活地运用，从而取得了好的疗效。

譬如文东先生证治咳嗽，用药主张轻灵为贵，从不主张药量过大，从不妄投辛散、酸敛或重浊之剂。因肺在上焦，上焦如羽，非轻不举，轻清灵动之品可以开达上焦。文东先生还强调祛邪的重要性，认为治疗咳嗽不能留有一分邪气。若邪气未清；即投以大剂养阴润肺或止咳之品，则邪气必然恋肺，滋生他变。

治疗咳嗽的常用方法有：宣肺，宣通肺中痰滞，发散外邪。文东先生认为，不管咳嗽新久，有邪即要"宣"，使肺络宣通，外邪得去，咳嗽始能平息。如但见咳嗽，不辨有邪无邪，只用止咳化痰之品，则风邪恋肺，咳嗽亦不能止。宣肺的代表方为三拗汤。常用的宣通药有桔梗、甘草等（偏热者还可用射干）。咳嗽音哑者，可加胖大海、玉蝴蝶、凤凰衣等，以宣肺开音。发散药轻者有荆芥、防风、前胡等（偏热者还可用蝉衣、牛蒡子），重者有麻黄、桂枝。同样是发散药，又有表实、表虚之不同。表实无汗者用麻黄，表虚汗出者用桂枝，两者当有所区别。

温肺，治疗风寒咳嗽，温肺药每与宣肺同用，使风寒之邪外达，则咳嗽可止。温肺的代表方为杏苏散。常用药有金沸草（旋覆梗）、紫菀、款冬花等。如咳嗽气急不平者，用麻黄、桂枝，以温肺平喘；如痰多白沫，舌苔白腻者，用细辛、生姜或干姜，以温肺化饮。

清肺，寒包火、风热及燥热咳嗽均要用清肺药。认为寒包火之咳嗽，一是风寒束肺，肺热内蕴所引起；一是风寒化热，寒热夹杂所致。其主证为阵咳，咳而不爽，咯痰不畅，口干，舌边尖红，苔薄白或微黄。治疗当宣肺与清肺同用，即《黄帝内经》所谓"火郁发之"之意。常用的清肺药有桑叶、桑白皮、地骨皮、炙马兜铃、枇杷叶、茅根、芦根、黄芩、生石膏等。因肺为清虚之脏，故清肺药亦宜轻清为佳。石膏质地虽重，但生者有清透之性，既能清胃热，也有清肺热的作用，在肺热较重时也可选用，如麻杏石甘汤中的石膏主要就是用来清肺热的。清肺的代表方为泻白散。

润肺，肺热不清，则进一步为灼伤津液，而见口干咽燥，咳嗽少痰，不易咯出，舌红等证。又因肺与大肠相表里，肺热伤津，则肠液亦少，故还可出现大便秘结。文东先生认为寒包火之咳嗽，即使出现肺热伤津之证，亦不可早用润肺药。过早应用麦冬等，容易使外被遏，不易外达，而咳嗽亦不易痊愈。常用的润肺药有沙参、麦冬、玉竹、栝楼等。

肃肺，为肃降之意。因肺为清虚之脏，所以肺气宜降则和。文东先生不主张在咳嗽初期用肃肺药，否则可使外邪恋肺，咳嗽不易速愈。但咳嗽初起，如咳呛较剧，无痰或少痰时，也可宣肺药与肃肺药同用，这样既使外邪有出路，又不致损伤肺气。

最常用的肃肺药，有炙苏子、白前、海蛤壳、海浮石等。其他如紫菀、款冬之类，亦有温肺、肃肺的作用，均可选用。其代表方为止嗽散。实践证明，该方确是治疗咳嗽有效的方剂，对慢性咳嗽尤佳，无论有邪无邪均可应用，并无留邪之弊。如咳呛较剧，而用药无效时，还可加用天竺子、腊梅花、罂粟壳等，以加强肃肺止咳的作用。但罂粟壳含有吗啡、罂粟碱，只能用于剧咳日久，咳而无痰者，同时必须中病即止，不可久用。如咳嗽剧烈属痰浊恋肺者，万勿轻率使用，以免导致痰壅气室之弊。

除上述方法之外，对于迁延日久，痰多苔腻，神疲乏力，动则自汗之风寒或风热夹湿者，则应着重用化湿药如平胃散之类，此时不可过早应用补气之品。对于阵咳较剧，甚则胸胁疼痛，烦躁，不咳时如常人之肝火犯肺者，则应着重用清肝之品，如黄芩、山栀、黛蛤散之类。咳嗽日久，肺气不能肃降，肾气不能摄纳，以至动则喘甚，治疗当培补肺肾。偏于肺虚者以生脉散为主方，偏于肾虚者以肾气丸为主方。

文东先生治哮喘病，疗效非同一般。他认为哮喘的病因大致有以下几点：自幼即发者，多与先天不足，肾气虚衰有关；寒哮宿疾，多为突受寒冷或暴雨侵袭，寒邪从肺腧而入，阳气被遏，寒饮内停，肺气失于宣通，痰不得出，气不得降，以致发生咳喘；热哮多为嗜酸咸之味，或恣食肥甘之物，积痰生热，遇风寒犯肺，气郁痰壅而发为外寒内热之热哮。

哮喘之治疗必须抓住虚、实两纲。大凡在肺为实，在肾为虚；新病多实，久病多虚；发时多实，不发时多虚；有邪者多实；无邪者多虚；外感诱发者多实，内伤诱发者多虚。原则上治实发祛邪为主，如疏散风寒，清热豁痰，消食下气诸法。虚发治疗以扶正为主，如健脾益气，补肾纳气等法。

哮喘患者往往本虚而标实。本虚是指脾肾两虚，标实为内蕴痰饮或痰热。外感风寒或风热，能使肺气失宣，诱发哮喘，或使哮喘发作加重。故在哮喘发作时，应以治标为主，用表法或攻法。在发作间歇时，则以治本为主，用培补脾肾法。正如《丹溪心法》所说："未发以扶正气为主，既发以攻邪气为急。"

表法：表散风邪，因哮喘患者多为体虚，表卫不固，故易受风寒或风热之邪侵袭而发病。此时当以祛邪为主。属风寒者用小青龙汤治疗，本方既能表散风寒，又能化饮平喘。方中干姜散寒化痰之力较强，干姜、五味子一散一敛，配伍甚妙。有人主张五味子偏重，亦有见解。偏于风热者，以小青龙加生石膏、黄芩，干姜可改用生姜；若伴有咽痛者，加射干，或用射干麻黄汤去大枣，效果也较著。

攻法：温化痰饮或清化痰热。哮喘患者多有痰饮宿疾或外受风寒而痰饮内生，亦可有痰热内结，复受外邪，以致气郁痰壅而发。因此在治疗时，除用表散之药外，尚须攻其有形之痰。如属痰饮者，则根据《金匮要略》"病痰饮者，当以温药和之"之意，以小青龙汤为主，或以苓桂术甘汤为基本方，加入苏子、杏仁、陈皮、半夏、紫菀、当归之类，研成细末，水泛为丸，吞服。如属痰热内结者，则以定喘汤清化痰热为主。当痰浊壅肺，咳喘较剧，他方治疗效果不显时，用导痰汤合三子养亲汤，确可收到一定效果。

补法：温补脾肾，以培其本。哮喘病既有偏阳虚者，也有偏阴虚者。《医学正传》谓："诸逆冲上，皆属于火。又曰：夫起居如故而息有音者，此肺之络脉逆也。河间曰：火气甚为夏热，衰为冬寒，故病寒则气衰而息微，病热则气盛而息粗。又寒水为阳，主乎迟缓，热火为阳，主乎急数，是以寒则息迟气微，热则息数气粗而为喘也。大抵哮以声响名，喘以气息言。夫喘促喉中如水鸡声者，谓之哮；气促而连属不能以息者，谓之喘。虽然未有不由痰火内郁，风寒外束而致之者欤。外有阴虚发喘，气从脐下起，直冲清道而上者。又有气虚发喘，而短气不能以接续者。是故知喘之为证，有实有虚，治法天渊悬隔者也。若夫损不足而益有余者，医杀之耳，学人不可不详辨焉。"张景岳又说："扶正气者，须辨阴阳。阴虚者，补其阴；阳虚者，补其阳。"所以在临床上必须根据不同情况，加以处理。偏阳虚者，常用苓桂术甘汤、肾气丸等；偏阴虚者，常用生脉散、七味都气丸等。此外如紫菀、款冬、远志、金沸草、鹅管石、蛤壳等顺气化痰降逆之品，在治虚方中亦可选用。

文东先生认为在哮喘平定之后注意治本，培补体质，以防止复发，这往往比治标定喘更为重要。在补肾的同时，还要处处照顾到脾胃。文东先生指出健脾和胃与补肾往往有着同样重要的意义，因脾胃为后天之本，气血生化之源，脾胃得健，则正气旺盛，而邪不可犯；同时培土又有资助肾脏元气的作用，所以在补肾的同时，必须兼顾到脾胃。

在调理脾肾的同时，文东先生常喜用地龙片（用单味地龙研粉制成）3克，早晚各服1次。李时珍曾在《本草纲目》里称地龙为"圣药"，地龙有通经活络、活血化瘀和预防治疗心脑血管疾病的作用，鲜地龙是高蛋白活饵料，各种畜禽动物长吃鲜地龙可以减少用药量，降低死亡率；冻地龙是高效益药物饵料，各种畜禽动物长吃冻地龙可改善肉、蛋、奶品质，减少药物残留。冻干地龙亦是高营养水产品漂浮饵料。地龙含有地龙素、地龙解热素、维生素B族复合体等成分，还可以提取蛋白酶、蚓激酶、蚯蚓纤溶酶等生物药品，因此，地龙具有利尿，镇痛，平喘，降压，解热，抗惊厥等作用。

临床如哮喘发作而见便秘者，方内兼用通腑之药，或用少量风化硝冲服，确能使哮喘获得暂时缓解。此外在滋阴时应避免过腻，化痰时应避免过燥。至于燥火犯肺引起之气喘，一般咳痰甚少，口干生火，脉数，舌红，少津，治宜清火润燥以平喘，可用清燥救肺汤加减，加黄芩、地骨皮、生地以清火养阴。

92. 费绳甫：步东垣，宗丹溪，从补阳，
重补阴，治虚劳，长调理

费绳甫，字承祖。幼禀家学，每有独到之处，治病能兼取东垣、丹溪二家之长，治虚劳主清润平稳，养胃阴则主气味甘淡，独树一帜，成为宗派，有"近代一大宗"之称。求诊者日以百计，中年迁沪，以善治危、大、奇、急诸病享誉于时。因忙于业务，无暇著述，仅于诊余之暇，口授经验。费氏子孙辈皆宗其业。其孟河费氏，数世业医，代有传人，迄今已14世。费氏原籍江西，因战乱几经迁移，后定居孟河。九世祖云庵公与镇江名医王九峰先生为莫逆之交，时相切磋。云庵公常济困扶危，美德彰著，乡里至今称颂。十世祖伯雄公，以擅治疑难杂症著名，登门求治者甚众，名噪大江南北。著有《医醇》24卷，兵燹后失散颇多。立论以"和缓"为宗，认为在平淡之中可获取神奇之效。不尚矜奇炫异而违反轨度，不事迫切求效而反速危亡。尝说："疾病虽多，不越内伤外感，不足者补之以复其正，有余者去之以求其平。毒药治病，十去其五；良药治病，十去其七。师古人之意而不泥古人之方，方是善学古人，执古方以治今病，往往有凿柄之相入者。"所传加味竹沥汤之治中风，豢龙汤之治鼻血，琥珀导赤汤之治小肠火，玉环煎之治肺热咳嗽，和营双解散之治间日疟等方剂，确有奇效。

费氏擅治内科杂病，尤以虚劳、调理最具心得。费氏宗李东垣与朱丹溪两家，认为东垣补阳、丹溪补阴是治病两大法门，然东垣未尝偏废阴面，丹溪也多顾及阳分，故吸取两家之长，宗其法而不泥其方。例如对于虚劳的诊治，虽宗丹溪"阳常有余，阴常不足"之说，但苦寒之品则尽量避免，恐伤阳也；遇脾胃弱者，则着重脾胃而用培土生金之法，实宗东垣学说；但除宗气下陷者外，升提之品不可用，燥烈之品更当禁忌，恐伤阴也，两者兼筹并顾，有相得益彰之美。

费氏认为：东垣虽重脾胃，但偏于阳。近代吴澄的补脾阴法，实补东垣之未备。丹溪之补阴，尤着重于肾阴，但弊在苦寒滋腻。费氏主张脾虚补脾，肾虚补肾，并宜兼事调和胃气；若胃气不和，则滋补肾阴，徒令凝滞，温补脾阳反动胃阴，以致饮食日减，则虚何由能复。《黄帝内经》说："有胃气则生，无胃气则死。"又说："胃为水谷之海，五脏六腑之大源。"足见一生气血皆从胃中水谷

生化而来。所以不论何脏虚，而关系于胃的，必从胃治。倘胃气有权，则五脏之虚皆可恢复。因此，胃之关系于一身，实在是最重要的。其治疗原则是：胃阴虚者，当养胃阴；胃阴、胃气并虚者，当养胃阴而兼胃气，此法每多应手。费氏生平治虚证之所以别有心得，即在于此。

绳甫先生治一胸脘觉冷，口多痰沫患者，医用二陈、平胃不应，用附子理中，其冷更甚，即饮滚水尚不觉热，粒米不进，已经6日，势濒于危。诊其脉沉细而弦，此胃有蕴热，煎前熬津液，化为痰涎，误认胸脘觉冷，口多冷沫为虚寒，用辛热通阳，反助火劫阴，胃阴将涸，故粒米不能不咽。治必清胃热，养胃阴，令热去津生，胃气宣布，涎沫自消。处方：天花粉9克，川石斛9克，北沙参12克，大麦冬9克，大白芍6克，生甘草3克。服3剂，冷涎已减，饮食渐进，服10剂涎沫全无，知饥能食。照方加大生地9克，继进10剂，即康复如初。还治一吴氏患者，饮食不知饥饱，衣服不知寒暖，形同木偶，遍治无效，求前诊视，脉来右关细滑，是痰阻胃气，宣布无权，先用白金丸9克伍粳米汤送下，大便连行3次，黏腻如胶，后咳吐痰数盏。处方：川贝母9克，栝楼皮9克，川石斛9克，南沙参12克，甜杏仁9克，生甘草1.5克，鲜竹茹3克。连进3剂，其病若失，徐灵胎云"自古奇疾多属于痰"，诚哉！

另治一徐某，每日早起梳妆，必咳嗽千余声，入夜卸妆亦然，此外声不咳。半年来，理肺治咳无功，诸医束手无策，求治于绳甫先生。绳甫先生思：五脏六腑皆有咳，不独肺也，此病不在肺有而在胃。右关脉来沉细，胃虚已著，以甘淡养胃治之。处方：大玉竹9克，北沙参12克，川石斛9克，大麦冬9克，生白芍6克，生甘草3克，白莲子10粒（去心）。服20剂而愈。

绳甫先生尝谓："诊断有四要，一曰明辨见症，二曰探讨病，三曰省察气候，四曰考核体质，盖见症有表里、气血、虚实、寒热之分，病源有六淫、七情、痰、食、劳、逸之异，气候有南北、寒暑、燥湿之别，体质有阴阳、强弱、老少、勇怯之殊，情况各有不同。必须诊断确实，而后随机应变，则轻重缓急大小先后之法，因之而定。"

绳甫先生对论治的原则方面，立论也很精辟，主要在于明辨补泻寒温。认为病有宜补而以泻为补之道，有宜泻而以补为泻之道。有宜寒剂者，以寒剂为类之引。病在上者治其下，病在下者治其上。病同而药异，病异而药同，其义至微，非心细如发者不能辨。

药与病合，虽一药可以疗疾，盖功专而效速。若不识病源，不辨病证，药品数多，攻补杂施，寒温乱投，失其专力，则病未有不加者，欲求有功，难矣。假令一药可以中病，他味相制，功力不著，作用不显。药有当用则用，抵当，承气，不嫌其猛；附、桂、理中，不嫌其温；参、芪不嫌其补；知柏不嫌其寒。病有外假热而内真寒，有内真热而外假寒；有至虚而有盛候假实，有大实而有羸状之假虚，非胆大细心者不能辨证用药。

用药如用兵，稍误则成败生死系之。古人云：不为良相，当为良医。《医学集成》谓："此何以说？盖良医保命治病，无异于良相保王克贼，间当论之。国家无事，内安外宁，如人、天、君泰然，百体从令，元气充实，外患不侵。倘元气稍亏，急宜培补，仓廪空虚，宜储财节用，务使君明臣良，民殷国富，始无境内之忧也。设不幸而满夷窃发，扰乱边疆，如人偶为风寒外侵，一汗可愈。使纯用补药收敛，是谓关门逐贼，贼必深入。夫贼既深入，为良相者，必先荐贤保主，然后兴兵讨贼。如善医者，必先审胃气，然后用药攻邪。更不幸而兵围城下，粮绝君危，唯有保主出奔，再圈恢复。如人元气将脱，且缓治病，而急保命，命存而病可徐图也。盖行军以粮食为先，用药以胃气为本，军无粮食必困，药非胃气不行。庸医不先固本，一意攻邪，何异姜阳约九伐中原，粮食不继，出师未捷，而昏主谗臣反纳降，于邓艾可借鉴焉。大将讨贼，内顾虽已无忧，而用兵尤贵知法，如人气血未亏，却病不难，不善医者，杂乱用药，自相矛盾，反坏胃，而引贼何异？赵括将兵，漫无纪律，反折兵而丧国乎。良医用药必如诸葛将兵，运筹帷幄，决胜千里，心有主宰而不惑，兵有纪律而不乱，阵有变化而不拘，相天时，察地理，乘机势，大军对垒，奇兵埋伏，进可讨贼，退可自守。"

绳甫先生说，治疗不辨寒热，不察虚实，孟浪将事，鲜有不偾事者。专于攻伐者，执邪退则正安之成见，正气不复，而邪气愈炽矣。故古人说："药贵当病，法当应变。得其当，马头可经活命；不得其当，人参足以杀人。"即孙真人所谓"随时增损，物无定方"。

至于用药之道，主张贵于切合病机。轻病用轻药而轻不离题，重病用重药而重不偾事。轻病固然不可用生药，但如病重药轻，则姑息养奸，贻误病机。重病投重剂，也要慎重行事，须知"遣有节之师而收制胜之功"之妙。

93. 王慰伯：外感论治，六门三法最宜；
新感、伏邪，只在辨证，识分六气

王氏治学，上师仲景，不宗叶、薛，师古而不混古。尝曰："读古人书，要全面领会，更要结合是临证，要活看不能死看。"其对外感论治，推崇张子和六门三法；论病重邪气，主张"攻病宜早，达邪务尽"；崇尚"伤寒温病一炉共冶"，提出"新感、伏邪在于辨证，定名不拘四对，识证须分清六气"的观点。

张从正，字子和，用药以寒、凉为多。以为风寒等是在天之邪气，雨露等是在地之邪气，最容易使人染病。饮食的酸、苦、甘、咸等是水的各种邪气，也是致病的原倒。这些病因都不是人体内所应有的，一经致病，就应当祛除体外。祛除方法采用汗、下、吐三法为要，凡风寒痼冷等所致，疾病在下，可用下法；凡风痰宿食所致，可用吐法。

其《儒门事亲》，有说，有辩，有诫，有笺，有论，有疏，有十形三疗，还有六门三法等目。一般认为，张氏学术观秉承于金代刘完素。《儒门事亲》中，张氏多次提到"今代刘河间……真得黄庭之秘旨也"。子和阐发河间"六气皆能化火"论，尝有"风从火化，湿与燥兼"之说；其攻邪三法，深得河间"怫热郁结""玄府结涩"等病理观的启迪，选方推崇河间所制双解、通圣、益元诸方，用药苦寒凉。《金史》认为"其法宗刘守真"。任应秋先生曾说"从正之学，远则取法乎《素问》《伤寒论》，近则独宗于刘完素"，径将其划归于"河间学派"。可见子和受河间之学影响颇深，从学术源流分析，似乎是河间之学的进一步发展。

但是，张子和的病邪理论、气血流通病机论、攻邪三法的治法与方药，与刘河间并不完全一致。以河间所倡"降心火，补肾水"之治法为例，子和治病亦每论及此法，实际上是用攻邪三法，攻逐火郁湿滞，以交通上下，达到既济心肾，虽提法相同而实质则异。所以任应秋认为："是河间之学传至张从正，又为之一变矣。"显然张氏学术思想主脉，只是受河间影响较深。按一般思维习惯，对中医学术源流，人们往往会上溯至《黄帝内经》。纵观《儒门事亲》，子和多次引用《黄帝内经》原文以论证自己的学说，故《金史》云："世传黄帝岐伯所为书也，从正用之最精。"

实际上，子和许多观点与《黄帝内经》并不完全合拍。与金元其他三家之学一出，众人嗡然从之大不相同，子和其道初行，即引起同行"其惊且骇"，继而"既不得其术，从而诬之"。以岐黄正统自居的世俗医者对其说纷然谤嗪直至近代，甚至超出了一般学术争鸣，而把子和看做离经叛道的"山野无韵之人"。《黄帝内经》用阴阳对立统一、平衡失调来阐释疾病的病理变化，而协调阴阳就成为基本治则和最终目的。故《素问·至真要大论》说："谨察阴阳所在而调之，以平为期。"张子和则力倡"六气从火从湿"，把疾病的病理归结为"百病生于郁滞"，将一部《黄帝内经》归纳为"惟气血流通为贵"。把"贵流不贵滞"放在"贵平不贵强"之先，显见其学术倾向之微妙不同。从小处观察，《素问·刺疟论》说："凡治疟，先发如食顷，乃可以治，过之则失时也。"张氏则主张"正当发时，余刺其十指出血"。《素问·汤液醪醴论》论治水肿："平治于权衡，去宛陈莝，微动四极，温衣，缪刺其处，以复其形。"张氏则主张"凡湿勿针，《内经》虽云缪刺其处，莫若以张长沙治伤寒法（指汗吐下）治之"。他以亲身经历禁戒，"又如治水肿者……有人于两足针之，水出如泉，水尽亦毙矣"，主张改用灸水分穴。

慰伯先生论病亦首重邪气。其云："六淫外感，邪也；七情郁结，亦邪也；饮食内伤，亦邪也；气滞血瘀，亦邪也。攻病达郁之法多端，汗吐下其一也，解结开郁，消食导滞，行气活血，利水软坚，无一非攻邪之法，只在善用之耳。"并指出，医者必须善辨邪正虚实，方能正确施治。

慰伯先生还极崇尚张子和"治病当用药攻，养生当用食补"的观点。对外感热病的论治，主张"攻病宜早，达邪务尽"，邪去则下复矣。其曰"邪盛则正衰，正胜则邪却"，此一定理也。邪气入侵，多由正气先虚，但正气虽虚，如无邪气入侵，虽虚未必病出；犹国之贫弱，如无敌寇之侵入，尚不致倾覆。病者亦然。慰伯先生认为，医者在学习《黄帝内经》"邪之所凑，其气必虚""正气存内，邪不可干"理论的同时，必须了解"虚处受邪，其病则实"的含义。《素问·通评虚实论》云："邪气盛则实，精气夺则虚。"慰伯先生认为，当邪气方侵，正气未夺之际，应及早攻病达邪，切勿坐失时机，善痛遗患。其云："大病如大敌，必须集中兵力，挫其锐气。"对虚入感邪，主张先达邪后扶正，其云："治病犹涤衣也，衣垢当用皂，衣敝当用浆，但必须先涤后浆，反之何能去垢。"他见有人喜服补药，每于邪未尽撤之际，即要求臣者用补，对之深为感叹，尝曰："补剂误人，人之不觉，反颂医名，过去富贵之家，朝夕进补，岂能却病耶。"

慰伯先生虽主张有邪当早攻，邪去则正复，但并非滥用攻法。他用攻，并不废补。尝云："攻邪要辨证精，又要掌握分寸，邪去即当安正。"凡温病汗后热不解，暗怖不遂，虚烦不寐，脉见细软者，用栀豉汤加党参、小麦；胃家实正气虚者，用黄龙汤或调胃承气汤，下后即用参、术调之，人如厕，先啜稀粥以防其脱，温病前后都非常重视保存阴津。

慰伯先生认为，仲景《伤寒论》乃宗《黄帝内经》《难经》之旨，是总结汉以前外感热病治疗经验的专论，论中包含温病治疗的理法方药。温病学说是在《伤寒论》基础上发展起来的，二者虽证候不同，学派各异，但均属外感时邪。伤寒以六经分类，温病以卫气营血、三焦立论，然辨证用药，理法则一，可以互取所长，融会贯通。若能掌握各个阶段的主证，则理法方药有所遵循。故云："伤寒、温病乃一炉共治。"

要统一伤寒、温病学说，必先从外感热病的分类正名入手，主要根据六淫邪气所表现的证候来定名，不必拘泥于四时。但时令季节都有其一定的特点，可作为辨证用药的依据。吴鞠通《温病条辨》归纳温病为四类，以风温、湿热、温毒、冬温为一类，暑温为一类，湿温为一类，秋燥为一类。将其归为五类：伤寒（感受寒邪为主，证候较重者），伤风（感受风邪为主，证候较轻者），风温（温病肺经证候为主），湿温（感受湿热之邪，肠胃证候为主），中暑（感受炎夏暑热之邪，发热骤急）。至于春温、冬温、伏暑、秋燥，其见症不出风温、湿温范畴。此外，疟疾、痢疾、白喉丹毒等，属外感热病范畴，但均已单独定名，不必牵入其中。这样分类，眉目清楚，纲举目张，符合由简到繁、由繁到简的规律。

慰伯先生认为，温病的新感与伏邪，是以临床证候为辨证用药依据的。二者的基本区别在于：一者感邪即发，一者感邪不即发。其发病，与感邪之深浅和正气之强弱有关。盖邪之入侵，或由正气先虚；或由邪气过盛；或由虚邪贼风，猝不及防；或由反复感受，正不胜邪。正虚者固易病，强者有时亦不免于病，一旦邪气入侵，正气必从而抗之。体实而感邪浅者，往往潜而不发，即使发病，其势亦轻；体实而感邪深者，每多邪伏而不即发，发则其势较甚，体虚之人每多随感即发。感不即发者为伏邪。伏邪之发，所以春、秋为多者，因暑必扶湿之故。温为黏腻之邪，中人往往不即发病，不同于风温中人而即病也。故云："风温多新感，湿温多伏邪。"至于伏邪潜伏的部位，感自皮毛，蕴于腠理，恋于肠胃，发于肌表。盖伏邪以肠胃受病为多。至于新感和伏邪的发病情况，城市多新感，农村多伏邪。盖农民终年早出暮归，风雨寒暑劳动于田野，感邪较深。农忙季节暑湿元气正盛，感之者往往不即发病，一旦交秋复感新凉，引动伏邪内发，故农村伏邪多于城市。而城市劳苦大众的发病情况与农民相同，说明体质之藜藿与膏粱，在辨证施治上有重要意义。

94. 姜春华：截断扭转，开一代温病新法门

姜春华先生是著名中医学家、中医脏象及治则现代科学奠基人。从医60余年，学验俱丰，临床疗效卓著。姜先生自幼从父青云公习医，18岁到沪悬壶，复从学于陆渊雷先生，20世纪30年代即蜚声医林，曾执教于上海中医专科学校、上海复兴中医专科学校、新中国医学院等，还受聘为《华西医药》《北京中医杂志》《广东医药旬刊》《国医砥柱》等杂志的特约编辑。20世纪60年代初即提出"辨病与辨证相结合"的主张，治学勤奋，勇于探索，曾提出"截断扭转"独创性的临床治疗观点。20世纪70年代末期，姜先生在《新医药学杂志》发表了《叶天士的温病、杂病的理论与治疗》一文，大胆地阐明了防治温病要截断的新理论，对叶天士学术思想进行了评析。他认为："叶氏关于温热之邪由口鼻而入，伏于膜原之说，乃脱胎于吴又可之《温疫论》；而风邪上受，用轻清之贴……其冬温伏于少阴肾，则来源于喻嘉言《尚论后篇》，治法则多为自创。"

《温热论》说："肺主气属卫，心主血属营，辨营卫气血虽与伤寒同，若论治法则与伤寒大异也。"因为人的生理都是相同的，不论伤寒病也好，温病也好，人的营卫气血都是一样的，不过因为病种不同，表现不同，则治法亦异。伤寒有"风伤卫、寒伤营"之说，而温病则先入于肺，以卫气通于肺，营气通于心，因"逆传"之故，又可见到心营的症状，实即病的进一步发展，由此确立了温病卫气营血分证。

前人说伤寒"邪在太阳，必恶寒身热，为阳郁不伸之故，而邪未化热，传至

阳明其邪化热则不恶寒，始用凉解法"，这是伤寒与温病发展的经过不同，温病恶寒甚暂，或开始即热高，伤寒则开始恶寒不热（非无热，但热不高）。所以叶天士说："盖伤寒之邪留恋在表，然后化热入里；温邪则热变最速，未传心包，邪尚在肺，肺主气，其合皮毛，故云在表。"其实伤寒恶寒也在皮毛，因为风寒自皮毛而入，故不涉及肺，然照进推论，皮毛为肺所主，亦可由皮毛入肺，所以不说入肺者，以不见咳嗽，胸闷，气急诸证之故。因为邪的原因，一是风寒，一是温热，寒温不同；一在皮毛，一在肺气；一则化热慢，一则化热速；一则即见手三阴证，一则先见足三阳证；发展过程与表现症状各异，因之治法也就不同，一则开始用辛温，一则开始用辛凉。

《温热论》说："前言辛凉散风，甘淡驱湿，若病仍不解，是渐欲入营也。"姜春华先生认为：既然用了辛凉散风甘淡驱湿，病应该好转，非惟不见好转，反欲入营，是药没有对病起作用。清代许多名医医案，治疗温病过程中常险证百出，令人触目惊心，其效果之所以不佳者，姜春华先生非常感叹地说："正是受此老用药轻淡如儿戏之教。"近年来，治大叶性肺炎用鱼腥草、鸭跖草之类清热解毒，不用卫分气分之说，疗效很高。过去肠伤寒用银翘散、桑菊饮、三仁汤等，效果亦差。有人不分卫气营血步骤，开始即用大黄、黄芩、黄连，疗效亦高。

《温热论》又说："再论气病，有不传血分而邪留三焦，亦如伤寒中少阳病也，彼则和解表里之半，此则分消上下之势，随证变法，如近时杏、朴、苓等类，或如温胆汤之走泄。因其仍在气分，犹可望其战汗之门户。"姜春华先生认为：此等药用之何益，与"病"何关？其云"战汗"，若望不着怎么办？为什么不采取措施，使其在气分解决？

《温热论》又说："大凡看法，卫之后方言气，营之后方言血。在卫汗之可也；到气才可清气；入营犹可透热转气，如犀角、元参、羚羊等物；入血就恐耗血动血，直须凉血散血，如生地、丹皮、阿胶、赤芍等物。否则前后不循缓急之法，虑其动手便错。"当病之开始用药得力，即可阻遏病势，或击溃之，不必等"到气才可清气"，也不必到后来才用犀角、羚羊。因为开始用辛凉轻贴，往往错过治疗机会，如果及早用些真能"治病"的药物，则病可早愈，大可不必受"前后不循缓急之法，虑其动手便错"的警诫！

叶天士根据温病的全过程分为卫、气、营、血四个阶段，正确反映了温病发

展的规律，所以为后来医家所重视。姜春华先生认为：但是医者的作用，不仅在于认识疾病发展的规律，更重要的是能够截断或扭转疾病的发展，使之即在本阶段而消灭之。否则，听其自然发展以至于死亡，那么这种医生还要他何用？

姜春华先生这一观点的提出，引起中医学术界的重视。截断理论的核心，是采取果断措施和特殊方药，直捣病巢，祛除病邪，快速控制病情，截断疾病的发展蔓延，以求提高疗效，缩短病程。这一核心思想，在继承祖国医学传统理论基础上有所发展，有所突破，有所创新。尝言，治急性病贵在早期截断。强调截病于初，采用"迎而击之"之法，一方面可以控制病邪蔓延深入；另一方面可以避免正气的过度损耗。若因循失治，则病邪步步深入，进逼五脏而致病情恶化。这是姜春华先生继承《黄帝内经》"上工救其萌芽"思想的具体发挥。

张子和在《汗下吐三法赅尽治病诠》中说："夫病之一物。非人身素有之也，或自外而入，或由内而生，皆邪气也。邪气加诸身，速攻之可也，速去之可也。揽而留之，何也。"先生对此颇为推崇，用汗、吐、下三法，以快速祛除病邪。吴又可认为："夫瘟疫之为病，非风、非寒、非暑、非湿，乃天地间别有一种异气所感。"提出疫气、疠气、异气、杂气是疫病之原。又说："惟天地之杂气种种不一。"杨栗山治温病之厥逆，主张仍用苦寒解毒，大清大下，也是"伟大的见解"。刘松峰在《松峰说疫》说："所以瘟疫用药，按其脉证，真知其邪在某处，单刀直入批郤导窾。"在治疗上强调单刀直入祛除病原，是果断的决策。诸贤的论述，都对姜春华先生的学术思想的形成有启迪的作用。

"急症创快速截断"是姜春华先生在学术上提出的独特的创新观点之一。急症是指温病或某些疾病发展演变过程中出现的危重症状和病证，它具有发展快、变化速、来势凶、病势重、威胁大等临床特点。急症的表现在于"急"，因此治疗手段要求"速"。大胆使用截断方药，救急截变，快速控制病情，阻止疾病的发展蔓延，在急症治疗学上具有重要的指导意义。

清热解毒是重要的截断方法。急性热病主要特点是有热有毒，邪毒侵入，热由毒生，病毒不除，则热不去，必生逆变。临床虽有宣透、清气、化浊、清营、凉血诸法的不同，但清热解毒总是交织其中。

用清热解毒要掌握两个法度：一是早用，在卫分阶段即可加入清热解毒之品；二是重用，量要大，剂要重，甚至可日夜连服2~3剂，这样才能截断病邪。这对把好气分关，尤为重要。常用的清热解毒药有银花、连翘、苦参、鸭跖草、黄连、黄芩、黄柏、山栀、蒲公英、大青叶、板蓝根、穿心莲、四季青、知母、鱼腥草、紫花地丁、野菊花、龙胆草、青黛、茅根、芦根等。流行性出血热，多系表里俱热，瘟毒燔灼，耗血动血，劫伤心肾所致，早期也并不因表邪已经透解而不再逆传。诚如杨栗山在《伤寒瘟疫条解》中说："凡见表证，皆里证郁结，浮越于外也。虽有表证，实无表邪，断无再发汗之理。"故应及早使用大贴量的清热解毒截断方药，直折伏遏之温毒，则不仅身痛、发热、恶寒等表证可除，而且可由发热期超过低血压期、少尿期，直接进入恢复期，使病程阻断或缩短。发热的高低、热程的长短，直接影响病情的进展和转归，因此，重用清热解毒及时控制高热，是截断病情发展的关键。

通腑攻下是治疗急症快速截断的重要手段。《素问》说："其下者，引而竭之，中满者，泻之于内。"攻下法就是通过荡涤肠胃，泻下大便或积水，直捣黄龙，引而竭之，截除病邪；使停留蕴结的宿食、燥屎、实热、冷积、闭血、痰结水饮等下泄出，因此是快速截新的重要手段。知脑溢血痰热风火内煽，阳闭便秘者用涤痰通腑法，急下夺实，截断传变，每能使风火痰热随便而泄，清窍得清，神志复苏，转危为安。冠心病、心绞痛、便秘患者用通腑法能截止心绞痛，预防心肌梗塞；肾功能衰竭、尿毒症患者，用通腑泄浊法，取得明显效果。

此外，姜春华先生常用通腑攻下法治急性胰腺炎、急性胆囊炎、急性肠梗阻等急腹症，斩关夺将，荡涤腑实，疏通壅滞，通则不痛，常使痛随利减，随泻随安，立收截断病邪之效。至于温病下不嫌早，吴又可认为："邪为本，热为标，结粪又其标也"；"温邪以祛邪为急，逐邪不拘结粪"；"急症急攻"。一日有三变，而三易其方。治病常用下法，擅用大黄一物，称"得大黄促之而下，实为开门祛贼之法"。治疗重症肝炎，茵陈蒿汤中大黄可用至30克；治疗中毒性肺炎、乙脑、败血症等病，凡邪热鸱张，大便不畅者，先用大黄12克于复方之首，使垢粪泄下而热退神清，阻截传变。实践证明，对温病早用攻下逐邪，经得起临床重复。

凉血化瘀在急性热病过程中，应及时采用。姜春华先生认为：邪初入营，一方面仍宜重用清热解毒，一方面及时采用凉血化瘀，不必坐等入血分后再"凉血散血"。这样可增加截断病变的希望，避免血分危证的出现。凡血脉运行不畅，甚至停滞、凝聚，或离经之血积于体内所产生的瘀血证，可出现急症体征。如疼痛，其痛固定不移，尖锐状如针刺，甚或绞痛剧痛，当用活血化瘀止痛方药，头痛、胸痛用血府逐瘀汤，腹痛用膈下逐瘀汤，截止疼痛颇验。又如出血，也常是瘀血的见症，所以唐容川曾说："故凡吐血，无论清凝鲜黑，总以去瘀为先。"姜春华先生的经验，治瘀血之大出血者，如吐血，咯血，便血，崩漏等，用活血止血方，生地、当归、丹参、赤芍、丹皮、桃仁、三七、蒲黄、白及、茜草根、地榆、茅根止血截红，其效如神。

95. 王大增：女病重在治肝

沪上名医王大增先生，在治妇女病时强调重在治肝，推崇"女子以肝为先天"。此语首见清末名医叶天士的《临证指南医案》一书中，为其学生秦天一在叶天士治月经病医案的结语中所提出："奇经八脉固属扼要，其次最重调肝，因女子以肝为先天，阴性凝结，易于怫郁，郁则气滞血亦滞，木病必妨土，故次重脾胃。"

"女子以肝为先天"观点来自金元四大家的刘河间，王肯堂又重加引用。追溯其学术思想之源，实自《黄帝内经》时代始，历代医家对妇女病的治疗已认识到重在治肝。因肝在五行六气中属木，主风，十二经络中为足厥阴之脉，主要生理功能为主流泄和藏血。肝的疏泄藏血功能对人体情志的条达、气血的和平起到重要的调气作用，故肝的生理病理对脏腑气血的影响表现尤为重要。脏腑气机的升降出入能否协调，气血运行能否通畅，每与肝之疏泄功能正常与否有关。因肝为血脏，体阴用阳，具有贮藏血液，调节全身血液以及疏调气机，流畅气血，疏泄经络的功能，肝气条达则脏腑安和，气血津液生生不息，对于维护机体健康、抵御病邪侵入，有十分重要意义。《灵枢》说："肝者，主为将，使之候外。"

《临证指南医案》"调经门"说："乾道成男，坤道成女。女子属阴，以血为主。故女科治法，首重调经。经，常也。如潮汐之有信，如月之盈亏。不愆其期，故曰经水。又曰月事，又曰月信，内经云，太冲脉盛，月事以时下；景岳云，冲为五脏六腑之海，脏腑之血，皆归冲脉，可见冲脉为月经之本也。然血气之化，由于水谷，水谷盛，则血气亦盛，水谷衰，则血气亦衰，是水谷之海，又在阳明，可见冲脉之血。又总由阳明水谷所化，而阳明胃气，又为冲脉之本也，故月经之本，所重在冲脉，所重在胃气，所重在心脾生化之源耳。心主血，脾统血，肝藏血，凡伤心伤脾伤肝者，均能为经脉之病。《内经》曰，二阳之病发心脾，有不得隐曲，女子不月，其传为风消，其传为息贲者，死不治。不得隐曲，言情欲不遂，而病发心脾也……脾土为木邪凌虐，病则先闻腥臊，乃肝之旺气也。出清液，脾虚不能敷化水精也。先唾血，脾伤不能统运营血也。四肢清，阳衰不能傍达四末也。目眩，阳不充而水上溢于经也。前后血，阴受伤而血内溢于络也。血枯，内有干血，血不归经，而结胞门也。良由年少不禁，气竭肝伤而致……叶先生案，奇经八脉，固属扼要，其次最重调肝。因女子以肝为先天，阴性凝结，易于怫郁，郁则气滞血亦滞，木病必妨土，故次重脾胃，余则血虚者养之。血热者凉之，血瘀者通之，气滞者疏之，气弱者补之，其不治之症，直言以告之，诚一代之良工。女科之明鉴，学人当奉为典型，更能参考内经仲景，及诸贤案论，自然学业日进，登峰造极矣。"

　　肝与冲任二脉通过经络相互联属，肝的生理功能正常，藏血守职，肝血充足，则冲任通盛，月事得以时下，胎、孕、产、乳诸皆正常；若肝失疏泄，肝气怫郁，气血不调，则不仅贻害脏腑，而为诸病之发端，且使妇女经、带、胎、产失于恒常而诸病蜂起，故有"乃病不离乎郁，诸郁皆属于肝"，以及"肝为女子之先天"的说法。

　　妇女一生在生理、病理方面有三个不同阶段：青春时代，主重在肾；青壮年时期，主重在肝；垂暮之年，主重在脾。女子青春时代，正当肾气旺盛之年，任脉通，太冲脉盛，天癸至，月事以时下，故青春时期，月经之反常为病，关键在肾。垂暮之年，则肾气衰弱，天癸竭，地道不通，气血虚弱，血液来源衰少，病患因血不足，正如唐代王冰所说："因月经数泄，气有余而血不足，当益血之源。"脾乃藏营血而统血，故关键在脾。青壮年时代，由于人事环境复杂，情志怫郁为多，故肝气郁结，气盛暴厉，为肝阳亢旺。七情所伤，关乎肝木，而肝木之病变，虽少壮老年皆有关联，但特别多出现在青壮年时期，所以青壮年时期以调肝为要。这正是刘河间所说："妇人童幼天癸未行之前，皆属少阴；天癸既行，皆属厥阴；天癸既绝，乃属太阴经也。"

　　大增先生强调治妇女病重在治肝，认为凡是生育期妇女，生理上恰逢天癸至到天癸竭这一经、孕、产、乳重要阶段，心理上渐趋成熟。但由于这一阶段学

231

习紧张、工作繁忙、家庭社会重任在肩，来自各方面的压力亦较大，故情志易于怫郁而致情志不畅，病理上容易出现诸多肝失疏泄之证，临床上多表现为月经失调，乳房乳头胀痛，心烦易怒，胸胁胀痛等经前期紧张综合征、不孕症、阴部瘙痒等，而上述诸证又均表现在足厥阴肝经循行部位。临床遣方用药常以四逆散、柴胡疏肝散、丹栀逍遥散、金玲子散等疏肝解郁，理气调血之方，灵活加减应用，且每获效。

96.陈大年：承先人，继素庵，
明病理，调肝血

　　大年先生系沪上妇科名家陈筱宝次子。1918年中法学校毕业后，随父侍诊，秉承家学，又受业于儒医苏列侯。1925年开业行医，病家日盈门庭，沪上颇负盛名。治学极力推崇宋代陈素庵、明代王肯堂、傅青主和清代叶天士，尤其赞赏明代陈文昭所著的《陈素庵妇科补解》一书。该著为宋陈沂（素庵）撰，明陈文昭补解。此书系《素庵医要》妇科部分，分调经、安胎、胎前杂证、临产及产后诸疾5门，共167论，概述了妇产疾病证治方药。作者还结合家传秘方及临证心得，列述妊娠养胎论与按月安胎10方论等产科预防以及治疗记录。书于明嘉靖年间由陈氏裔孙梓行，但传本甚少；后经陈氏补解，惜其亦未获付梓。

　　大年先生擅长妇产科疾病的诊治，尤对月经病、不孕症、产后病更是得心应手；又采用中、西医结合方法治疗宫外孕、子宫功能性出血、子宫肌瘤、子宫脱垂等病，均取得较好疗效。在诊断方面，指出治病关键在于识病明理，认为只有病识理明，才能中肯用药。

　　陈素庵的调经思想，认为"妇女首重调经，实通虚补"。月经是女性特有的生理现象，同时也是反映妇女健康状况的指标。元代医家张子和有言"凡看妇人病，入门先问经"，揭示月经在妇科的重要性。陈素庵同样认识到"妇人诸病，多由经血不调。调经，然后可以孕子，然后可以祛疾"；"治妇人之病，总以调经为第一"。

　　大年先生也认为妇女月经不调主要是由外感六淫、七情内伤、冲任二经损伤等各种因素交互影响所致。陈文昭在补按中解释道："经血不调，有内因、外因，有内外因。经行时，或大小产后，为风寒湿热乘虚外袭，致成癥瘕痞块等证，是为外因。惊恐恼怒，忧郁不解，或恣食生冷炙及一切伤脾之物，以致停痰积聚，浮沫顽涎里聚瘀血，亦成痞满积聚诸证，是属内因。"亦有始因"六淫盛袭兼受七情郁结，内外交伤，饮食日减，肌肉渐消，面黄发落，甚且潮热骨蒸，月水经年累月不至，名曰血枯"，是属内外因合至而致病。因此，陈氏立下了"证属有余宜通，证属不足宜补"的调经根本大法。"通者，去其闭塞渗渍之瘀，使新血不与旧血相搏而致病。补者，开其郁结，培其脾胃，使新血渐生，不致有枯闭，故曰调也。"换言之，月经不调须先辨明证属实或虚，再分别掌握住"实者通之，虚者补之"的根本原则，则经调之期可待。

临床识病主张四诊合参，特别强调望诊，尤重察目。对舌苔的望诊也颇有研究，强调"信而有征有，莫过于舌苔，况症有真假，苔无虚伪，求诸色脉而不得者辨之于苔，则无或少误，然舌苔有多种，舌质之复杂，苟不详辨，亦有千里之误"；并认为舌苔之有根与无根可反映肾、胃两天之功能，尤对年老、久病、体虚之患者可测知预后之吉凶。在问诊时，善于掌握患者之心理及隐曲所在。女子以肝为先天，多易气郁，应审其偶，察其遇，有的放矢给予安慰譬解；做到药治与心解结合，常能收到事半功倍之效果。大年先生于闻诊，认为须听其言，闻其气：语言低微，多有气郁或气虚；声宏嗓粗，多属火属实。其于切脉部位，则认为妊娠者重左寸，不孕或闭经者重两尺，肝气郁结者重左关，脾胃病变重右关，经停两尺弦滑者为有孕之脉。

大年先生治病继承其父陈筱宝经验，且遵《济阴纲目》之说："妇人经病，有月候不调者，有月候不通者。然不调不通之中，有兼疼痛者，有兼发热者，此分而为四也。然四者若细推之，不调之中，有趋前者，有退后者，则趋前为热，退后为虚也；不通之中，有血滞者，有血枯者，则血滞宜破，血枯宜补也。疼痛之中，有常时作痛者，有经前经后作痛者，则常时与经前为血积，经后为血虚也。发热之中，有常时发热者，有经行发热者，则常时为血虚有积，经行为血虚有热也，此又分而为八焉。大抵妇人经病，内因忧思忿怒，外因饮冷形寒。盖人之气血周流，忽因忧思、忿怒所触，则郁结不行；人之经前产后，忽遇饮冷形寒，则恶露不尽，此经候不调不通，作痛发热之所由也。大抵气行血行，气止血止，故治血病以行气为先，香附之类是也；热则流通，寒则凝结，故治血病以热药为佐，肉桂之类是也。以类字推之，则所该者广，幸毋执也。而为先为佐，尤所当知。"大年先生亦在以调养病人元气为本，以调治血分为旨，妇科杂病以调肝为中心的基础上，结合平生临床所见，又提出几个要点。

(1) 注重脾胃后天之本。认为人以胃气为本，有胃气则生，无胃气则亡，故苦寒败胃之品不宜多用、久用，以免损伤脾胃升降功能。

(2) 调经勿忘气药。女子月经失调，治疗奇经八脉固为常法，但调肝也至关重要，尤对中年妇女，因女子以肝为先天，以血用事，气滞多肝郁，则血凝，气行肝气舒，则血行，故调经必疏肝，疏肝须理气。大年先生应用气药主张宜用行气开郁之品，切忌破气以伤正气。

(3) 带下分清湿热。女子带下虽有白、黄、赤、青、黑之分，析其病因，大年先生认为不出湿与热两邪，辨证论治须分清湿重于热，还是热重于湿。前者治疗健脾化湿为主，兼以清热止带；后者应清热为主，兼以化湿止带。

这些思想，如用药过犹不及，平和中正调经，都与陈素庵的提醒"调者，使之和，而无过不及也"相合，嘱切勿因急于调经，而过用峻厉克伐或大辛太寒之药，反衍生其他病证。大年先生明确指出："妇人月水不通，有因火盛致经不行者，治当清热凉血，泻其火则经自行。但不得过用寒凉，先伤胃气，复阻经血，细审治之。"一脉相承，戒过苦寒，损伤脾胃，反致中气虚损。

97. 黄鸿舫：先议病，后议穴

黄鸿舫先生是江苏无锡人。早年从师于苏州针灸名家虞觉海先生，学成后1903年行医于上海，并任沪南神州医院针灸科主任。治学多宗经旨，揣摩前贤诸家学术经验予以化裁，在辨证取穴、行针手法、临床治疗等方面均有独到之处，为近代著名针灸学家。鸿舫先生认为，刺灸与汤液，法虽异而理则同，故《黄帝内经》《难经》《针灸甲乙经》固为针家所必读，即《伤寒论》《金匮要略》以及后世各家方书也须一一揣摩，否则徒夸手法取穴之末，舍辨证求因、审因立法之本，焉能奏效。

"治病难，难在识证。"某一病可见某一证，某一证则不一定即某一病。病有在脏在腑、在经在络、在气在血、在营在卫之分，证有属寒属热、属虚属实之异；真寒假热，假寒真热，大实如虚，大虚若实，尤当明辨。宜善于从复杂之现象中，抓要点，分主次。认得真，拿得定，则治有所据，法有所循。黄公认为外感与内伤之辨，乃是审因的总纲；祛邪扶正，乃是论治的大法。邪盛者当祛邪，邪去则正自安；正虚者当扶正，正胜则邪自退。泻中寓补，补中寓泻，此为理法之常。但是注意攻邪太过则伤正，扶正不当可助邪。因此，主张治外感既要善于祛邪，又要善于顾正；治内伤既要善于扶正，也要善于顾邪。又认为邪之伤人，每因人而异，治与不治，往往取决于正之能否胜邪。实践证明：邪盛者治之尚易，正衰者理之较难，所以一再强调既要辨识"邪"，更要辨识"正"。

"先议病，后议穴。"盖法有定而方无穷，立方选穴，要求灵活，但必须针对病情，精赅扼要。如同是一阳明经病的齿痛，下齿痛应取合谷，因手阳明经入下齿中；上齿痛则应取内庭，因足阳明经入上齿中。应从"病随经所在，穴随病而取"之理循经选穴。治疗之道，切忌死守一方一穴而按谱施治。

另外，黄公法宗东垣，治从香岩，对李东垣、叶香岩诸家之说深为服膺，故对于内伤杂病及外感病后之调理，必须以脾胃为中心，更宗营、卫、气、血以论治。脾胃为气血生化之源，后天养生之本；营卫气血皆化自水谷，十二经脉也起自中焦。故脾胃清和就能滋生气血，气血充盈，则可调和经脉，灌溉四旁。若纳运失常，升降失司，则气血日衰，经脉乖乱，病从内生。营卫不固，外邪也易入中。内伤之因，也不外乎情志、饮食、劳倦所伤。情志之病以思虑忧愁者居多，思虑太过则伤脾，忧愁虽伤肺，但忧愁不解则伤意，亦能影响及脾。至于饮食劳倦，更与脾胃有关。诸如痰湿，食滞，气虚，血衰等证，也无不与脾胃相关。因此，治内伤杂病，守法于脾胃之调理，实具有重大意义。

当然，重视脾胃的论治原则，并不废弃对其他脏腑的论治方法，相反要更好地运用阴阳五行生克制化的原理，据经络的逆顺出入来推求病机，精心论治。如治虚痨常用足三里、太白、太渊、中府、下脘等穴，以培土生金。

治木贼土虚的胃脘痛，常用足三里、太白、中脘、行间、内关等穴，以培土泄木；治脾肾阳虚的泄泻，常用气海、大横、复溜、肾俞、阴陵泉等穴，以益火生土；治气喘溺少的肿胀，常用气海、关元、列缺、阴陵泉、脾俞等穴，以崇土制水；等等。至于调治脾胃的刺灸方法，虽宗东垣而不囿其说，尝谓："师古不泥古，一家有一家之长，一家有一家之短，偏执一见而盲从一家，则用穴立方，必难丝丝入扣。"认为东垣之立法详于治脾，略于治胃；偏于温脾阳，忽于养胃阴。

香岩以"脾宜升则健，胃宜降则和；太阳湿土，得阳始运；阳明燥土，得阴自安"立论，可谓别具卓见，正补东垣之未备。刺灸系从外治内之法，似难与药物有寒、热、温、凉、燥、润之性相等同，但论其治法之理亦一也。刺灸之用，也须掌握这些特性。如病在阳明宜针，病在太阴宜灸；气滞血瘀宜针，气虚血衰宜灸；胃有燥火者宜针，肾阳不振者方可灸。因为艾性温燥，宜于温阳逐寒，不宜于养阴清热也。用穴立方，也应因病而异：如病在气分，偏重阳明；病在血分，偏重太明；通降失司，治从阳明；健运失职，治从太阳；虚人饮食所伤及外感暴病新愈，当以理胃为主；内伤劳倦及久病之后，当以理脾为主。营卫气血方面的刺灸方法，主要根据病邪深浅而定，即在卫者刺宜浅，在营者刺宜深；病在气分，游走不定，常用上病下取、下病上取、左病右取、右病左取之法；病在血分，沉着不移，每随其病之所在而取穴。

鸿舫先生说："诊病不察传变，最易陷于被动。"病变无穷，治法亦无穷，深知随机应变之理，乃可防之于未传之前，治之于已传之后。所以要视疾病之演变而因时制宜，不可执一不化。根据时令气候节律特点，来制订适宜的治疗原则，因时之"时"与自然界的时令气候特点，年、月、日的时间变化规律相合，如《灵枢·岁露论》所说："人与天地相参也，与日月相应也。"年月季节、昼夜晨昏时间因素，既可影响自然界不同的气候特点和物候特点，同时对人体的生理活动与病理变化也带来一定影响。因此，要注意在不同的天时气候及时间节律条件下的治疗宜忌。而且临诊治病，宜不拘一法，力能运用自如，得心应手。

98.董廷瑶：检谱对弈弈必败，
拘方治病病必殆

董廷瑶先生从事中医临床70余年，学验俱丰。其主要学术论点可概括为九要：明理、识病、辨证、求因、立法、选方、配伍、适量、知度。九点环环相扣，在临床初实践形成一个完整的理论体系。医者务必掌握生理病理、脉舌之理、方药之理等整套医理，明理方能识病，认识疾病的发生、发展和中医的诊治规律，为诊治疑难杂症提供思路。辨证求因是中医治病的关键，通过四诊，从外到内，见症推理，以常衡度，从而作出正确的诊断。立法选方配伍，丝丝入扣，对症下药。

(1) 明理。"凡事不外乎理，而医之于理为尤切。"医者必须精研《黄帝内经》《伤寒论》《金匮要略》等中医经典著作及《温热证》《温病条辨》等温病学的重要著作，掌握包括生理、病理、脉舌之理、方药之理在内的整套医理，临证方能面对纷繁复杂的证候而不为所惑。求得病体，始能识病，书不熟则理不明，理不明则识不清，临诊游移，漫无定见，药证不合则难以奏效。识病，各种疾病都有其本质和不同的发病机理，病情的发展过程亦有规律可循，只有认识疾病的本质才能作出正确的判断。然而对疾病的理论认识是基于临床经验的积累，自非一朝一夕之功。只有认真细察，面对纷繁复杂的证候，逐一识别各种疾病的本质和发病规律，方能见微知著，抓住病本，这便是识病的关键所在。辨证，小儿之病，虽发于内，必表现于外。医生可通过其外在表现而测知其内在变化，即从现象求取本质。疾病的发生、发展是邪正盛衰的变化过程，医生必须运用望、闻、问、切，四诊合参，望形察色，观舌望苔，切脉闻声，结合患者的主诉，按五脏所主、八纲辨证等作出判断，此即中医学诊治疾病的辨证方法。由于小儿不能自诉病痛，古人谓之"哑科"，而且三岁以内的小儿，其脉气未充，四诊之中更应重视望诊，认真地望形色，察苗窍，此为儿科与内科辨证的最大区别点。阴阳、表里、寒热、虚实八纲为辨证大纲，更应增加气血两纲。初病在气，久病入血，疑难杂症常从血分论治而获奇效。

(2) 求因。疾病的发生必有其因，病因不明，治疗多不当。因此，掌握了辨证要点后，必须求其因。临证宜遵循《黄帝内经》"从内之外者调其内，从外之内者治其外；从内之外而盛于外者，先调其内而后治其外；从外之内而盛于内者，先治其外而后调其内；中外不相及则治主病"。五条经文说明任何疾病均有规律可循，无论病情如何复杂，关键是探求病因属内抑或属外，掌握标本先后以确定治疗原则。立法，通过四诊，从内到外，见症推理，以常衡变，做出诊断后，方可确定基本疗法，即是"立法"。古代医著中载有大、小、缓、急、奇、偶、复七法，以及宣、通、补、泄、轻、重、滑、涩、燥、湿十剂，清代的程钟龄在其《医学心悟》中又立汗、吐、下、和、温、清、消、补八法。前人立法，触类旁通，斟酌而运用之，然"大匠诲人以规矩，不能使人巧"，临床辨证，全凭胆识，望形、察色、辨舌、诊脉在于识，选药、制方、定量、减味在于胆，必先有定识于平时，乃能有定见于俄顷。

(3) 选方。古方浩如烟海，前人制方，均为使后学能知法度。一方者乃一定之法，法者不定之方也。必须在自己临床实践中运用前人的经验方药，观察疗效加以识别，予以检验，方能累积自己经验，精选方药，所谓"千方易得，一效难求"。

选方并不是执一方治一病，必须因人、因时、因地、因病灵活运用，方能曲尽中医之妙。配伍，古方大多由寥寥数味药组成，药分君臣佐使，均有法度准绳可循，通过配伍发挥药物的综合作用，有加强（协同）或抑制（拮抗）作用，亦能监制个别药物之偏性。《伤寒论》诸方，配伍严谨，方简效宏。如治疗小儿虫积，选用乌梅配川椒以伏虫，再加川连为末和饴糖为丸，缓攻杀虫；以乌梅、川椒、川连合槟榔、使君子等煎汤，冲入大黄汁，则急攻杀虫，这均是通过长期实践，由乌梅丸衍变而来，改组成效显药简的方剂。故组方不能芜杂，配伍不当，反令掣肘。

(4) 适量。药宜适量，若病重药轻，则药不及病，延误病机；病轻药重，则药过病所，殊伐无过，反能使疾病加重。又因同一种药物因其用量多少的不同，而呈现出不同的作用。幼儿体质较弱，脏气清灵，随拨随转，药石治病，用量尤宜轻灵，中病即止，毋犯胃气为诫。

(5) 知变。疾病的发生、发展，有常有变。小儿为稚阴稚阳之体，病则易虚易实，易寒易热，传变迅捷多端，疾病过程中的邪正消长、虚实转化，时刻都在发生变化。病性发生变化，则治法也当随之而变。同一疾病在不同季节、不同环境、不同阶段可以出现不同的变化转归，故治法方药都应随之灵活变化，不能一方到底。陆九芝云"书本不载接方，以接方之无定也。然医则全在接方上见本领"诚如斯谓。

证治九诀环环相扣，自成体系，医者应掌握要点，缜密观察：灵活应变，选方用药才能巧思妙用而中的。儿科鼻祖钱仲阳亦曾有过"医之为艺诚难矣，而治小儿为尤难"的感慨。

辨治儿科疾病，惯从脾胃生化、升降入手，常谓小儿为稚阴稚阳之体而生机蓬勃，营阴精微常呈不足的状态，其生长发育全赖脾胃化生的营养供奉。廷瑶先生强调小儿先天强者不可恃，若脾胃失调，仍易多病；先天弱者毋庸过忧，适当调摄脾胃，使后天化源充分，亦能转弱为强。就病机而言，小儿患病多由外感或伤食，进而损及脾胃，诊治时必先察脾胃之厚薄，处方遣药亦须时时刻刻顾护胃气，一见不足，及时救护，临证强调"百病以胃气为本"。他推崇张仲景、钱乙之方，认为白虎汤中之粳米，小柴胡汤中之姜枣，补肺散中之糯米，泻白散中之粳米；均含有护置和中之意。他将《幼科刍言·小儿用药六字诀》中"轻"字列于首位，意即告诫用药勿使过剂，毋犯胃气，贵在清灵，要在平和。然而在调补脾胃方面，又忌呆补、蛮补，应掌握通补润燥之配合，在益气滋阴时常佐以青皮、陈皮、木香、六神曲等通利助运之品，常用参苓白术散为基础方进行加减应用。他认为，补养脾阴的山药、薏苡仁、扁豆等均属谷物类，气味甘淡，深合脾胃本性。而在养胃法中，他又常将石斛、天花粉、扁豆、谷芽与陈皮、枳壳、佛手、香橼等配伍，润燥相济，相得益彰。

李东垣《脾胃论》中云"脾胃既虚，不能升浮……清气不升，浊阴不降"，重视脾胃升降的枢机作用。在治疗小儿泄泻时，除辨寒热虚实外；亦应注意清浊相干，升降失调。临床中，董公善用葛根、扁豆衣、扁豆花、荷叶等药参入方中，取其轻灵升清，宣发清阳，则便泻自止；更有因脾胃气机升降失调导致的顽固性便秘者，用通润之剂中反佐一味升麻，旋转气机，升发清气，浊阴自降而收结开便通之效。

对于小儿急性热病的救治，外感引起的高热，乃邪自外入，治当祛邪，方能安正。然祛邪之途，则当就近择途，"譬如盗至家宅，近大门则驱从大门出，近后门则驱从后门出，此乃宗经旨'其在皮者汗而发之''其下者引而竭之''开鬼门、洁净府'，给病邪以出路之活用也。"诸如高热惊厥、麻疹、乙脑等不同热病，常以发汗，攻下，利尿，涌吐，或发疹布痧、痘症引浆等不同方法给邪毒以出路。如小儿口腔溃痛用导赤散，导心火与小肠之火自小便而出；兼大便实者，酌加大黄，使热从大便而出，此为上病下治之泻热法。伤寒热病若出现邪传三阴的症状，恰似贼已逼近寝室之势，尤可不失时机地通过用药使病邪由阴转阳，回归阳明，则仍可驱邪气从后门出，故董公曰"三阴亦有可下之证也"。热病的"开门逐盗"是不令病邪深入的意思，若驱贼不给出路，关门与之斗，即使斗败盗贼，也往往出现气血的损伤；如果不能打败盗贼，必然是两败俱伤，甚至反被贼害，祸莫大焉！就热病的治疗而言亦是如此，故曰"治热病不可关门杀贼也"诚为真知灼见。

99. 时毓民：治小儿病，重在健脾助运

脾主运化生理作用，包括运化水谷精微与运化水湿两方面，这两方面的作用都是通过脾的生理功能来完成的。脾的这一生理功能关系着人体的消化、吸收，对小儿来讲尤为重要。运化水谷精微，主要指脾有消化、吸收、运输营养物质的功能，食物经过消化后，其中的水谷精微须由脾来吸收，上输于心脉至肺，转输到全身，以营养五脏六腑、四肢百骸，以及皮毛、筋肉各个组织器官。《素问》说"饮入于胃，游溢精气，上输于脾，脾气散离……"，脾的这种功能强健，习惯上称为"健运"。因此，脾气健运，则消化、吸收、运输功能旺盛；反之，如果脾气不健运，则消化、吸收、运输功能失职，患儿可出现纳呆，腹胀，腹泻，消瘦及营养不良等。所以，中医称"脾为后天之本"。

运化水湿，主要指脾有促进水液代谢的作用。脾在运输水谷精微的同时，把人体所需要的水分运到周身各组织中去，以发挥其滋养濡润的需要。代谢后的水液通过肾、膀胱的功能排出体外，如运化水湿功能失常，水湿凝聚为痰，溢于肌肤为水肿，停留肠道则泄泻，留于腹腔为腹水等。所以《素问》说："诸湿肿满皆属于脾。"

小儿脾失健运往往由喂养不当或饮食不节等因素引起，或由外感风寒或风热，影响脾的健运，表现为纳食减少，甚至拒食，久而久之可见面色萎黄，生长缓慢，舌质正常或淡，舌苔薄白，脉细。治宜健脾益气。方选四君子汤或异功散之类，佐以消导和胃之药。小儿运化功能尚未健全，而生长发育所需水谷精气却较成人更为迫切，故常易为饮食为伤，出现纳呆，积滞等证，《育婴家秘》所说的小儿"脾常不足"，就是如证。不合理的喂养方法以及暴饮、暴食均可引起脾失健运。《素问》说"饮食自倍，脾胃乃伤"，其证主要为突然纳呆，嗳气酸馊，腹胀等，舌苔黄腻，大便酸臭或便干不畅。治宜清热消导和中。方选连朴饮或藿香正气散加减。

运化水湿功能失常，临床常见形体较胖，但喉中常有痰声漉漉，不咳或偶咳，同时可有纳呆，面部为"奶癣"，舌苔白腻或薄白腻，投以多种抗生素无效。治宜健脾化湿。方选二陈汤加减，或六君子汤加减，往往能奏效。小儿脾胃

薄弱，无论感受外邪，内伤乳食，均可导致脾胃运化功能失调而引起腹泻，故《景岳全书》谓："泄泻之本，无不由脾胃，盖脾胃为水谷之海，而脾之运化，使脾胃和，则水谷腐熟，而化气化血，以行营卫，若饮食不节，起居不时，以致脾胃受伤，则水反为湿，谷反为滞，精化之气，不能输化，乃至合污下降，而泻痢作矣。"证见小儿久泻不愈，反复发作，同时伴有面黄肌瘦，舌质正常或淡，舌苔薄白，多见于迁延性腹泻或慢性腹泻。治宜健脾助运，菌涩止泻。方选参苓白术散加减。

心脾两虚，心主血，脾生血，若脾气虚运化失职，血的化源不足，就会导致心血虚。常见干心肌炎后遗症。治宜补益心脾，方选归脾汤加减。肺脾两虚，脾失健运，水湿不能运化，聚而为痰饮，则可影响肺的宣降，出现咳喘痰多的症状，常见于哮喘性支气管炎或支气管哮喘幼童，所以称"脾为生痰之源，肺为贮痰之器"。常用健脾方法，使脾气健运，肺气便逐渐得到恢复，中医谓"培土生金"。治宜补脾宣肺，参苓白术散合二陈皮汤加减。

脾胃湿热，脾虚生湿，湿邪郁久化热，其证可见口臭，纳呆，多汗，大便干结不畅，舌质红，苔黄腻，脉滑。治宜清热利湿。用如藿香、佩兰、黄芩、黄连、茯苓等药。脾气下陷，脾气不升，表现为久泻、慢性腹泻，甚者脱肛，伴有面色白，舌淡，苔白，脉细。治宜补中益气升提。方选补中益气汤加减。

气血两虚，血的来源有赖于水谷精气，脾胃虚弱，生化不足，影响血的生存。《灵枢》说："中焦受气，取汁变化而赤，是谓血。"小儿脾胃虚弱日久，可引起气血两虚，证见面色萎黄，形体消瘦，舌质淡，脉细，而且经常伴有反复上呼吸道感染。治宜益气养血。方选当归衬血汤合四君子汤加减。

脾为后天之本，脾主运化对小儿尤为重要，关系到小儿的生长发育。故临床上对于小儿的慢性腹泻，厌食症，营养不良，间质性肺炎，重症肌无力症，反复呼吸道感染等，均可从健脾助运的方法治疗。

100. 赵炳南：皮肤湿疡为病，起于湿热，主在心肝，惟以龙胆泻肝

赵炳南（1899—1984），原名赵德明，回族，经名伊德雷斯，祖籍山东德

州。1899年5月出生于河北宛平（今属北京）。炳南先生一生精研多种外科专著，但在医疗实践中从不拘泥古书，通过65年的医疗实践，积累了丰富的临床经验。他注意疾病过程中的邪正关系，正确运用扶正祛邪或攻守相兼的治疗法则。治疗疮疡疾患的阴证，认为开始如攻邪太过，会大伤正气，造成正不抗邪，毒邪内陷而变生他证，结果是欲速不达。因此，主张外消之中，以补托为主，正气渐复，病势好转，因势利导，乘胜攻邪，则可取效。再用外消之剂，以消为主，逐渐正复邪衰，病势趋向好转，接着以扶正祛邪，消补兼施办法，以巩固疗效。在治疗皮肤病的过程中，遣药切中，用药精当，药少力专，抓住主证，药到病除。如对缠腰火丹（带状疱疹）后遗症属神经痛的老年患者，经他细心辨证分析，属气隔血聚之证，遂不拘泥常法，而投以川军破瘀止痛，其效立竿见影。又如他治疗风湿疡（急性湿疹）能抓住热盛有湿的特点，投以大剂量苦寒的龙胆泻肝汤来泻肝胆湿热，疗效十分显著。

炳南先生临床重视心肝火盛，善用龙胆泻肝，尤其是治疗急性炎症皮肤病，最重视对心与肝胆的辨证，最喜爱的方剂是"龙胆泻肝汤"。他认为心肝火盛是导致急性炎症皮肤病的重要原因，而"龙胆泻肝汤"正是清泻肝胆实火，清利肝胆湿热的代表方剂。龙胆泻肝汤，古医籍记载有数个，其组方药味却不完全一样。其常谓，李东垣所述之龙胆泻肝汤方中无黄连、大黄而有柴胡，除了泻肝经湿热，治小便不利外，多有升散作用；《证治准绳》所载之龙胆泻肝汤方中无连翘、生地、车前子，而却有人参、知母、麦冬、五味子，除了泻心、肝两经之火外，又偏于滋阴血；《沈氏尊生书》记载之龙胆泻肝汤方中无生地、车前子，而又加入青皮、白芍、柴胡等疏肝敛阴之品，这些都与临证所见之湿疡不完全对症。湿疡之为病，虽起于湿热，但急性发病时，常有热重于湿的特点。他紧紧抓住这个特点，采用《医宗金鉴·外科心法要诀》记载的龙胆泻肝汤为基础，自拟龙胆泻肝汤加减，方中用龙胆草泻肝胆湿热，生栀子清心火，泻三焦之热，而又用生地、丹皮、生甘草凉血解毒；木通、车前子、泽泻清利湿热，热重时加大黄以釜底抽薪。他既不用柴胡升散，又不用麦冬、五味子敛阴，但在临床实践中，深感清心火药力不足，故常在应用龙胆泻肝汤的同时加入自创的以清心火为主的"三心方"（莲子心、连翘心、生栀子），以增强清心泻火之力。二方配合使用，再加入除湿疏风之品，临床治疗急性湿疹、急性皮炎、带状疱疹、过敏性皮炎、药疹等急性炎症皮肤病（热盛型），每取良效。"三心方"中的连翘心，目前不少药材部门不入药，可用竹叶代替，疗效亦满意。

炳南先生常谓："善治湿疹者，当可谓善治皮肤病之半。"这句话听起来似乎有些言过其实，但仔细体会，却能悟出不少道理来。湿疹，按其性质可分为急性期、亚急性期及慢性期。前两期在临床上均有较明显的湿象，其发病机理不外乎湿热内蕴，或湿重于热，或热重于湿。在治疗上，炳南先生惯用除湿胃苓汤，并根据热与湿的轻重不同而加减化裁。即使在湿疹的慢性期，皮肤出现干燥、粗糙、肥厚、角化等一系列燥象而无水疱、渗出、糜烂等情况下，仍用治湿之法。对此，他曾论："正是因为湿邪有重浊、黏腻的特点，因此，病理过程迁延日久，湿邪停滞，日久化燥，肌肤失养，是导致慢性肥厚性皮肤病的关键，故仍以治湿为本。"

在治湿修时，多采用健脾祛湿之法，善用薏仁、云苓皮、扁豆、苍术、白术等药物。他认为选用健脾祛湿之品是符合扶正祛邪原则的。当然，他也认为当利则利。因此，车前子、猪苓、防己、泽泻、萆薢等利湿之品亦常使用。在生命的最后岁月中，炳南先生的整体治疗观在临床工作中更加突出地体现出来。他认为既然包括皮肤病在内的所有疾病的发生都是气血失和、阴阳失调的结果，那么整体调节就理所当然地显得必要，特别是对于那些慢性疾患尤为适用。

炳南先生曾说："阴阳失调者，其脉象当是寸关弦滑，双尺沉细，上火下寒之体者则多见。"在他晚年治疗多种疾病的处方中，经常出现"四藤"，即天仙藤、鸡血藤、首乌藤和钩藤。曾有人询问他"四藤"何以调和阴阳，其笑答："乃经验之谈也。"

101. 陈健民：医哲本相通，参合宜求索

健民先生是上海医科大学华山医院中医科教授。他认为医学虽属自然科学范畴，但与哲学息息相通。从医学的起源、形成与发展的过程来看，哲学的深深烙印根本无法抹去。如历经三千年的中国医学理论，就是在中国古代自然哲学影响与指导下形成的。《黄帝内经》中的阴阳学说、五行学说、气血学说、运气学说、病因学说等，所包含的天人合一的理论，即是春秋战国时期诸子百家哲学思想的渗透、参与和融合。

在中国古代自然哲学影响下的中医理论必然反映出其整体观、辩证观与系统观的特征。现代医学又称西医,虽然其历史仅五百余年,但显微镜的应用,特别在机械惟物论的哲学思想指导下迅猛发展。尤其近百年借助各种不断创新的仪器设备,对人类疾病的研究提高更快,定性、定位、定量已深入到人体分子水平。尽管治疗远远跟不上诊断水平,但其日新月异的变化是中医学无法比拟的。因此,究其哲学特征是强调个体,重视微观,注意实验,以辨病为目的。中国古代自然哲学虽然具有朴素的惟物主义和自发的辩证法,但总不能与当代科学的唯物辩证法相比。西医的血液系统、神经内分泌系统、免疫学说、分子学说等虽已逐步摆脱机械唯物论的束缚,向整体观、系统观迈进,但与中医的哲学特征还有一段差距。当代医学同样需要哲学思想的指导,这个哲学必然是唯物辩证法。

其实,我们中国医学本来就是中国文化的形式之一,由于中国哲学是本体论、认识论和方法论的统一,中医学的形式必然表现出中国哲学的基本原理。就自在的中国哲学的基本原理和自为的中医学形式的关系所作的研究,表明了中医学思维方式在与中国哲学基本规律的统一性中展示出的文化上的基本意义。

中医学的思维方式即哲学基础问题,是近代以来哲学研究的重要内容之一。但是,由于近代以来的西学东渐产生的中体西用的思路,对中医学的哲学研究无不是以西方哲学的思维方式、概念、范畴进行西化式的疏解。所以,从产生的研究结果而言,由于脱离了自在的中国文优的基础,一些结果根本不是中国哲学或中医哲学的本来面目。

恩格斯在《自然辩证法》中说过:"不管自然科学家采取什么样的态度,他们还得受哲学的支配。问题在于他们是愿意受某种坏的时髦哲学支配,还是愿意受一种建立在通晓思维的历史和成就的基础理论思维的支配。"在以时空的认识论原理对中国的知识系统进行反思时,发现在中国的知识形式中,《易经》是中国哲学的基础,而中医学是运用中国哲学思维所产生的最成熟的知识形式,从中医学中可以反映出中国哲学的本质性,即所谓"医易相通"。

就中国哲学的主体性而言,对应和中者,是人应天地而和于中也。而人体中之中者,以藏象论之,是脾胃;以五行论之,是中土;以三焦论之,是中焦。而和于中者,是人体健康之象,而离偏于中者,则疾病而生。恩格斯在《自然辩证法》中还说:"辩证法不知道什么是绝对分明和固定不变的界限,不知道什么无条件的、普遍有效的'非此即彼'……除了'非此即彼',又在适当地方承认

'亦此亦彼'。一切差异都在中间阶段融合，一切对立都经过中间环节而相互过渡。"人体的疾病，尤其是杂病，在功能上或整体与局部关系上的失调，也是一种"差异"。这种差异经过普遍的、肯定的协调，也可以在中间阶段融合，在相互过渡中达到新的相对的平衡。

《素问·生气通天论》云："明平阳秘，精神乃治。"治者，通平。如《汉书·王嘉传》："孝宣皇帝，赏罚信明，施与有节，记人之功，忽于小道，以治致平。"机体的功能，不达到"治平"，便会发生疾病。而人体是一个整体，任何疾病，尽管是局部的，也不能凌驾于整体之上，只有整体的存在，才有局部的意义。中医学两千余年来，在长期的实践过程中，逐渐形成了一套整体观念。这一点，较之一些在具体运动形式上注意得多，整体规律上认识得少的自然学科，意义要积极得多。整体并不是组成部分简单的组合，这里存在着极其复杂的系统调节。加拿大著名的L.Fanwui哲学博士研究了东方学术以后说："中医思想的主题是整个体系应保持和谐。"临床实践证明了一条规律，即没有整体的根本调节，就不会有局部症状的改善。作为中医学的文化形式而言，其本质性与中国文化的形式及本质性是统一的。在西医学已经于当代越来越显现出其固有的不足和欠缺的同时，中国医学的优异之处同时引起了世界医学界的重视。对其进行的哲学反思表明，从问题的发生的根本原因而言，其所要解决的问题已不仅仅是单纯的医学问题。因为从目前西方文化的模式所暴露出的问题，不仅仅表现在医学方面，其更主要的问题是在西方文化的哲学方面。应当认为，两种医学模式的优劣是在其不同的思维方式中形成的，这些优劣还要在以后的医学和文化的进步中更加明显地表现出来。中医学的优势表现在哲学思维上，中医学的成就是中国哲学思维所造成的。因此，正是在中国文化及哲学的统一下所生成的中医学本体论，使中医学的医学理论和实践在历史上取得了辉煌的成就，在当代社会中发挥着重要的作用，并将成为人类医学继续发展的相当重要的参照系。

102. 彭培初：不通乃百病之源，凡病惟求于通

培初先生是沪上名医，认为不通乃百病之源，凡病惟求于通。

东汉的许慎《说文》谓："通，达也。"《周易·系辞》说"推而行之谓之通"，往来不穷也。白居易说是"凝绝不通声暂歇"。《黄帝内经》谓"六腑以通为用"，指的是六腑有病可用通法调治，即六腑病是不通引起的。同样，五脏病也离不开一个"通"字。以心系疾病而言，胸痹（冠心病、心绞痛）以疏导气机，活血化瘀为治疗原则，常用丹参饮通气活血。《金匮要略》认为，胸痹心痛的病机是阳微阴弦，对此用栝楼薤白桂枝以通阳，乌头附子以散寒通痹，无一不是一个"通"字。

六腑者，胆，胃，大、小肠，膀胱，三焦是也。《素问·五脏别论》指出六腑的特性为"实而不能满""泻而不藏"。后世医家对六腑特性的认识有很大的提高，提出"六腑气化宜动不宜滞，功在走而不守，以通为用，以降为顺"；"腑病以通为补"，均在强调"通""降"二字。六腑相对于五脏，则脏属阴主静主藏，而腑属阳主动主泻。六腑为管腔中空的器官，其有传化水谷糟粕之功，也只有六腑保持不断传输升降的生理功能，才能有"更虚更满""气得上下"之目的，从而共同完成饮食的消化、吸收、排泄。如果腑气不通，常可致气逆不降，从而影响水谷受纳，而见呃逆嗳气，呕吐，不食等。中医对于以"不通而痛"为主的急腹症，常选用通里攻下法的治疗手段，则达到"通而不痛"之目的。

以肺部疾病而言，咳、痰、喘三者是肺部疾病的主要症状，其中痰又是三者之主要矛盾。痰阻气道而喘，痰液刺激气道而咳。临床见咳嗽，除了纤毛的运动外，因痰液稀薄而咳不畅，痰不出，嗽无效有之；黏稠过度，纤毛运动亦不能使痰液排出也见之。痰液通利而出，症状亦随之缓解，所谓的有效咳嗽就是通达的结果。肺主气，司呼吸，有宣散与肃降两种运动形式。外邪束表，可以宣散肺气；痰液壅阻，可以肃涤肺气。化痰散结，用宣散亦好，肃降亦罢，都是顺其势达到通的目的。治疗肺结核干咳咯血，常用清养肺阴之剂，为增加药效，常配合反佐通阳之剂，即阴中有阳之意。如补药中加理气药，阴药中加通阳药，这些都是起到通达的目的，从而增加药效。

对慢性前列腺炎综合征来说，除前列腺本身腺体病变外，还存在着周围组织的循环障碍与组织水肿，邻近器官精囊睾丸均受影响。我们用清热与温通相结合，改善与解除其邻近器官与周围组织的障碍，用温热药解除其局部郁阻，从而达到治愈疾病的目的。前列腺增生症是增生的前列腺阻塞尿道，用益肾通瘀利尿之剂复方琥角片。该方经动物实验证实，有使增大的前列腺缩小的作用，即籍通瘀之力达到缩小前列腺的目的。

培初先生于治主张寒热并用，攻补兼施。寒热并用，攻补兼施之法在《伤寒论》《金匮要略》《千金外台》中已随处可见，诸如泻心汤5张处处可体现出寒热并用，攻补兼施的变化，乌梅丸苦辛酸合剂亦是寒热并用，攻补兼施之剂，千金小续命汤的配伍则是千古不朽，临床上有着宽广的治疗天地。

黄连、黄芩、黄柏、大黄是苦寒清热的寒凉药，附子、肉桂、炮姜则是温热补阳的大热药，两者一寒一热大相径庭，一攻一补治各有别，然把两者结合起来，应用于临床，却有着出人意料的治疗效果。如慢性肾炎、肾功能不全出现尿素氮、肌酐升高，临床表现头晕，面色苍白，泛恶，纳差肢冷等，既有肾阳不足、虚寒的一面，又有湿热内蕴、消化功能受损、实热的另一面，为此当用寒热并举，攻补兼施之法以切合病机，药选天麻、黄连、黄芩、黄柏、制大黄、附子、肉桂、炮姜、海藻、昆布、焦山楂、六曲、茯苓、米仁，疗效颇著。另外，为减少毒素刺激，以大黄、焦楂曲、海藻、昆布吸附毒素使其从大便而出，可大大缓解症状。又如脑梗引起的血管性意识障碍，为血脂沉积于脑血管中堵塞管道所致，严重者出现神志与意识的障碍，属"痰迷心窍"，血脂则是"痰"或为"湿热"与"瘀"相夹。临床用天麻、黄连、黄柏、黄芩、制大黄、三棱、莪术、水蛭、郁金、石菖蒲，其中附子、肉桂、炮姜温肾通髓补脑，对降低血脂、醒脑安神具有很好的治疗作用。严重的可用礞石滚痰丸涤痰醒脑，或牛黄清心丸开窍醒脑。

如高血压病以眩晕为特有症状，临床上常用平肝潜阳，镇肝熄风，育阴潜阳等法，临床有时难以奏效。中医有"巅顶之上惟风可到"之说，祛风以治头风，确是有理论依据的，以寒热并举之千金小续命汤加减治高血压、眩晕，方中麻黄、附子、肉桂与黄芩、黄连配合，羌活、独活、防风、防己及活血祛瘀的三棱、莪术相伍，共奏扩血管、降血压的功效。乌梅丸是厥阴方，系寒热并用，攻补兼施之剂，其中附子、肉桂、干姜、川椒目、细辛温热之品合黄连、黄柏、当归组合而成，既可治蛔厥，又治泄泻，以此治疗慢性前列腺炎亦具有一定的效果。

《素问·上古天真论》中提到性轴的有关方面，认为肾气、天癸、任脉、太冲脉、阳明脉有着密切关系，反映在牙齿、头发、面部皮肤以及生殖器官方面，治疗上责之命门相火以及三焦相火。明代赵养葵认为命门在脏腑之中处于极重要的地位，它对人身的先后天均有主宰作用，并说："肾无此则无以作强，而使技巧不出矣；大小肠无此则变化不行，而二便闭矣。"

如前列腺增生症，从前清太监的调查中，发现他们中无前列腺增生症。同时，前列腺增生症又随年龄增长而增多，说明前列腺增生症与睾丸酮、雌雄激素之比有密切关系。经用清泻相火的大补阴丸合瞿麦、萹蓄、泽泻以及龙葵、鬼针草等泻火利尿，通过抑制雄激素从而达到缩小前列腺、增加膀胱收缩力、减少尿潴留的作用。

又如脂溢性脱发，多见于男子。明代赵养葵说：男子阳中有阴，以火为主。脂溢性脱发首先是油脂溢出，脂肪堵塞发根血供之道，更有火热之熏灼，使毛发脱落，其脱发的特点之一是巅顶，二是前额。巅顶之上惟肝火易达，额之两边以阳明火旺为患。泻火用龙胆泻肝汤、白虎汤，滋阴用六味地黄汤、大补阴丸。还有更年期综合征，以任脉虚、太冲衰少、天癸竭为前提，其症状是升火与怕冷交替出现，有水亏火旺的一面，也有肾阳不足虚寒的一面。调整的方法是火旺则加重泻肾火的知母、黄柏的量，冷多（以穿衣服多少为准）则加重仙茅、仙灵脾的量，从而调整阴阳，使雌雄激素的比例调整到合理的状态。

103. 裴沛然：疑难病证因有五因，治有八法

沛然先生临床经验丰富，对疑难杂症的治疗尤多心得，其总结的疑难病证治疗八法，可谓熔哲理、医理为一炉。他认为疑难杂症缠绵难愈，有五方面原因：一是人体正气表现十分虚弱，失去制止病邪的能力；二是病邪峻厉，人体正气不能抗拒；三是病情复杂，或表里同病，或寒热错杂，或大虚大实和虚实夹杂；四是病邪深痼，相互胶结，深入隧络，不易祛除；五是患者失去信心，精神崩溃。因而他提出，辨证仔细，分析全面，才能制定正确治疗方法。一是养正徐图法，调养扶助正气，使正气得充而驱邪有力。二是反激逆从法，如在热盛火炎的病证而用大剂寒凉的方中加入少量温通之品，或在寒盛阳微的病证应用温热重剂中加入苦寒药，峻补方中略加消导，攻泻方中又加入补正之药等。三是大方复治法，

广集寒热温凉气血攻补之药于一方。四是内外通贯法，根据脏腑经络为一整体、营卫气血周流内外，将中医外科学许多名方应用于内科疾患。五是培补脾肾法，着重调补脾肾。六是斩关夺隘法，在邪气盛实，正气未衰的情况下，果断投以峻厉祛邪方药。七是随机用巧法，医者运用巧思，投药紧扣病机以取捷效。八是医患相得法，医患精神糅合为一，使病人精神安定，激发抗病正气。此外，还善用古方治今病，用方知常达变，讲究处方贵精，立法宜奇，用药在巧，关键在博。

沛然先生力倡"伤寒温病一体论"。针对伤寒和温病两个学派长期的论争，他从病证概念到实际内容进行研究考证，指出"伤寒"为一切外感疾病的总称，包括近代医家所称的温病。温病只是伤寒的分支，温病学说在某些方面丰富和发展了外感热病的认识和证治，应从实际出发，使伤寒与温病的机理治法成为一个整体，才有利于外感热病的诊治。

关于经络问题，他提出"经络学说是祖国医学的机体联系学说，是阐述人体内各部分之间的相互关系及其密切影响，说明这些联系是人体生命活动、疾病机转和诊断治疗的重要依据，它体现了祖国医学理论中的整体观点"。经络担负着传输气血、运行营卫、联系脏腑、濡养组织等重要作用；当机体发生异常变化时，经络具有反映病候、传导病邪的作用；在应用针灸或汤药施治时，又有接受刺激和传递治疗效应的作用。他指出，经络除"点""线"相连之外，还应当从它隶属范围较大的"面"来理解。

论及养生之道，沛然先生认为，养生贵在"全神"，最重要的是养心。根据长期的临床观察和体验，他创造性地提出了养生"一花四叶汤"：一花，即指身体健康长寿之花；四叶，即一为豁达，二为潇洒，三为宽容，四为厚道。针对中医药学术的基本思想，其观点是：中医学是自然科学与人文科学的综合学科，其内涵是科学技术与中华文化的结合体；中医学的精髓，就是效法自然、研究自然、利用自然，探索人体生命规律，并创建相应的理论体系和防治疾病的原则和技术。

104. 王左：解排热毒散，气血贵畅和

王左，上海市曙光医院急诊科主任。他认为血乃生命之源泉，周引畅通于五脏六腑，洒陈布散于四肢百骸。血之生成得恩于脾升胃降，燥湿相济，运谷于腑

阳之下，化津液于脏阴之中，终成营血之象；血之运行，更赖心肺合力，肺之朝向百脉，佐辅心君而发治节之功，心之主运血脉，还需肺气推行而冀畅运之力；肝藏血，得疏泄乃有条达之妙，肾藏精，赖心阳而有化血之奇。五脏阴阳相合有度，营血化生运行有节，此乃蓬勃生命之根本也。

气者，生命活力之征，具物质、功能双重含义。人之元气又谓真气，源于命门，假三焦之途，畅行五脏六腑；宗气发迹于上焦，贯血脉而司呼吸，固肌肤而御外邪，上荣脑府而神明静谧，下纳肾脏则滋养先天。人之元神，众神之主也，居脑府统领四骸，受诸气奉养方能灵性如常。元气、宗气亏损则元神不用，反之，清宫为邪所迫，元神不宁，则诸气不要。故欲元神所养，前提有二：一曰诸气发生，运行康健有度；二曰清窍安谧，无邪侵扰。固气之旺盛，决定元神生杀，故曰气为元神之根。

气属阳，血属阴，气的功能以推动、温煦为主，血的功能以营养、滋润为主。气血之间存在着气为血帅、血为气母的关系。气为血帅，有气能生血、气能行血及气能统血三个方面。气能生血，血的化生过程离不开气化。无论是饮食物转化成水谷精微、水谷精微转化成营气和津液、营气和津液转化成血液的过程，还是精转化成血的过程，均需要依靠气的作用。气盛，则生血充足；气虚，则影响血的化生，甚而出现血虚。气能行血，血液在脉中的循行有赖于气的推动，即"气行则血行，气滞则血瘀"。心气的推动、肺气的宣发布散、肝气的疏泄条达均与血液的运行密切相关，无论哪个环节功能失调，均可导致血行不畅。气能统血，气对血液具有统摄作用，使之循行于脉中，而不致外溢。气的统摄作用主要是由脾气来实现的。如脾气虚，不能统血，临床上就会出现各种出血病证，"气不摄血"。

血为气母：血是气的载体，同时也是气的营养来源。因此，气不可能在没有血的情况下独自存在。临床土血虚会使气的营养无源，导致气亦虚；血脱则使气无所依附，从而气也随之而脱。

气畅血和的前提是气充血盈，而表现形式乃气机沉浮有节，血运流利无阻。气充血盈求之于脾胃燥湿相济，升降相因，土脏则惠及四方，下养先天而肾水充沛，上生肺金而宗气蓬勃；精血充则肝有藏，心有主；气机调则脏阴平，腑阳安。气为血帅，气充气畅则血润血行；血为气母，血充血濡则气生气长。气能生精，血可养神，故气畅血和，精神乃治为健康惟一表征。

就本质而言，千疾百病皆由气机停滞、血行瘀阻而致。肝主一身气机，条达为顺，肝木郁滞，疏泄无权，表达一为气行速度减缓，甚或停止，临床谓之气滞抑或气结；二为气行方向异常，谓之气逆，诸如肺气上逆为咳，胃气上逆为之呕。气结、气滞久矣则蕴生邪热，"气有余便是火"，气火上冲，清宫不宁，则神昏、中风、眩晕诸证蜂起。有道是量变久而趋质变，气滞而气不化精，精不生气，则气虚显现。气血紧密相关，气滞、气虚，血先其推动，固摄则见血瘀、血脱，停滞之血谓之瘀，有血之形而非血之功，其存日久，必碍气耗血，故曰血脱，血脱乃昭然血虚之象也。气滞、气虚、血脱、血瘀，此正虚邪盛、百病由生之常景焉。

气血不安即见病象。临床观之，当分两步：其一，病于常见气血量变之征，即气滞血瘀，当宜调气活血急治，调气重在疏服，药如郁金、青皮、路路通、香附之流；活血勿忘养血，药如当归、川芎、桃仁、丹参之辈。其二，病久必见气血质变之象，当宜益气补血缓图，急养峻补，滋腻太过，反致气结血停，欲速而不达，慎之。益气中不忘行气，药如人参、黄芪之流，少佐陈皮、砂仁；补血中切记活血，药如当归、芍药、首乌之辈，酌加桃仁、三七。

毒者，害人之气也。毒由邪生，邪盛极而为毒。六淫侵袭，正不胜邪，久则为毒，而五志过极，肝郁化火，火盛生毒是内生之毒常见发生形式。据多年观察，归纳毒有十大特征：骤发性、广泛性、酷烈性、从化性、火热性、善变性、趋内性、趋本性、兼夹性及顽固性。根据特征，毒是一种与邪气关系密切的，以致病急骤、酷烈、广泛为特点的，以损伤气血、败坏脏腑为目的的病理因素。毒自病邪生，其演化过程大致有三态：初始态、中生态、极致态。初始态是毒在气分，痰热乃重要病理强化之象；中生态是毒在血分，瘀热为显要病理强化之征；极致态为热毒炽盛，夹痰夹瘀，闭阻气血，内败脏腑，外灼经络之象。火热炎上，主升主动，火入气分，则气无常态；火侵血分，则血无常形。热极令气离位，火盛命血异形，故毒即"离经叛道"之气血，而邪乃毒发生之本由。毒是诸多病邪的进一步发展，邪盛生毒，毒必兼邪，无论其性质为何，均可概称为"毒邪"。日本吉益东洞有"万病一毒"说，《素问·生气通天论》也有"清静则肉腠闭拒，虽有大风苛毒，弗之能害"的论述。

毒邪既可从外感受，也可由内而生。外感之毒多与六淫、疠气为伍，"毒寓于邪""毒随邪入"，致病具有发病急暴、来势凶猛、传变迅速、极易内陷的特点，而使病情危重难治，变化多端。内生之毒是在疾病发展演变过程中，由脏腑功能失调，风、火、痰、瘀等多种病理因素所酿生，常见的如风毒、热毒、火毒、寒毒、湿毒、水毒、痰毒、瘀毒等，其性质多端，且可交错为患，使多个脏器发生实质性损害，功能严重失调，并成为影响疾病顺逆转归的决定性因素。如重症肝炎中的热毒、晚期肾炎中的湿（浊）毒、面神经麻痹中的风毒、恶性肿瘤中的癌毒、系统性红斑狼疮中的痕毒等。

毒邪致病，多为凶，致病暴戾，病势急剧，如重症急性呼吸综合征（SARS）、禽流感等；亦多为顽，病情顽固，易于反复，如难治性肾病、慢性肝炎等。治多为难：常规辨治，难以奏效，如系统性红斑狼疮、癌症筹；病期冗长，病位深痼，如尿毒症、癫痫等。夹多为杂：由于毒邪每与风、火、痰、瘀等邪兼夹为患，临床见症多端，病情复杂难辨。

无论外感六淫，抑或内伤七情，久之必邪郁而化热。热入气血分，使气血先其常态而蕴酿成毒。故将成之毒，当治病求本，在祛除原发病邪基础上，重视使用透热泻火，理气和血之品以绝毒源，此涵"上工治未病"之意。以银花、夏枯草、山栀、知母、黄芩、黄连、黄柏、荆芥、防风、羌活为君，臣扶以郁金、川厚朴、桃仁、参三七，冀火热透而毒源绝，气血畅则阴阳和。毒损伤机体具有以下特征：起病急骤，迅速出现气血逆乱，邪毒上扰清窍之象，与一般邪热亢盛有异；病情酷烈，病变快捷，病情深重，以重要脏腑如心、肝、脑损伤为主；病情复杂，变化多端，诸证蜂起；毒邪迅速趋内攻击脏腑；毒邪涉及空间广阔，外而筋脉，内而脏腑，既损气血，又伤阴阳；常与瘀血、痰浊兼夹为病。故已成之毒，当速解之，同时根据病机，酌情加用行气活血化痰之品。以蚤休、半边莲、半枝莲、银花、连翘、野菊花为上品，常臣抉以枳壳、川厚朴、半夏、米仁、蔻仁、桃仁、海藻。毒邪发挥至极致，常显气血闭阻，阴阳先和脏腑败坏，经络不通之象，故宜重用排毒五脏之品，使毒邪迅速离开机体，气血阴阳方能无虞。药如大黄、芦荟、芒硝、番泻叶、黑丑、白丑、茵陈、车前子之流。因毒即"离位"之气血，故调气活血交通，阴阳为重要辅佐之法，药如桃仁、川弯、丹参、地龙、地鳖虫之属。排毒之后，扶正应引起重视，常以生地、熟地、天冬、麦冬、肉苁蓉、杜仲等善后。

105. 涂仲才：人若失其阳，则折寿不彰

仲才先生极其重视阳气对于人体的作用。在总结中医前辈徐小圃、祝味菊运用温阳药经验的基础上，强调阳气在人体上的重要性，屡屡引述《素问·生气通天论》一节"阳气在，若天与日，失其所则折寿而不彰，故天运当以日光明"，认为类比生动，析理剖明。

前贤谓，苍天之气清净则志意治，顺之则阳气固，天色深玄，故曰"苍天"。天气者，阳气也。上云生之本，本于阴阳，此专言阳气者。盖生气通天，以阳为本，阳气既固，阴必从之，故圣人谆谆于此，其示人之意深矣，虽有贼邪，勿能害也。此因时之序。阳气固者，其天全也，天全则神全，虽有贼风邪气，不能犯之，盖在乎因时之序，如四气调神之谓是也。故圣人传精神，服天气而通神明。传，授也。服，佩也。唯圣人者，能得天之精神，服天之元气，所以与天为一，而神明可与天通矣。失之则内闭九窍，外壅肌肉，卫气散解，九窍通于内。肌肉卫于外，其行其固，皆阳气为之主也。失之，则失其清阳之化，故九窍肌肉皆为闭壅矣。

人之卫气，本于天之阳气，阳虚则卫虚，卫气散解则天真失守，故重在卫阳也。此谓自伤，气之削也。自伤其真阳，元气削也。阳气者，若天与日，失其所，则折寿而不彰，此发阴阳气之本。日不明则天为明晦，阳不固则人为夭折，皆阳气之失所。故天运当以日光明。天不自明，明在日月。月体本黑，得日乃明，此天运必以日光明也，日即阳也，阳即明也。阳之所在，明必随之；明之所及，阳之至耳。阳明一体，本无二也。然阳在午则为昼而日丽中天，着有象之神明；离之阳在处也；阳在子则为夜而火伏水中，化无形之元气，坎之阳在内也。君火以明，相火以位，曰君曰相，无非阳气之所在。苟或失序，欲保天年，其可得乎？是故阳因而上，卫外者也。

仲才先生谓，阴为体，阳为用，阳气在生理状态下是生命的动力，在病理情况下是抗病的主力。不仅对小儿稚阴稚阳之体，需要处处顾及阳气，而且内伤杂病由于久病失治，往往阳气受戕，使用温阳扶正治则，尤为重要。所谓温阳，首先是肾命之阳，当然也包括心阳、脾阳及其他脏腑之阳。而人身为一整体，历来

认为肾寓元阴、元阳，若仅从阳气推论，一身之阳无不根源于肾。为此，徐氏在临床中，非常重视温阳益脾法则的应用，每奏奇效。

脾肾兼顾，首先温补肾命之阳。仲才先生在强调阳气对于人体作用的前提下，认为历代对肾和命门常相提并论，实际上，颇多内伤杂病辨证为命门火衰的病人，与所谓肾阳亏虚的见症多属一致，而所谓补命火的药物，又多具有温补肾阳的作用。仲才先生擅用温补肾命药物，在临证处方中使用附子一味药物时尤为多见。他认为汉代张仲景著《伤寒论》载一百一十三方中，用附子的就有二十方之多，附子功效大致有"回阳救逆""温阳行水""温中祛寒""温经止痛"等作用，但可简括为"温阳"两字。对于附子一药，如果辨证准确，配伍得当，不但疗效显著，其副作用也是可以避免的。仲才先生应用附子的指征是：临床遇见神疲乏力、体软、面色苍白、畏寒、四肢清冷、小便清长或夜尿频多、大便溏泄，甚至五更泻，唇甲青，舌质淡胖，苔白滑润，或舌光不欲饮，或口干不欲饮，脉或细或沉迟。总之，附子是温阳祛寒要药，尤其是温补肾命之阳，可以振奋全身各脏器的功能，增加机体的活力和抗病的能力。因此，临床上应用附子，只要抓住虚证、寒证的一两个症状特点即可，不要求条条具备。

106. 姚培发：人衰之本，肾精竭矣

上海名医姚培发先生认为，衰老，是指机体各器官功能普遍的、逐渐降低的过程。衰老有两种不同的情况，一种是正常情况下出现的生理性衰老，另一种是疾病引起的病理性衰老。衰老是一种自然规律，但人们采用良好的生活习惯和保健措施，就可以有效地延缓衰老，提高生活质量。中医理论认为，人体的生长、发育、衰老与脏腑功能和经络气血的盛衰关系密切。当机体气血不足，经络之气运行不畅，脏腑功能减退，阴阳失去平衡，均会导致和加快衰老，表现为精神不振，健忘，形寒肢冷，纳差少眠，腰膝无力，发脱齿摇，气短乏力，甚则面浮肿等。千百年来，人们一直在探索健康长寿的奥秘，充满对青春长驻、延年益寿的向往。

中医传统理论即认为，"肾气"盛衰是决定机体生长、发育、衰老的内在因素。《素问·上古天真论》曰："女子七岁肾气盛，齿更发长；二七而天癸至，

任脉通……男子二八，肾气盛，天癸至，精气溢泻，阴阳和故能有子。"说明了肾气、天癸在生长、发育、生殖上的作用。

关于精、气、神，《类证治裁》述之谓："人身所宝，唯精气神，神生于气，气生于精，精化气，气化神，故精者身之本，气者神之主，形者神之宅也。"可见人之生命物质有有形与无形之分。"而形以阴言，实唯精血二字足以尽之"（张景岳语），精血衰耗，乃继之气虚，人形坏则老态致矣。姚培发先生又认为"肾为五脏之本"。张景岳曾论及："虚邪之至，害必归阴"；"五脏之伤，穷必及肾"。随着年龄的增长，一是机体内在肾气精血有其自然的生长虚衰的过程；一是机体经受六淫七情、外伤疾病，损耗身体，伤及气血、五脏，其最终转归也必导致肾衰。姚培发先生举外感疾病为例，伤寒太阳病不解，外邪由表入里，直中少阴，致心肾病变；温病卫气营血，从上焦入下焦，也损及肝肾；五脏杂病，病久也必累及肾脏。

姚培发先生不仅从文献研究来论证肾精虚衰是衰老之本，且曾对社会人群作了临床调查分析。他发现，各年龄组肾虚百分率随年龄增高而递增，30岁以上者占40%，而40岁以上者即达70%。正如《黄帝内经》所载："年四十而阴气自半也。"

从生物学上讲，衰老是生物随着时间的推移，自发的必然过程。它是复杂的自然现象，表现为结构的退行性变和机能的衰退，适应性和抵抗力减退。在生理学上，把衰老看作是从受精卵开始一直进行到老年的个体发育史。从病理学上，衰老是应激和劳损、损伤和感染、免疫反应衰退、营养失调、代谢障碍以及疏忽和滥用药物积累的结果。程序性衰老理论认为，一个物种衰老的概率，可以通过他的基因预测，基因决定了细胞能活多久。当细胞死亡，器官功能开始失常，最终将不能维持生命所必需的生物学功能。程序性衰老有助于保存物种，衰老成员按一定比率死亡，这就留下一定空间给年轻的成员。

自由基理论认为，细胞的衰老是细胞内发生化学反应过程中有害物质堆积的结果。在这些化学反应中，产生称之为自由基的毒素。自由基最终损伤细胞，引起个体衰老。伴随着衰老，损伤越来越多，许多细胞不能正常行使功能或者死亡。当这些现象发生时，可能引起机体死亡。不同的物种以不同的概率衰老，主要取决于细胞如何产生自由基以及对自由基如何产生反应。

从现代医学看，衰老原因众说纷纭：中毒学说，免疫学说，内分泌学说，大脑损害论，蛋白质变性论，遗传学说，自由基学说，交联学说，等等。一般认为，衰老是一个多环节的生物学过程，往往同免疫功能降低、内分泌失调、遗传装置等有关。但从中医学来说，培发先生认为，肾的精血虚衰是衰老的主要原因，也是老年病的主要病机之一。背之精血亏耗，阴阳失衡，以致五脏失调，气血不畅，气、水、湿、痰、瘀、火等病理产物迭出，而成老年病复杂缠绵之状。

107. 朱南孙：乙癸一源，肝肾相系

南孙先生是上海中医学院教授，系"朱氏妇科"第三代传人。其祖父朱南山、父亲朱小南是中国著名的中医妇科学家。他认为肝肾同源，而冲任隶属于肝肾，故妇女疾患虽与五脏六腑皆有关，然与肝肾最为密切。肾为先天之本，主藏精而寓元阳，主生殖而系胞胎。女子的天癸来源于肾气，天癸是肾气充盛之后的产物，又是促进女子生长发育的重要物质。肾气肾水充足则精血充足，天癸按期而至，生长发育健旺。妇女经、带、胎、产、乳之生理变化，与肾主生殖的功能健全密切相关。妇女生殖、生理功能，从七岁肾气盛，二七天癸至，三七肾气平均，直至七七天癸竭，皆受肾气盛衰之主宰。肝则为藏血之脏，与冲任血海有关。肝性喜条达，主疏泄，主情志。女子以血为用，其一生中，经、带、胎、产、乳，数耗阴血，故肝经血虚，血海不充，是常见之病理改变。妇女有"善怀多郁"之心理特点，易于佛郁，易致肝郁气滞，气滞则血亦滞，而罹患多病。肝经布胁肋，乳头为其所辖，乳部疾病亦常与肝有关。故历代许多医家，如叶天士等，都有"女子以肝为先天"之说。

女子在生理上依赖肾气充盈，肝血旺盛，经、带、胎、产、乳均受肝肾所统，肝肾协调则经候如期，胎孕乃成，泌乳正常，在病理上肾虚禀赋不足，则脏腑、生殖机能发育不全；肝经失调则血海不充，藏血疏泄失司。故在临床上肝肾两脏失调与妇科疾病密切相关。青春少女如背气虚弱，癸水不足，则冲任失养，难以按月催动月汛，月经失调，该来不来，该去不去；成年妇女如肾阴亏损，血衰水亏，或肝血虚少，血海不充，则经来量少，经候衍期，甚至经行闭止。如肝木乏肾水濡养，肝阳肝火遂致偏亢，则经血妄行，经期提前；肝肾封藏失司，则经漏不止；肝郁不疏则经乱，前后不定，经前乳胀，临经头痛；肝郁气滞，气血

阻滞则痛经；血滞日久，甚则癥瘕积聚。妇人胎孕，发端于天癸，凭借于冲任，植根于胞宫，皆赖肝肾精血充养。肝肾精血不充，则胎孕难成。妇女孕胎期，肾气不足系胞无力，或肝血不足无以养胎，则胎漏、胎坠、滑胎。妇女产后多易损伤肾气，或流血过多，肝经血少，肝肾亏损，常有腰背酸痛，或阳越阴亏而常自汗不止。更年妇女肾元虚衰，或肾水亏乏，肝火偏亢，冲任不摄，崩漏不止，或肾虚肝郁，阴阳失衡，潮热自汗，忧虑烦躁，诸证迭出。

古称乙癸同源，肾肝同治，其说为何？盖火分君相。君火者，居于上而主静；相火者，居乎下而主动。君火惟一心主是也，相火有二，乃肾与肝：肾应北方壬癸，于卦为坎，于象为龙，龙潜海底，龙起而火随之；肝应东方甲乙；于卦为震；于象为雷；雷藏泽中，雷起而火随之。泽也，海也，莫非水也，莫非下也，故曰乙癸同源。东方之木，无虚不可补，补肾即所以补肝；北方之水，无实不可泻，泻肝即所以泻肾。至于春升，龙不现则雷无声，及其秋降，雷未收则龙不藏。但使龙归海底，必无迅发之雷；但使雷藏泽中，必无飞腾之龙，故曰肾肝同治。

乙癸同源即肝肾同源之说，治疗肝肾失调之妇科疾病应肝肾同治。肝肾为母子，肾主闭藏，肝主疏泄。两者同居下焦，二脏俱有相火。肝肾之阴精阴血可以相互为用，肝肾之相火又可以相互影响，故肝肾是同源的。李中梓《医宗必读》中"乙癸同源，东方之木无虚，不可补，补肾即所以补肝；北方之水无实，不可泻，泻肝则所以泻肾"之论述，也从一个侧面指出了肝肾同治的论点。肝为刚脏，阴常不足，阳常有余，平日赖肾水以滋养，柔其刚悍之性；肾为肝之母，肝郁肾也郁。治肝必及肾，益肾须疏肝。肝旺者，肾常不足，滋肾则所以平肝。滋补肝肾又需配伍疏达肝气之药，以助滋补之力。

妇科临床辨证用药时，多应以肝肾为纲，肝肾同治。肝肾在月经周期中发挥着不同的作用，如经前患者肝气偏旺时，治偏疏肝理气调经；经后阴血去，肾气偏虚，则着重补益肝肾，以顾其本。对不孕患者，除调理月经外，在排卵期前后，还加用温肾促性助孕之品，如仙茅、仙灵脾、石楠叶、蛇床子等。

南孙先生在治疗各种妇科疾病中，常在疏肝清肝方中加女贞子、枸杞子、桑葚子、续断、桑寄生等补脊药，在补肾方中又常佐疏肝理气之青皮、川楝子。他在临床常用的"健壮补力膏""怡情更年汤""促卵助孕汤"均为滋补肝肾之良方。"健壮补力膏"用菟丝子、覆盆子、金樱子、五味子补肝肾，摄精气，固冲任；桑寄生补肝肾，强筋骨；石龙芮补肾强壮；孩儿参补气。广泛运用于肝肾不足，冲任虚损之崩漏，带下，闭经，月经不调，不孕，胎漏等疑难杂病。"怡情更年汤"以滋养肝肾之阴的二至丸为主，加巴戟天、肉苁蓉、桑葚子加强滋补肝肾之力，紫草、玄参清肝降火，淮小麦、炙甘草健脾养心除烦，首乌藤、合欢皮解郁怡神。治疗更年期综合征和其他年龄妇女属肾虚肝旺，证见心烦易怒，胸闷心悸，失眠多梦，烘热汗出等。"促卵助孕汤"用女贞子、肉苁蓉、桑葚子益肝补肾，巴戟天、仙灵脾补肾壮阳，加参芪四物益气养血调经，辅以石楠叶、石菖蒲、川芎醒脑怡神，共奏益气养血，补肾助精，促卵助孕之效。

108. 唐吉父：治学宜"熟""博""活"

唐吉父，字桔庐，号吉甫，浙江湖州人。1919年师从湖州名医朱古愚，1924年来沪行医。中华人民共和国成立前，曾在中国医学院及新中国医学院任教。中医学术造诣颇深，熔众家之长于一炉，积60余年的临床经验，形成了自己的妇科特长。

吉父先生认为，治学要严谨，医师不是医匠，要精通医理，重视中医基本理论的研究和探讨，对中医经典要做到"熟""博""活"三字，即熟能生巧，博览群书，融会贯通，通常达变，圆机活法。临床上病证多变，诊病决无一成不变之方。

"熟"，即熟治万物。《礼记·礼运》云："谓烹煮。""博"，《楚辞·招魂》上说："倚沼畦瀛兮遥望博。"《礼记·学记》谓为："不学博依。""活"，灵活，"流声也"。毛传曰："流也。"按传当作流貌。

吉父先生接受了刘河间"妇人童幼天癸未行之间皆属少阳，天癸既行，皆从厥阴论之，天癸既绝乃属太阳经也"的思想，结合自己的临床实践，主张从肝着手，扣住调气补血以治疗妇科病，同时又提出了直接治肝法与间接治肝法。直接治肝法贯彻辛以散之，明以养之，血以濡之的原则。肝气郁结者当以辛散而理其用，使肝气得以疏泄，如柴胡、薄荷之类；肝经躁急者当以甘味以缓急，如甘草、芍药、五味子、小麦、木瓜之类；肝藏血不足，当以酸甘养体，滋养柔和之药，如当归、白芍、女贞子、旱莲草之类。间接治肝法是利用肝与其他脏器之间的相互影响和联系，并抓住其主要方面进行治疗。如扶土抑木，治肝先实脾；养胃柔肝，子令母实；滋水涵木，母健子壮；清金制木，保肺治肝等。目的环绕一个肝字，用此观点指导临床治疗经前期综合征、脏躁病、百合病、月经失调等病，均获得满意疗效。

《灵枢·师传》上说："肝者，主为将，使之候外。"肝与冲任二脉通过经络相互联属，肝的生理功能正常，藏血守职，肝血充足，则冲任通盛，月事得以时下，胎、孕、产、乳诸皆正常；若肝失疏泄，肝气怫郁，气血不调，则不仅贻害脏腑，而为诸病之发端，且使妇女经、带、胎、产失于恒常而诸病蜂起，故有"乃病不离乎郁，诸郁皆属于肝"，以及"肝为女子之先天"的说法。由此可知，肝实为诸脏之枢纽，肝气郁则诸脏之气也郁，而妇科诸病的发生，也多以肝失疏泄为肇始。鉴于妇女以血为本，以肝为先天和足厥阴之脉入毛际，络阴器的生理特征，肝的病理变化对妇科疾病的影响也就更为突出。

妇女一生在生理、病理方面有三个不同阶段：青春时代，主重在肾；青壮年时期，主重在肝；垂暮之平，主重在脾。女子青春时代，正当肾气旺盛之年，任脉通，太冲脉盛，天癸至，月事以时下，故青春时期，月经之反常为病，关键在肾。垂暮之年，则肾气衰弱，天癸竭，地道不通，气血虚弱，血液来源衰少，病患因血不足。正如唐代王冰所说："因月经数泄，气有余而血不足，当益血之源。"脾乃藏营血而统血，故关键在脾。青壮年时代，由于人事环境复杂，情志怫郁为多，故肝气郁结，气盛暴厉，为肝阳亢旺。七情所伤，关乎肝木，而肝木之病变，虽少壮老年皆有关联，但特别多出现在青壮年时期，所以青壮年时期以调肝为要。

妇女病重在治肝，凡是生育期妇女，生理上恰逢天癸至到天癸竭这一经、孕、产、乳重要阶段，心理上渐趋成熟。但由于这一阶段学习紧张、工作繁忙、家庭社会重任在肩，来自各方面的压力亦较大，故情志易于怫郁而致情志不畅；病理上容易出现诸多肝失疏泄之证，临床上多表现为月经失调，乳房乳头胀痛，心烦易怒，胸胁胀痛等经前期紧张综合征、不孕症、阴部瘙痒等病，而上述诸证又均表现在足厥阴肝经循行部位。

吉父先生临证还强调辨病与辨证相结合，不能以证套方或以方套证，只可采用西医之检查手段以补充中医望、闻、问、切之不足。如子宫内膜异位症从瘀论治即是一例。他认为子宫内膜异位症盆腔肿块是由血液离经瘀积于盆腔局部而成，根据中医瘀血形成的机理，将本证分为寒凝瘀阻，气虚血瘀，气滞血瘀，积瘀化热等不同类型。在祛瘀时，又不可忽视寒热虚实之分。

经前期紧张症的表现是在精神意识方面，常在月经来潮前1～2周内发作，始则心情不舒，思想不集中或集中在某一点上不能自释，情绪烦躁或不悲而自泣，头晕头痛，夜寐不安，并多惊梦，有时胸胁及乳房作胀或刺痛，也有乳头或痛或痒，甚至结块不能触按，按之则痛不可忍，也有在月经前或经期、经后出现轻度水肿，尤其在面部及足跗部更为明显，此类患者平时大便正常或大便干结，至发作时常有大便溏薄，在经期中少腹部或胀或痛，这是经前期紧张症常有的症状。在临床实践中，这类患者大致可分成兴奋型和抑制型两大类型。

兴奋型的表现：多数病人平时性情急躁，遇事容易激动，一般都是阴虚肝旺的体质。到月经来潮前，性情突然更加烦躁，即不能自制地勃然大怒，甚至大发雷霆，或大哭大闹，或殴打怒骂，持续发作至月经来潮后，心情逐渐趋向平静，至下次月经来潮前又反复发作如故。有少数更严重的患者，症状持续延长至与下次月经相衔接，个别患者可能有类似精神分裂症的症状出现。

抑制型的表现：多数病人性情弛缓，遇事淡然处置，但在经前即出现心情不舒畅，郁郁不乐，静默寡言，思想集中在某一点上无法自解，经常长吁短叹，嗳气频作，脘闷如窒，少腹膨然作胀，至月经来潮前后，有明显水肿，大便溏泄，夜寐不安，呵欠连绵，四肢无力，懒于动作，也有思想消沉，暗自饮泣。经行之后逐渐恢复正常，至下次来潮前，又有周期性发作。

经前期紧张症是妇科的一个常见病、多发病，不受年龄限制，青春期、更年期均有出现，特别在不孕妇女中发病率最高。《金匮要略》载："妇人脏躁，喜悲伤欲哭，象如神灵所作，数欠伸，甘麦大枣汤主之。"近代医家用甘麦大枣汤治疗精神症状及心脾不足之经前期紧张症，均得到一定的疗效。

根据经前期紧张症所表现的症状，用中医的理论来分析，经前期紧张症症状的出现，主要来源于肾阴不足，以致肝气横逆，肝郁气滞，积郁化火，甚至二火相并，心肝之火交炽。在此阶段如不及时控制，可更进一步转化为肝病累及心脾，陷入到虚证或虚实夹杂的病证。肾为水脏，蛰藏为本，肾水既亏，则肝木失其涵养，肝之疏泄无权，气遂横逆，导致积郁化火，与心火相并，二火相结，势若燎原。特别在经行之前，正是冲任二脉通盛之财，也是肝肾不足之候，由蕴积郁之火待机而发，一遇精神刺激，突然爆发不能抑制，到月经来潮后，积郁之气已泄，心肝之火也平，又是肾阴修复之期，一切症状也次第暂时消失，形成周期性发作，这是实证阶段。但病情如未及时治疗，则积郁之气久必累及脾土，脾与胃相为表里，脾主运化，胃主受纳，脾胃之运化失职，水谷之精微不化，泛滥为湿，聚湿酿痰，进而与心肝之火相合，痰火上蒙清窍，则表现为精神失常。也有脾湿不化，在胃则纳减呕吐，夜寐不安；在脾则出现轻度水肿，大便溏薄。这是发展到虚证阶段所致。

经前期紧张症另一主要症状，即在经前乳房胀痛或刺痛，或结而成块，或乳头高突，或乳晕增黑，甚至痛痒交作等，随着月经周期反复发作，有的甚至与下次周期相连。用经络循行路线来分析，中医认为乳头属肝，乳房属胃，胀为肝气郁结，痛为肝气有余，肝郁化火则乳头痛痒，因肝脉连冲任二脉，故与月经周期有关。

109. 顾筱岩：疮疡形之于外，病源必根于内

顾筱岩，名鸿贤，上海浦东人。自幼从父云岩、兄筱云习医。父兄早故，年甫弱冠，先后悬壶于浦东和南市城里，仅数载便以活疔疮、愈乳痈、疡科誉满沪上。与当时伤科名医石筱山、妇科名医陈筱宝并称"上海三筱"。1948年去香港，曾悬壶九龙。1956年返回上海，任职于上海中医文献研究馆，潜心著作。

治疮疡，顾筱岩先生以"外之症实根于内"立论，遵循经旨"诸痛痒疮，皆属于心"。火能克万物，故百病由火而生。发于内者为风劳，蛊膈，痰喘，内伤；发于外者，成痈疽，发背，对口，疔疮。曾谓："疮疡大证其形于表，而根于内，治外而不治其内，舍本求末，焉能得瘳厥疾。"

疮疡包括急性和慢性两大类。其致病因素，有外感（外感六淫邪毒，感受特殊之毒、外来伤害等）和内伤（情志内伤、饮食不节、房室损伤等）。外邪引起的疮疡，以"热毒""火毒"最为多见。风寒暑湿等引起的疮疡，有的在初起阶段，并不都具有热毒、火毒的红热现象，在不能控制的情况下，病至中期才能显现。《医学正传》谓："诸痛痒疮疡，皆属心火。又曰膏粱之变，足生大疔。

荣气不从，逆于肉理，乃生痈肿。东垣谓荣气即胃气也，盖胃气调和，则荣卫之气，皆顺流而无逆于肉理耳。若夫饮食失节，肥甘过伤，以致湿热蕴积于肠胃之间，烧烁腑脏，煎熬真阴，此经之所谓阴之五宫，伤在五味，味伤发热，久而增气。故湿热之气，聚于下集，阴火炽盛，蓄于八脉，八脉沸腾，逆于经隧，气凝血滞，故其滋养精微之气，不能如常荣于肉理，是以结聚而成痈肿矣，经曰热胜则肉腐是也。法当视其所发之地，各从其经而处治焉。"

一般具有阳证疮疡发生之后，最终表现多为热毒、火毒。内伤引起的疮疡，大多因虚致病，且多属于慢性。如肾虚络空，易为风寒痰浊侵袭而成流痰；肺肾阴亏，虚火上炎，灼津为痰而成瘰疬这类疮疡的初、中期，多具有阴证疮疡的特点。

人体气血，周流一身，循环不息。当上述各种致病因素侵入人体后，就会破坏这种生理功能，引起局部气血凝滞，营卫不和，经络阻塞，产生肿痛症状。如人体抗病能力低下，以及病邪不能及时控制，则进一步形成热胜肉腐，肉腐为脓，从而导致脓肿的形成。在内脏的结块、疼痛、化脓，同样是由于脏腑气血凝滞、经络阻塞的结果。疮疡的治疗分内治与外治，二者常结合应用。大的、危急的疮疡病证，如走黄，内陷等，不仅需要内治、外治结合，还须配合西药及支持疗法的治疗。疮疡内治法的总则为消、托、补。初期尚未成脓时，用消法使之消散，并针对病因、病情运用清热解，和营行瘀，行气，解表，温通，通里，理湿等法则，其中清热解毒为疮疡最常用的治法。

筱岩先生以善治疗疮走黄而负盛名。疗疮为疮中之最，自古谈疗色变，疗疮症情凶险，善行数变，有"朝发夕死，随发随死"之说。顾氏遵循疗疮由五脏蕴毒从内而起的观点，在外用提毒拔疗的同时，更重视从内而治清解脏腑蕴毒，从七星剑、五味消毒饮、黄连解毒汤、犀角地黄汤等治疗名方衍化提高，创研治疗验方芩连消毒饮，颇多重危的疗疮走黄者得以起死回生，数不胜计。他认为无论阳证、阴证，"形诸于外，必根于逾"，脑疽疗疮，虽见于外，受病之源，却在于脏腑蕴毒实于里；阴疽流痰，证发于外，多由气血脾肾先衰于里。在论治中紧紧抓住"外之病必根于内"的立论，从整体观念出发，治病求其本，临诊自能得心应手，妙手回春。

凡生疮疡，正不胜邪，毒不外泄，反陷入里，客于营血，内传脏腑，称为"内陷"。临床以有头疽并发内陷者较为多见，因此又称为"疽毒内陷"。其特点是疮顶忽然下陷，根盘散漫不收，脓腐不透或脓少而薄，伴邪盛热极，或正虚邪盛，或阴阳两竭的全身证候。因内陷的病因及临床表现不同，又分为火陷、干陷、虚陷。根本原因在于正气内虚，火毒炽盛，加之治疗失时或不当，以致正不胜邪，反陷入里，客于营血，内犯脏腑而成。火陷型多由于阴液不足，火毒炽盛，复因挤压疮口，或治疗不当，治疗失时，以致正不胜邪，毒邪内陷入营；干陷型多因气血两亏，正不胜邪，不能酿化为脓，托毒外出，以致正愈虚，毒愈盛，形成内闭外脱；虚陷型毒邪虽已衰退，而气血大伤，脾气不复，肾阳亦衰，遂致生化乏源，阴阳两竭。

无论是走黄或内陷，都是中医外科的危急病证，相当于西医的全身性化脓性感染。均是疔、疖、痈、疽等感染性疾病的火热毒邪不能内消或随脓而外解，反而客于营血，内陷脏腑，引起的严重的全身性中毒症状；在治疗上，二者均应行中、西医结合治疗。

筱岩先生对"疮疡初起贵乎早治，以消为贵"的观点，尤多心得。他曾说："治疡之要，贵乎早治，未成者必求其消，治之于早，虽有大证，也有消散于无形。"在消法的运用上颇有创见发扬。如世医治外吹乳痈多取法于《外科正宗》的栝楼牛蒡汤，筱岩先生认为此方寒凉之药有余，疏散之品不足，乃取其法而变其方，以鹿角霜代替鹿角，存其散热行血消肿之能，而去温补助邪之弊，并创研外消红灵丹，内外合治，以求其消，多获消散。治瘿瘤用软坚化痰散结而消，乳癖结核用调摄冲任，疏肝理气以消。阴证而获消退者，也屡见不鲜，其如治流痰阴证，以温经散寒化痰之法以求其消。疮疡初起未成之际，不论阴证阳证，贵乎早治，力求其消，以消为贵的观点，实有防微杜渐之功，免除刀圭之苦，而收事半功倍之效。

筱岩先生对东垣脾胃学说颇有心得，在疮疡论治中十分重视脾胃和饮食调摄。盖脾胃乃气血生化之源，气血乃化毒之本，因此，脾胃不但关系到气血盛衰，而且直接影响着疮疡的顺逆转化。辨七恶当脾胃为本，所谓"得谷者昌"，脾胃未败，即患大证有转机之望，设脾胃一败，百药难投，是谓"绝谷者亡"，证多凶险难治。筱岩先生对此，颇多发扬。

在论治脑疽发背内陷证，凡是脓水稀少干涸，精神委顿，呕恶频作，汤药不入时，主张是当以扶助胃气为首，嘱停药改食小公鸡，以血肉有情之品，食疗代药扶正托毒。内陷重危者，服食小公鸡后，多见脓水渐多，疮降肿聚，胃纳精神转佳，化险为夷。"诸疮全赖脾土，气血是化毒之本"，是筱岩先生在长期临床实践中总结出的理论，凡遇大证，七恶之象递见，倘胃气尚存者，当不拘先贤忌口陈规，以扶助胃气以食代药，鼓舞脾胃之气，以壮生化之源。筱岩先生曾谓："疮疡外证，千姿百态，首重辨别阴阳，阴阳无误，治必中病。"他在疮疡辨证中，善于分清阴阳属性。阳证者，多因火毒而生，其毒浅而来势急，发于六腑。阴证者，多因寒痰瘀凝，其毒深而来势缓，起于五脏。他认为既要分清阴阳之所常，又要辨别阴阳之所变，在临床上时时出现阴阳错杂和转化，既有阴从阳化，阳从阴化，又有证阴似阳，证阳似阴。因此，治疡之首要在详审阴阳。

筱岩先生在治疗上谓："方不在多，心契则灵，证不在难，意会则明，阴阳分清，药证合应。"其经验所至，对阴阳错杂的病证，不能刻舟求剑，胶柱鼓瑟，不然阴阳有误，势必吉凶反掌矣。

110. 奚伯初：小儿之治，尤重滋阴

奚伯初，字绍祖，江苏无锡人。系武进戴溪桥著名奚氏儿科四世传人，家学渊源。其曾祖龙泉公弃儒学医，受业于同郡许公定甫（当时许氏儿科遐迩闻名），学成归里，悬壶应世，曾著《儿科心得》三卷，未及付梓而毁于兵燹。先祖公继承父业，医名更著，求诊者络绎不绝。创制"辰金丸"治风痰壅盛，"宝金丸"治急惊风。父泳裳公幼承庭训，好学不倦，对《黄帝内经》钻研尤深。奚氏儿科学术思想，主要受钱仲阳、朱丹溪、叶天士、吴鞠通诸家影响，因儿科温病重于伤寒，小儿纯阳之体适用于辛凉者多，辛温者少。奚氏处方立法重在滋阴，用药多主寒凉，特别重视明津的保养，认为留得一分津液，便存一分生机。如叶天士谓："襁褓小儿，体属纯阳，所患热病最多。世俗医者，固知谓六气之邪，皆从火化。饮食停留，郁蒸变热，惊恐内迫，五志动极皆阳。"

陈修园尝谓："余读《伤寒论》数十年，然后悟出存津液三字。"其实不独俟寒，温病更宜注意养明保津。叶氏说："养阴不在血而在津与汗。"喻嘉言说："人生天真之气，即胃中津液是也。"故胃是津液之木，于小儿尤为此。所以阴液未伤之时，慎汗亦是保津；阴液已伤之后，养阴首宜养胃。养阴必须注意胃气，否侧滋腻胶结，胃气不更，水谷不入，津液何来。因此，临床对于这些

证候，不但冬、地须加考虑，即石斛亦用霍斛，以其香甘悦胃。解表要慎用辛温，化湿要慎用刚燥，清热要慎用苦寒，养阴要慎用滋腻，处处重视保津，方为妥当。

伯初先生认为叶天士、吴鞠通持论平正，立法精细，对外邪侵袭途径的阐述尤为明确。盖伤寒之邪由皮毛侵入，自表及里，始于足太阳经。足太阳经属膀胱，属水，寒即水之气，故始病于此。温病之邪则由口鼻侵入，自上而下，鼻通于脑，故始入手太阴。寒、温二邪必须分清，不可混淆。而人体之阴阳，更应辨明偏胜，凡有所偏即可为病。偏于火者病温病热，偏子水者病清病寒，此水火二门之辨不可不慎。

极重津液的叶天士在中国医学发展史上，是位贡献非常卓越的医学家，其创立的温病卫气营血辨证论治纲领，不仅为温病学说理论体系的形成奠定了坚实的基础，而且对杂病提出的许多新见和治法方药，也对儿科学提供了临床上有重要指导意义和实用价值的思路。

明清以前，论治外感热病皆宗伤寒，自吴又可始将伤寒与温疫明确鉴别开，可惜他把温疫与广义的温病等同认识，混为一谈，因此他对温病学理论体系的建立只起先导作用。叶氏则首次阐述了温病发生、发展规律，明确提出"温邪"是导致温病的主因，突破了传统的"伏寒化温"的认识范围，彻底摆脱了热病皆侯寒的束缚，这就从根本上划清了温病与伤寒的界限。叶氏接受吴又可邪从口鼻而入的观点，概括新感温病的受邪途径是"温邪上受，首先犯肺"，其传变规律为，如不外解，邪可由肺卫顺传阳明或逆传心包，这与伤寒之邪按六经传变不同。特别是"逆传心包"理论，是对温病传变规律认识的一大创见，亦是对《伤寒论》六经传变理论的一大突破，尤其是叶氏认为神昏谵语不单单是按《伤寒论》所说由燥屎所致，更重要的是因"邪入心包"，故立法以清营清宫为主，选"三宝"和犀角、金汁、竹叶之类。因此，其意义不仅仅在于是理论上的重大突破，更重要的是为温病危重急症的治疗独辟蹊径，拯救大众于危垂。

叶氏的卫气营血理论，与仲景以营卫解释风寒表证病机，并作为调和营卫辛温解表的立法依据，用气血来解释部分病证的病位、病机的意义很不相同，与《黄帝内经》只提出卫气营血的概念、功能，理论上有质的飞跃。

伯初先生常言：用药如用兵，必知己知彼，方能百战不殆，故有常亦有变，用药杂乱堆砌乃医之大忌。药如用兵，《医垒元戎》谓："革车千乘，带甲十万，筹策神机，鬼神猜泣，奇正万全，历古如是，况良医之用药。独不若临阵之将兵乎？奈何世人以卤莽之浮学，应仓卒无穷之疾变，其不眩骇颠仆者寡矣。苟无妙算深谋，成法以统治之，则倒戈败绩之不暇，尚何胜之可图哉？予从事于患泰之场，随病察诊，据脉立方，开之劫之，博之发之，以尽其宜；吐之伸之，汗之下之，以极其当。攻守不常，出没无定。大纲小纪，经纬悉陈。本数末度，条理具设。前乎古人之所隐秘深藏，或不尽意者，不啻胸中自有十万精锐，如太阿之在匣中，其辉未尝耀于外，一旦挥之，有以恐人之耳目。持八阵之奇锋、七擒之利刃，其敌可却，其胜可决，而其安可图，如此而后已。"

徐灵胎谓："圣人之所以全民生也，五谷为养，五果为助，五畜为益，五菜为充，而毒药则以之攻邪。故虽甘草、人参，误用致害，皆毒药之类也。古人好服食者，必生奇疾，犹之好战胜者，必有奇殃。是故兵之设也以除暴，不得已而后兴；药之设也以攻疾，亦不得已而后用，其道同也。故病之为患也，小则耗精，大能伤命，隐然一敌国也。以草木偏性，攻脏腑之偏胜，必能知彼知己，多方以制之，而后无丧身殒命之忧。是故传经之邪，而先夺其未至，则所以断敌之要道也；横暴之疾，而急保其未病，则所以守我之岩疆也；夹宿食而病者，先除其食，则敌之资粮已焚；合旧疾而发者，必防其并，则敌之内应既绝。辨经络而无泛用之药，此之谓向导之师。因寒热而有反用之方，比之谓行词之术。一病而分治之，则用寡可以胜众，使前后不相救，而势自衰。数病而合治之，则并力捣其中坚，使离散无所统，而众悉溃。病方进，则不治其太甚，固守元气，所以老其师；病方衰，则必究其所之，更益精锐，所以捣其穴。若夫虚邪之体攻不可过，本和平之药而以峻药补之，衰敝之日不可穷民力也；实邪之伤攻不可缓，用峻厉之药而以常药和之，富强之国可以振威武也。然而选材必当，器械必良，克期不衍，布阵有方，此又不可更仆数也。孙武子十三篇，治病之法尽之矣。"

伯初先生深谙于此，用药平稳精细，分量适中，每于平淡中见功力，药切病情，既能击中要害，又能照顾全面，颇有大将风度。

111. 涂蔚霖：儿科之治，重在调肺、脾、肾

徐蔚霖先生，上海市儿科名医。1940年毕业于中国医学院，并师从上海名医

伤寒内科朱少鸿、温病内妇科叶熙春、儿科姚云江三氏。他认为儿科临床，宜从小儿五脏的生理病理特点出发，结合疾病正邪的消长，从辨证的四诊八纲以及论治的理法方药等方面，全面地进行分析、归纳。提出在儿科病证的辨证论治规律上应以五脏为纲，将五脏的诸种病证表现概括为阴阳的正虚和寒（阴）热（阳）的邪实两大类，而统之于阴阳之下。这样既能提纲挈领，又有助于中医儿科辨证论治的规范化。

《幼幼集成》有谓："夫人之生也，秉两大以成形，藉阴阳而赋命，是故头圆象天，足方象地，五行运于内，一曜明于外。乃至精神魂魄，知觉灵明，何者，非阴阳之造就，与气化相盛衰。然天地之气化有古今，斯赋禀由之分浓薄。上古元气浑庞，太和洋溢，八风正而寒暑调，六气匀而雨若，人情敦茂，物类昌明，当是之时，有情无情，悉归于浓，非物之浓，由气浓也；及开辟既久，人物繁植，发泄过伤，攘窃天元，雕残太朴，世风渐下，人性浇漓，故水旱有不时之扰，流灾有比户之侵，生物不蕃，民用日促。值此之际，有知无知咸归于薄，非物之薄，由气薄也。"

"然则今之受气于父母者，其不能不薄也可知矣。况有膏藜异养，贵贱殊形，医术称仁，顾可视为不经之务。夫膏粱者，形乐气散，心荡神浮，口厌甘肥，身安华屋，颐养过浓，身质娇柔，而且珠翠盈前，娇妍列侍，纵熊罴之叶梦，难桂柏以参天。复有痴由贪起，利令智昏者；有雪案萤窗，刿心喷血者；有粟陈贯朽，握算持筹，不觉形衰气瘘者；有志高命蹇，妄念钻营，以致心倦神疲者。凡此耗本伤元，胚胎之植，安保其深根固蒂也！乃若藜藿之家，形劳志一，愿足心安，守盖廪瓶仓，对荆钗裙布，乃其神志无伤，反得胎婴自固，以此较彼，得失判然矣。若夫怒伤元气，劳役形骸，迅雷烈风，严寒酷暑，日月薄蚀，病体初安，醉饱伤神，落红未净，胎孕之由斯愈薄，实又成于人所不觉者，故今之禀受，十有九虚，究其所因，多半率由于是。"

小儿的生理特点，因其一直处于生长发育的过程中，无论在形体、生理等方面，都与成人不同，因此，绝不能简单地将小儿看做是成人的缩影。小儿充满生机，在生长发育过程中，无论在机体的形态结构方面，还是各种生理功能活动方面，都是在不断地、迅速地向着成熟、完善方向发展。这种生机蓬勃、发育迅速的生理特点，年龄越是幼小的儿童，表现越是突出，体格生长和智能发育的速度越快。《颅囟经·脉法》说："凡孩子3岁以下，呼为纯阳，元气未散。"这里，"纯"指小儿先天所禀之元阴元阳未曾耗散，"阳"指小儿的生命活力，如旭日之初生，草木之方萌，蒸蒸日上，欣欣向荣的生理现象。

"纯阳"，是小儿生理特点的学说。不能将"纯阳"理解成正常小儿为有阳无阴或阳亢阴亏之体，正如《温病条辨·解儿难》说："古称小儿纯阳，此丹灶家言，谓其未曾破身耳，非盛阳之谓。小儿稚阳未充，稚阴未长者也。男子生于七，成于八；故八月生乳牙，少有知识；八岁换食牙，渐开智能；十六而精通，可以有子；三八二十四岁真牙生（俗谓尽根牙）而精足，筋骨坚强，可以任事，盖阴气长而阳亦充矣。女子生于八，成于七；故七月生乳牙；知提携；七岁换食牙，知识开，不令与男子同席；二七十四而天癸至；三七二十一岁而真牙生，阴始足，明足而阳充也，命之嫁。小儿岂盛阳者哉！俗谓女子知识恒早于男子者，阳进阴退故也。"纯阳指小儿先天禀受的元阴元阳未曾耗散，因而成为后天生长发育的动力，使儿童显示出蓬勃的生机，迅速地发育成长。

小儿初生之时，五脏六腑，成而未全，全而未壮，需赖先天元阴元阳之气生发、后天水谷精微之气充养，才能逐步生长发育，直至女子二七十四岁，男子二八十六岁左右，方能基本发育成熟。因此，在整个小儿时期，都是处于脏腑娇嫩、形气未充状态。而且，脏腑娇嫩、形气未充的生理特点在年龄越是幼小的儿童，表现越是突出。

从脏腑娇嫩的具体内容看，五脏六腑的形和气皆属不足，但其中又以肺、脾、肾三脏不足表现尤为突出。肺主一身之气，小儿肺脏未充，主气功能未健，而小儿生长发育对肺气需求较成人更为迫切，因而称肺脏娇嫩。《寿世保元》谓："夫小儿初出腹，骨气未敛，肌肉未成，犹尚是血，血凝则坚而成肌肉也。书云：如水上之泡草头之露。夫初生一腊之内，天地八风之邪，岂能速至。良由在胎之时，母失爱护，或劳动气血相干，或坐卧饥饱相投。饮酒食肉，冷热相制，恐怖惊扑，血脉相乱，蕴毒于内，损伤胎元。而降生之后，故有胎热胎寒，胎肥胎怯，胎惊胎黄诸证生焉。外因浴洗拭口，断脐灸囟之不得法，或绑抱惊恐，乳哺寒温之乖其宜，致令噤口脐风，锁肚不乳等证病而起。"小儿初生，脾禀未充，胃气未动，运化力弱，而小儿除了正常生理活动之外，还要不断生长发育，因而对脾胃运化输布水谷精微之气的要求则更为迫切，故显示脾常不足。肾为先天之本，主藏精，内寓元阴元阳，甫生之时，先天禀受肾气未充，需赖后天脾胃不断充养，才能逐渐充盛。这又与儿童时期迅速长养的需求常显得不敷所求，故称肾常虚。

蔚霖先生根据小儿生理病理特点，惯从调补肺脾肾入手治疗。脾常不足、肾常虚、肺常不足都是小儿脏腑娇嫩、形气未充的主要表现。肺主一身之气，肾为先天之本，脾为后天之本，三者密切相关。先天之本主藏精，内寄元阴元阳，主生长发育，既受五脏六腑之精而藏之，又不断滋润各脏之阴，温煦各脏之阳。后天之本主运化水谷精微，为气血生化之源。由于小儿生长发育迅速，对精、血、津液等营养物质的需求比成人多，而脾胃的运化功能尚未健旺，相对感到不足。小儿的血气、营卫来源、肌肉丰满、肢体健壮等与脾有密切关系。先天之气要发挥它的生命力，必须有后天之气不断化生气血滋养之；而后天之气之所以能够化生气血，又必须依赖先天之气的温运资助。小儿的生长发育、抗病能力，以及骨骼、脑髓、发、耳、齿等皆与肾有密切关系。小儿肾气未盛，故肾常虚。脾与肺为母子关系，脾之运化赖肺之宣发敷布，精微方能濡养全身；肺之主气赖脾之运化精微不断充养。脾胃健旺，则肺卫自固。小儿"脾常不足"，故肺气亦弱，外邪容易乘虚而入。

盖小儿五脏有"三不足，两有余"的理论认识。在《素问·调经论》中，原意是讨论如何调治百脉而达到医百病的目的，但其中根据五脏的邪正盛衰而分证论治的方法，对于后世的五脏辨证或者脏腑辨证都影响深远，尤其是在中医儿科学中更具有提纲挈领的作用，所谓小儿五脏"三不足两有余"的理论实则渊源于此。北宋儿科名医钱乙正是在《黄帝内经》的基础上，创立了五脏证治法则作为辨证的依据；明代世医万全更在钱乙"脏腑虚实辨证"的基础上，提出小儿"肝常有余，脾常不足""心常有余，肺常不足""肾常虚"的观点，即所谓小儿五脏"三不足两有余"的理论，这就是万全在《万氏育婴秘诀·五脏证治总论》中总括其源时谈到的"有余为实，不足为虚"。

《素问·调经论》中提到"有余有五，不足有五"，分别以神、气、血、形、志代指心、肺、肝、脾、肾五脏功能的邪正盛衰病理变化，"夫心藏神，肺藏气，肝藏血，脾藏肉，肾藏志"。"心常有余"在生理上表现为小儿神思敏捷、聪明好奇，病理上则应当分为虚证和实证。此处的"心常有余"并非全指实证，心经的病变除了表现为烦躁、夜啼和口舌生疮等心火有余的实证之外，尚有心气不足，心神怯弱，易受惊吓的一面，因而在治疗上针对小儿心常有余的实证和虚证而分别选用补虚或泻实之法方宜。肝藏血，故血病多属于肝，血有余、不足，实际是指肝有余、不足。肝在志为怒，肝气有余则多怒，治疗上以平肝、清肝、泻肝为主；肝气不足，疏泄失职，气机不畅，也可出现恐惧自失，惊惕肉瞤等证，治宜养血柔肝为用。儿科学中的"肝常有余"并非指"肝阳亢盛"，主要是指小儿时期少阳升发之气旺盛，如草木方萌，欣欣向荣。正如《幼科发挥·五脏虚实补泻之法》中说："云肝常有余，脾常不足，此确是本脏之气也。盖肝乃少阳之气，人之初生，如木之方萌，乃少阳生长之气；以渐而壮；故有余也"；"形有余则腹胀泾溲不利，不足则四支不用"。脾主肌肉而充形体，故形有病多主于脾。脾胃为后天之本，气血生化之源，小儿生长发育旺盛，对水谷精微的需求较成人为多。然小儿脾胃薄弱，饮食稍增，则易引起运化失常。运化不足，饮食停滞，短期内多生腹胀、大便不调诸证，长期则更伤脾胃，水谷不能化生精微，气血生化乏源，又易导致气血两虚的病证，临床多见面色萎黄，四肢痿软乏力等。

小儿五脏"三不足两有余"的理论虽然渊源于《黄帝内经》，但随着认识的深入，万全提出的小儿五脏的有余及不足已经不等同于当年《黄帝内经》中的有余和不足，因为其不仅反映小儿在疾病状态下的有余和不足之外，还反映了正常生理状态下的特点，此一点亦为儿科所独有。有鉴于此，万全特别提出"人皆曰肝常有余，脾常不足，予亦曰心常有余而肺常不足……此所谓有余不足耳，非经云虚实之谓也"。此处的"有余不足"并不能同《黄帝内经》中的"有余不足"对号入座，不知读者诸君以为当否？

112. 孟仲法：何为整体谓？阴阳平衡最

孟仲法先生是浙江诸暨人，上海药膳协会会长，上海中西医结合儿科主任医师。

仲法先生深谙中、西医学，学风严谨，师古而不泥古。重视继承中医传统成就，主张发皇古义，融合新知，强调辨证与辨病相结合，重视辨证施食和辨体质施食，以及药食结合整体调治，重视小儿脾胃虚、不足特点，在治疗小儿疾病时着重调理脾胃，且以脾的不同功能治疗不同的疾病，并提出治"脾虚"不仅在雍，还应顾及与肺与肾的密切关系。他曾提出"小儿感染后脾虚综合征"的新病名，并指出此病是由于小儿脾常不足，脾气不旺，肺卫不固，久则及肾所引起的结果，并拟有相应的食方和药方等综合治疗措施。多年来研究小儿脾虚，拟有治疗脾虚方多首，经数千例病儿应用，具有显著疗效。在重视理论研究的同时，使中国传统食疗应用于实际，研究的"辨证施食"在医院实施中取得了可喜的成果。

食物是人类治病最好的药品，食疗就是用食物代替药物而使疾病得到治疗，使细胞恢复功能，使人体恢复健康。高级均衡营养素能增强细胞营养代谢功能，使细胞获得强大的能量；同时能激活细胞健康免疫基因，使细胞免疫活性增加，免疫细胞的数量成倍增加；使免疫细胞有能力释放大量的特异性免疫球蛋白，直接杀死侵入细胞的细菌病毒，直接中和、清除被细胞吸收的物理化学物质；强壮的免疫细胞可直接吞噬病死的细胞和废弃的代谢物，帮助功能低下的细胞恢复功能，以达到治疗疾病的目的。有"医药之父"之称的希波克拉底说过：药物治疗，不如食物治疗，食物是人类治病的最好药品。他相信人体天赋的自然免疫力是疾病真正的终结者。

食疗确实是古代医学家的结晶，它的内容包括食疗、食养的理论和经验，也包括食疗、食养的贯彻和运用。食疗是建立在中医学的基础理论指导下的，而这些中医学的基础理论与现代医学科学是殊途同归，息息相通的。

仲法先生根据阴阳学说，提出人体必须保持阴阳动态的相对平衡，才能维持正常的生理状态，否则就要引起病变，甚至死亡。阴阳平衡只能是相对的，任何一方偏胜就要影响对方而致病，这样就使我们明白了阴阳平衡是人体健康的必要条件。同时，阴阳的平衡是在运动的、变化的，要从发展的基础上来寻求相对平衡，即能动平衡。

凡是人体的各种对立的阴、阳两方面处于匀平状态时，便是健康人、正常人。如果人体的阴阳正常关系遭到干扰和破坏，双方失和，互不协调，便会失去平衡，使整体失去平衡，临床上便会出现阴阳失调的征象而呈现为各种症状和"证"。由此可见，阴阳平衡为核心的整体观学说，是中医审证求因、辨证施食和辨体施食的基础和根据。

仲法先生还强调采取以调整阴阳为中心的治则治法。辨证施食类同辨证施治，其实质就是运用一切手段来调整阴阳，恢复其平衡状态。中医治疗调整阴阳，其基本出发点为：

(1) 从患者的机体出发，立足点放在机体对各种致病因素的反应性上，观察、了解其阴阳平衡中产生的异常和变化，从而以食物或药物调节其反应性，使之趋于正常的平衡状态。

(2) 扶植机体的正气，加强机体的整体功能，增强其抗衡各种压力（包括疾病过劳和精神负荷等）的能力，立足于扶正固本。

(3) 使机体的内环境保持和谐，即使机体保持在一个活动的相互影响、彼此协和的整体中，无论是祛邪还是扶正，是治法还是补法，都具备这三个基本观点。只是在程度上，某侧重面以及兼方面的差别而已。

在以中医理论为基础的前提下，明确味、形、气、精、五脏相关，食饮有节，五味调和及医、食、养结合三学说是食疗的核心理论基础。味与形体、元气、精微或精气之间的密切依存关系，饮食五味与五脏之间的密切联系、互相影响，等等。有机体从环境中获得食物，食物在体内经过代谢产生能量来维持生命及供给人体活动的需要。代谢即是食物在机体内若干酶的及递，氢体的催化作用下进行的生物氧化还原反应而产生能量的过程。物质在体内代谢过程中存在着对应的反应，如合成代谢与分解代谢。对立反应的相生相克，就是推动物质代谢的动力源泉。并且，分解代谢常可放出能量，合成代谢则多消耗能量，分解代谢所放出的能量常是合成代谢所需能量的来源。食物在体内氧化时，放出其所含的化学能，此化学能若用以维持体温则变为热能，若用以支持动作则变为机械能，这是古人在长期的观察中所觉察到的味与形、气、精之间的生发转化现象可能的科学实质之所在。正如《黄帝内经》所论："味归形，形归气，气归精，精归化"；"精食气，形食味，化生精，气生形"。

仲法先生临床证治，注重后天之本，强调辨病辨证相结合，以整体调治为核心，辅以饮食调护相配合。小儿脏腑娇嫩，形气未充，五脏六腑，成而未全。当外感六淫之邪，内为饮食所伤，均可出现病理现象，尤以肺、脾二脏病证更为多见，因此调治肺脾病证，是治疗小儿疾病的关键。在治疗小儿疾病时，着重调理脾胃并提出治"脾虚"，不仅在脾，还应顾及肺与肾。根据多年的临床经验，他对小儿脾虚的研究提出了"小儿感染后脾虚综合征"之新病名，并指出此病是由于小儿脾气不旺，肺卫不固，久则及肾所引起的。对此病的治疗，在健脾的同时，兼清肺热，旺背气。拟有"增免抗感方""增免方"，而获良效。对脾虚纳呆小儿所拟健脾1~4号方剂，分别对脾弱气虚，脾阳不振，脾胃阴虚，湿浊阻脾等证型有明显疗效。他还改革剂型，制成糖浆剂，并结合食疗以提高和巩固疗效。对小儿脾虚泄泻的治疗，自拟的健脾止泻方并辅以食疗指导，疗效显著。对小儿的外感咳嗽，如急性支气管炎和轻症肺炎、尤以病毒所引起者，应用清热解毒，宣肺达邪的"板（蓝根）麻（黄）汤"，可以不用西药而治愈。对夏季的小儿暑热，将人参白虎汤中之人参改为西洋参，称"清暑生津汤"，可达到益气养阴，清暑生津之目的。

113. 朱子云：喉疾之辨，源为脏腑经络

上海喉科名医朱子云先生，自幼受父传授，精研岐黄，熟读方书，极其重视喉科疾病的整体辨证。他认为喉科疾患，病虽表现在咽喉，然究其根源，实为脏腑经络之病变，故在治疗中不可见喉治喉，而应重视整体辨证论治。喉科医师，必须熟悉中医基础理论，并有相当深厚的内科临床经验者，方可任之，否则，仅执一两首吹药"秘方"而行医，鲜有不误人者。

《喉舌备要秘旨》有谓："夫喉症者，人之一身总关之际也，内通五脏六腑，外传五音五色，乃气息出入之门，声音传送之所，饮食往来必经之路，此乃真真总关之际也。谚云：一指痛，满身疾，何况乎咽喉。盖喉症所发原由，多因人之本性发来，或好食煎炒，或恣味辛酸，或淫欲无节，或喜怒不常，或劳神过度，或耽于色，或过饮酒，好勇斗狠，皆能致疾。既未能谨节于平日，又不能急治于患后，日积月累，其病根蒂深固，则牢不可拔矣。经云：毒在咽喉犹有救，毒归脏腑病难全。诸证皆从脏腑发，医从脏腑治其源。内外经络能兼治，不是仙来也是仙。"

譬如梅核气，虽表现为咽部梗胆不适，但究其根源，实为七情郁结，气机失调，治疗以疏肝理气，解郁化痰为主，又因气郁长久，郁而化热，故治疗中应兼顾阴津。朱公常选用理气不伤阴，养阴不助湿前药物，如八月札、绿萼梅、郁金、制香附、白残花、海浮石、白芍、麦冬、生甘草等，用于郁化火，痰火交阻之梅核气者，往往有良效。再如喉痈喉蛾，虽为喉部疾患，实为肺胃积热。朱公自拟"化脓汤"，方中天花粉、大黄等通腑泄热，绿豆衣、芦根清热养阴，银花、连翘、板蓝根清热解毒，再配以象贝母祛风化痰，临床使用，常获事半功倍

之功效。再如慢性咽炎，虽则患者咽干充血，然其病源多为肺肾阴虚，虚火上炎，故不宜用黄连等苦寒之品直折其火，而应滋水之源以制阳光，而苦寒之品多用易燥而化火，更伤其阴津。朱公临床上常用生地、麦冬、玄参增其阴液，茯苓、淮山药健其脾，复加太子参、玉竹补其正气，丹皮、泽泻清其虚火，临床应用，常有殊效。

《喉舌备要秘旨》还谓："夫咽喉之症，皆由五脏六腑发来。脏腑生病，其形色见于咽喉，中以内者谓之咽，中以外者谓之喉，咽喉形色各有阴阳，虚实之毒，卒然发起，牙关紧急，痰涎壅盛，气出不收，朝发夕死，是乃急症。医者不明，往往谓此为痰热，孰不知有阴阳虚实之分。外证为阳，内证为阴，虚则温之，实则泻之，有热去热，有风去风，有毒解毒，有膜去膜，有痰化痰，有涎去涎，关闭用开关药，至内面红黄白烂点，可用药散吹之，外面红肿结核，则用药散敷，结核成脓用针刺，审证用药勿慌忙。此真口诀也。"

朱公对喉痈、缠喉风及痰包等重症，常施以手术。当时有"走马看喉痈"之说，可见喉痈发病凶险，变化迅猛。朱公采用切开排脓法，往往一刀而转危为安。施术工具：用不锈钢或马口铁制成的长柄斜刀尖刀，形状类似刻字刀，柄长15～20厘米，刀头呈斜面锋刃，长1.5～2.0厘米。施术时，患者取坐位，仰面张口，助手站在患者背后，以双手固定患者头部，术者立于患者正前方施术。在喉痈切开排脓时，患者取坐位低头，术者坐于特制之矮凳上施术。施术方法：术者左手持压舌板将舌压下，使患部能充分暴露，右手拇、食、中三指如持笔状，紧握刀柄，并使刀锋斜刃能随意灵活转动。当刀头进入口腔时，要使斜刃向内，刀背沿一侧口角水平置入。喉痈排脓时，刀尖可刺入1厘米左右，待刀尖进入脓肿内后，可左右转动，使脓易排出。对痰包可用点刺法，小者点刺1～2次，大者可点刺3～5次。进刀时应观察患者，若有恶心呕吐、咳嗽者，应迅速沿原路退出刀头，以免损伤口腔。当时，会厌若发生脓肿，死亡率甚高。朱氏采用特制的弯形手术刀，先用中指摸到会厌脓肿处，然后用特制手术刀切开脓肿，患者因脓液排出而呼吸立时转畅，顷刻转危为安。此法在当时实为独特罕见，开中医喉科会厌脓肿初开之先例，救活不少危重病人，故其时上海盛传"张家膏（上海伤寒名家张聋彭善用石膏）、朱家刀"之民谣。朱氏喉科还善用外吹药，往往取到立竿见影之功。

114. 王仲奇：辨病证，溯经络，
酌盈虚，济升降

　　王仲奇，名金杰，号懒翁，安徽歙县人。数代业医，以治温热病著称。一生行医，对中医内、外科别具心得。认为治病之道，在于明阴洞阳，而用药以酌其盈，济其虚，补其偏，救其弊；又采徐泗溪"药性专长"之说，辨证立方，既用经方，亦用时方，或经方、时方并用，或单方参入复方，多收良效。临床首重望诊，不忽问诊，亦向病人解释病因，有病人赠诗云："入门先减三分病，接坐平添一段春。"处方立案字斟句酌，一丝不苟；书法精良，曾受到黄宾虹称赞。博涉诸家，变通化裁，不为前人所囿。

　　王公认为脏腑之表里，气血之周流，无不由经络相沟通。然脏腑之盛衰，气血之逆顺，亦无不与经络相关联。故王公治病辨证，处处以经络为依据，阐发脏腑气血的病变机理。如一患者病耳聋，闻声在近鸣远，呼吸以口代鼻。王公诊曰："头者，精明之府；耳者，宗脉所聚。肾主精，主生脑，开窍于耳。肾脏精气有亏，督脉精血不充，脑力亦血虚所致。"又说："督脉为阳脉之海，而终于鼻柱素髎；头象天，为诸阳之会。"耳聋此案，以督脉辨证，言其分布部位、本经穴名、功能和病状，并与脑相络，与肾相关，责之于肾脏精气亏损，督脉精血不充，脑力亦自虚弱。审因明证，追本家源，而拟益肾家之精气，以安脑和阳法治之。

　　又如一妇产后晕软，便难，心烦，欠寐，嗳逆，头眩诸证迭见，王公诊为："热伤营络，胎之失所养而产；产后复热兼旬，任脉之阴被吸，小溲痛苦，难以名状。盖任脉起于少腹以下骨中央，女子入系廷孔也。任脉隶属于肝，任脉既伤，肝藏血，肝阴愈耗，肝气愈横……肝为刚脏，诚恐一厥再厥。拟用养肝之血，舒肝之气。"于此案，见病辨证，循流探源，察标洞本，注意把脏腑、气血的病变与经络联系起来，认定病证的指归，从本论治，而可使刚脏得以涵养，木郁得以条达。

　　斯证，新产去血过多，突然昏晕，面色苍白，心悸馈闷，甚则昏不知人，眼闭口开，手撒肢冷，冷汗淋漓，舌淡，苔少，脉微欲绝或浮大而虚。血去过多，心失所养，神明不守，则令昏晕，心悸愦闷，或昏不知人；阴血暴脱，不能上荣

于目，则瞑冒眼闭；气随血脱，脾阳衰微，故面色苍白，口开，手撒肢冷；营阴暴虚，孤阳外泄，则冷汗淋漓。舌淡，苔少，脉微欲绝或浮大而虚，为血虚气脱之征。治疗总宜益气固脱。可用清魂散为主，药用人参、荆芥、泽兰叶、川芎、甘草。方中人参、甘草补气固脱；荆芥理血升散以达清空；川芎活血上行头目，合泽兰辛散芳香以醒神。心清神醒之后，继之则应大补气血，方可用加味当归补血汤。如产后恶露不下，或下也甚少，小腹疼痛拒按，甚则心下满闷，气粗喘促，恶心呕吐，神昏口噤，不省人事，两手握拳，面色青紫，唇舌紫暗，脉涩有力，此乃新产感寒，内袭胞中，余血浊液遇寒则凝滞，停蓄于内不得下出，故恶露不下，或下也甚少；瘀血内阻，故小腹疼痛拒按；败血停留，气机不畅，逆上攻心、攻肺、攻胃，攻心则扰乱神明，清窍闭塞，以致神昏口噤，不省人事，攻肺则肺失清肃之职，证见心下满闷，气粗喘促，攻胃则胃失和降，而见恶心呕吐；瘀血内停，筋脉失养而拘急，故两手握拳，为闭证之象；面色青紫，唇舌紫暗，脉涩有力，为血瘀之征。

王公重视经络辨证，非仅以上所举，如辨治中风、黄疸、蓄血、瘕癖、胀满等，每每从此着眼，无不得心应手。如某患初诊时眩晕，举步浮荡，记忆善忘，语言滞涩，脉濡稍弦。诊曰："肾脉起于心，入眼中，络于舌"，此乃"肾脏精髓有亏，脑力为之不赡，宗脉失所荣养为病"。拟填下强阴法，药用淡苁蓉、金钗石斛、潼沙苑蒺藜、龙骨、牡蛎、炙龟板、覆盆子、远志肉、淮牛膝、甘枸杞、金毛狗脊、楮实子等。半月后三诊之时，病患则精气较复，宗脉渐荣，眩晕已安，步履稳健，语涩较利，记忆稍强。宗原意拟膏方调理补摄之，逾二月渐愈。本案说明中风发病由于内虚，并有经络、脏腑各异，何处有损，何处即当病，故治疗当扶其不足以安脏腑，荣经络而和风阳。王公善于察病机，审气宜，以防暗痱于必然也。

王公认为："阴阳五行，参伍错综，迭相为用。气有偏胜，故理有扶抑。其间轻重矢余，酌其盈，济其虚，补其偏，救其弊，审察于毫厘之际，批导于却窾之中。"这是他一贯倡导的基本观点。所谓"酌盈济虚"，主要是针对"气有偏胜"的病变而采取的扶抑或升降措施。

王公制方遣药，务求切合病情。《医学源流论》谓："药之治病，有可解者，有不可解者。如性热能治寒，性燥能治湿；芳香则通气，滋润则生津，此可解者也。如同一发散也，而桂枝则散太阳之邪，柴胡则散少阳之邪；同一滋阴也，而麦冬则滋肺之阴，生地则滋肾之阴。同一解毒也，而雄黄则解蛇虫之毒，甘草则解饮食之毒，已有不可尽解者。至如鳖甲之消痞块，使君子之杀蛔虫，赤小豆之消肤肿，蕤仁生服不眠，熟服多眠，白鹤花之不腐肉而腐骨，则万不可解者。此乃药性之专长，即所谓单方秘方也。然人只知不可解者之为专长，而不知常用药之中，亦各有专长之功。后人或不知之，而不能用，或日用而忽焉，皆不能尽收药之功效者也。知医者，当广集奇方，深明药理，然后奇症当前，皆有治法，变化不穷。"临床要注意选择具有针对性药物，或以单方参入复方，或时方与经方并用。如治胃病，善用栝楼薤白半夏汤合左金丸，取单方力专而厚。因药"各有功能，可以变易血气以除疾病，此药之力也"。药犹如劲兵，专走一路，则先以破垒擒王。辨证用之，每服良药。又如治脾胃病及脘腹痛诸疾，王公善用法半夏，取其引阳入阴，升发脾土之阳气，由阳而化阴，以和胃通阴阳。一患者"脘中时或发作如饥，食即安适，不食则难过殊甚；或如击伤，夜卧则觉有气串动，忽上忽下，大便溏薄，嗳气泄气则舒，脉弦滑。"王公诊为"肠胃并病"，治当两顾，药用法半夏、橘红衣、旋覆花、无花果、淮小麦、生米仁、白豆蔻、野茯苓、炒谷芽、神曲、佩兰等。一诊后，"脘中作嘈难过业已舒适，肠腑逆气串动亦见平伏"；二诊后病即告愈。这其中与以法半夏为君药是有很大关系的。

　　治泄泻，王公尤喜用蛇含石。如曾在接治程门雪先生用调理脾肾法治疗慢性泄泻的处方上写了批语："此方可服，再加蛇含石四钱。"原为屡服不效的方子，经王公分析后仅加药一味，多年的宿疾竟出奇地治愈了，由此程老深慕王公医术的精通。王公的治案中，类似的用药经验很多。如治泄泻，他善用海蛤粉、乌梅肉；治淋浊，擅用川萆薢、紫贝齿；治不寐，常用法半夏、龙骨、牡蛎；治痢疾，每用禹余粮、赤石脂、莱菔子；治哮喘，则用甜葶苈、鹅管石、法半夏；等等。体现出王公既注重药性专长，又能辨证立方，既守法度，又不拘泥的用药风格。

115. 夏翔：脾肾为本，气血为治，益气活血为要

　　夏翔先生认为，多种威胁中老年人生命质量及生命安全的慢性疾病及疑难杂病，如慢性炎症性疾病、心脑血管疾病、肿瘤、内分泌代谢疾病、自身免疫性疾

病等，是现代医学面临的难题，中医学的独特理论及临床经验可在这些领域发挥重要作用。尤其是中医学有关脾肾和气血的学说，渗透着现代免疫学和血液流变学思想，更为此类疾病的诊治开拓了思路。因此，提出脾肾为本，气血为治，益气活血为要的学术观点。

脾为生气之源，主运化。饮食物消化吸收，化为精微，并输布散。故《素问》说："脾胃者，仓廪之官，五味出焉。"《素问》又说："食气入胃，散精于肝，淫气于筋。食气入胃，浊气归心，淫精于脉。"脾主运化，脾胃化生之水谷精微，能够充养先天精气，并与自然界之清气相互结合构成人体一身之气，从而发挥充养全身、促进各脏腑组织功能正常进行的作用。正如《类经》所说："脾主运化，胃司受纳，通主水谷。"《医方考》亦云："夫脾胃者，土也。土为万物之母。诸脏腑百骸受气于脾胃，而后能强。"脾气健运，气血化源充足，侧脏腑得养，机体功能正常；若脾失健运，气血亏虚，则脏腑失养，机体虚弱。"元气之充足，皆有脾胃之气无所伤，而后能滋养元气。若胃气之本弱，饮食自倍，则脾胃之气即伤，而元气也不能充，而诸病之所由生也。"

李中梓在《医宗必读》中说："一有此身，必资谷气，谷入于胃，洒陈于六腑而气至，和调于五脏而血生，而人资之以为生者也，故曰后天之本在脾。"李东垣在《脾胃论》中说："百病皆由脾胃衰而生也。"人体发生疾病，不外乎阴阳盛衰，气血失调，五脏六腑失和。脾胃为后天之本，脾健则气血生化有源，阴阳盛衰易于纠正。亦如李东垣所说，"治脾胃即所以安五脏""调脾胃以治五脏"。调理脾胃，有助于五脏六腑的功能协调。脾属阴土，而位居中央，具坤静之德，乾健之运，既能运化水谷精微，又主人身气机升降。若脾气旺盛，则健运斡旋，交通上下，灌溉四旁而生气不竭。故人体之气血阴阳充盛，五脏六腑之功能协调，皆有赖于脾胃功能的正常发挥。只有脾气健运，谷气输布，生机才能活跃。近代周慎斋曾总结到："诸病不愈，寻到脾胃而愈者，甚多。"重视脾胃的另外一层含义，是药物入口，全赖脾胃运化转输，脾胃功能健全，药物才能最大限度地吸收，并使药到病所，发挥疗效。

肾为生气之源，为元气生成之源。元气发源于肾，是由先天之精所化，故又名先天之气。元气虽有先天之精所化，但其形成必须赖后天之精充养，才能不断发挥作用。其先天之精气，禀受于父母，是构成人体的原始物质；而后天之精则源于饮食水谷，是人出生后由脾胃运化而形成的水谷精微中供脏腑应用后剩余的部分，即如《素问》所说："肾者主水，受五脏六腑之精而藏之。"先天之精与后天之精密切相关：先天之精能推动和激发后天之精，后天之精则能培育和充养先天之精，两者相互为用，共同构成肾中之精，并化生肾中之气，即元气，故曰"肾为生气之源"。正如《医门法律》所说："人身血肉之躯皆阴也，父母构精时一点真阳，先身而生，藏于两肾之中，而一身之元气由之而生，故谓生气之源。"《脾胃论》还云："真气又名元气，乃先身生之精气也，非胃气不能滋之。"

夏先生认为，脾肾二脏，是生命良性循环的根基。《医学衷中参西录》云："肾为先天之木，性命之根；脾为后天之本，生机所系。盖人之元气，根基于肾……培之于脾。"元气乃人体生长发育的物质基础，脏腑功能活动的物质动力。脾肾强健，则元气充盛，生机活跃，脏腑各司其属；脾肾虚馁，必元气虚损，脏腑失养，生机衰减。同时，气血乃元气形之于外的具体体现。《医碥》云："气与血，并根柢于先天，而长养于后天。"《医学正传》谓："夫人身之正气，与血为配，血行脏中，气行脉外……气血并行，周流乎一身之中，灌溉乎有骸之内，循环无端，运气不悖，而为生生不息之妙用也。"故血充气和是机体健康的表现，血气不和，百病乃变化而生。

求治于中医的多种慢性顽症及疑难杂病，大多病因繁杂，证情错综；多为本虚标实之证。本虚，以脾肾元气亏损为主；标实，以血瘀入络必见。故气虚血瘀为最基础病理机制。其依据一，上述疾病大多发生于中年以后。《素问》云："年四十而阴气自半也。"《灵枢》曰："壮者之气血盛……气血通，营卫之行不失其常……老者之气血衰……气道涩，五脏之气相搏。"由此说明，年长脏衰可致气虚血瘀。其依据二，《素问》谓："邪之所凑，其气必虚。"《医林改错》曰："元气既虚，必不能达于血管，血管无气，必停留而瘀。"故久病难病每致邪稽气伤，"入络为瘀"。

现代医学研究亦证明，机体器官功能增龄性减退，免疫功能异常，血液循环障碍等因素，均与此类疾病的发生、发展密切相关。而益气活血法，能够通过调节机体免疫、神经、内分泌、循环等系统的功能，达到治疗疾病、维持内环境相对稳定、延缓衰老等目的。

许多患者出现脾肾阳虚，丹田无力，导致中气不足，气不归根，生新不足，吐故无能，成为老年病，虚实夹杂，以虚为本，这是疾病趋向难治化的病理关键。其下虚症状，在形体上表现为腹肌虚弱无力，喜温暖，喜按压，腰酸腿软，步履蹒跚，行动迟缓，不耐行走，平衡性差，容易跌倒；脾肾功能方面则表现为消化吸收及排泄功能减退，腹胀，纳呆，致使体重下降或骨瘦如柴，精力不足，性欲减弱，阳痿，早泄，尿频或小便清长，形寒肢冷，足部尤甚等症状。上实方面，表现为呼吸急促表浅，肺气胀满，痰涎壅盛，上气咳喘，呼多吸少，动后尤甚，经常紧张、焦虑、恐慌、疲乏、郁闷及情绪不稳，并且难以自我放松；同时伴随头昏脑涨或头晕头痛，记忆减退，白天哈欠连连，夜间则有失眠或多梦等心神不宁之表现。总之，下虚多为膈下的腰、腹、腿、足的虚软、疲弱脾肾功能减弱等诸多症状，上实多表现为膈上的肺气胀满，咳痰喘息及头、颈、肩、背和胸部的紧硬胀满以及精神紧张焦虑难以放松等症状。

夏先生倡导脾肾为主，气血为治，在辨证与辨病相结合的原则指导下，以益气活血为主要大法，合并他法，辨治各种慢性顽症、疑难杂病以及老年病。如对呼吸系统顽疾，突出扶正祛邪并用的思想，常重用黄芪，取其益气补元，托毒生肌的功效，亦用其提高机体免疫力，扩张血管，改善微循环，促进炎性损坏组织修复的药理作用。久治难愈的间质性肺炎，以益气补元，活血化瘀为主法，佐以养阴清肺，化痰通络，以及平肝降气，温肺通阳等法，获得满意疗效。又如补阳还五汤加减化裁多方，广泛用于治疗心脑血管疾病，是以健脾补肾，益气活血，他痰通络为主要治疗原则，即使对于阴虚肝旺的患者，只要无肝阳暴张急象，也用之不殆。只是辅以滋阴平肝之品，临床观察，其远近期疗效均明显提高。

116. 徐小圃：小儿以阳气为本

徐小圃先生是民国时期著名的温阳派大家，幼承庭训，家学渊源，弱冠时即出而问世，并名扬沪滨。后得山阴祝味菊先生善用温阳药的经验，运用伤寒方以治少小疾苦，用药果敢审慎，屡起沉疴。晚年医名更著，求诊者日盈门庭。积数十年的实践经验，对于中医儿科学术的发展，做出了绝大的贡献。

《颅囟经》中提出："凡孩子三岁以下，呼为纯阳。"历代儿科医家对"纯阳"含义论述颇多。徐公则认为所谓"纯阳之体"，是指小儿脏腑娇嫩，形气未充，在生长发育过程中具有"生机蓬勃，发育迅速"的生理特点。年龄愈小，生长发育的速度也愈快，犹如旭日初升，草木方萌，蒸蒸日上，欣欣向荣。

古代医学家就把小儿这种生理现象称为"纯阳"。故小儿是以阳气为本，一旦护理失宜，寒暖失调，则外易为六淫所侵，内易为饮食所伤，发病之后，往往容易出现种种阳气受损之证。而阴为体，阳为用，阳气在生理状态下是全身动力，在病理状态下又是抗病主力，此在儿科尤为重要。因此，治小儿疾病必须时时顾及阳气。徐公推崇陈复正"圣人则扶阳抑阴"之论，方案中常有"气阳不足""气阳式微""阳虚湿盛"。对此等病证，治疗采用扶阳温肾，温阳化湿等方法。

小儿属"纯阳"之体，但"纯阳"二字蕴涵着"稚阳"的意思。纯阳学说阐明小儿生机蓬勃、发育迅速，以及脏腑娇嫩、形气未充的生理特点，临床表现为阳热证多于阴寒证，且易化燥伤阴，化火生风，病情变化迅速的病理倾向。所以，针对"纯阳"所包含的小儿生理病理特点，小儿时期能适应生理上的不断地向完善和成熟阶段的发展，就是有赖于阳气的生发作用，即"小儿以阳气为本。"而小儿脏腑娇嫩，形气未充，易受邪袭，若病中阳气受损，正不胜邪，则邪势嚣张，易传易变，且传入里，这是造成疾病向重危方面转化的内在因素。徐公认为"阳气在生理状态下是全身的动力，在病理状态下又是抗病的主力"，正是说明了阳气在小儿生长发育过程中的重要作用。因此，在小儿疾病治疗中，应遵循余梦塘《保赤存真》所云："真阴有虚，真阳亦有虚，此不可徒执纯阳之论。"阳可统阴，阴不能统阳，所以在临床上应处处以维护阳气为首要任务。

小儿生机蓬勃，发育迅速，而且体质以"阳多阴少"的"不均衡质"为主，所以饮食宜以清淡易消化而富有营养为准则，忌辛热肥厚之品，多食新鲜蔬菜瓜果等清热润肠甘寒之品，以保持大便通畅。还要注意襁褓小儿衣着既要注意保暖，也要注意不宜过热，以防汗出阳气散发太过，损伤阳气，尤以头凉为要，还应"宜时见风日"。这样，不仅可以减少疾病的发生，而且可以指导体质的重建，使"不均衡质"向均衡质转变。

《黄帝内经》谓："阳气者，若天与日，失其所，则折寿而不彰。"就是说，阳气为人体生命之根，阳气（功能）是生命的主导者，阴体（肉体）是从属者。而人体的阳气像天上的太阳，失去了太阳、大地就会万物枯亡；人失去了阳气，就会减损寿命或夭亡。所以，养生治病均应以顾护阳气为本。

"阳化气，阴成形。"阳化成身体所需的能量，阴形成人的身体。而有形之躯壳，皆是一团死机，全赖这一团真气运行其中，使死机遂成生机。其实，人身立命就是一个"火"字，真气命根是也。人活一口气，即此真气。阳气就是真气，储藏在肾里，也就是我们所说的元气。常说的元气大伤，即是伤了阳气。事实上，万物生长靠的就是太阳，其他的都是从属的。阴阳的相互平衡，也是"阳主阴从"的动态平衡，因为大到自然界小到人体，都是以阳为主，以阴为从的。包括我们对天文、气象、历法的认识和设立，以及万物生长存亡的变化，都决定和依赖于阳光。

无论养生还是治病，无不采用顺应自然、因势利导的大智慧，能抓住"肾为先天之本"这个遗传所决定了的体质根本和"脾为后天之本"这个生命赖以维生的关键，就能解决先天与后天两者的调节改善。

另外，小儿"肉脆，血少，气弱"，属于稚阴稚阳之体。外感病证在儿科属常见，尤其是一些时行疾病多在幼儿期罹患。外感病的过程，亦即正邪纷争的过程，治病的基本精神即在助正气，祛邪气。小儿脏腑娇嫩，如肆用寒凉，妄加消导，每易伤及正气，正如万密斋所谓"邪气未除正气伤，可怜嫩草不耐霜"。徐公根据冯楚瞻"邪凑之实，必乘正气之虚，若不顾正气之虚，惟逐邪气之实，其有不败者几希"之语，主张治小儿疾患以维护正气为第一要着。他认为冯氏所云"但使营卫和平而常行，则客邪不攻而自散。使正气自行逐贼，则邪气退而正气安然，如浮云一过，天日昭明"，诚精辟之论，并指出儿科扶正，当以阳气为主，外感病扶正达邪，重在益阳解表。证之实践，确有不少病例由于气阳不足，致邪势鸱张或逗留不退者，此时若于解表剂中加附子温阳，常能达到扶正不助邪，祛邪不伤正的目的。

117. 陈作霖：情志致病，必取厥阴

作霖先生出生于中医世家。童年时，因其父陈耀堂病误于医，愤而习医，从乡先辈丁甘仁先生，尽得其秘，各噪沪上。先生幼承家学，受父熏陶，乐操医业，在随父行医中深深体会到"医之所病病道少"之理，从此，探《灵枢》，问《针灸甲乙经》，孜孜不倦。从事针灸临床已40多个春秋，以敏捷的思路，丰富的学识，勇于开拓的精神和独特的经验，赢得了学界的敬重。他擅长辨证，取穴

少而精当，主张以针灸为主，药物为辅，治愈了大量患者。

情志发于五脏。《素问·阴阳应象大论》说："天有四时五行，以生长收藏，以生寒暑燥湿风。人有五脏化五气，以生喜怒悲忧恐。"《素问·天元纪大论》又说："天有五行御五位，以生寒暑燥湿风。人有五脏化五气，以生喜怒思忧恐。"《灵枢·五变》说："……其心刚，刚则多怒，怒则气上逆。"《灵枢·九针论》云："精气并肝则忧，并心则喜，并肺则悲，并背则恐，并脾则畏，是谓五精之气，并于脏也。"《素问·宣明五气篇》也有类似论述："精气并于心则善，并于肺则悲，并于肝则忧，并于脾则畏，并于肾则恐，是谓五并，虚而相并者也。"尽管上述经文在文字表述上略有不同，但都论述了脏腑功能对情志活动的影响。

情志不遂虽可影响到五脏六腑，但主要与心、肝关系最为密切。在日常生活中，喜、怒是最易出现的情志病变。"喜伤心""怒伤肝"，心肝多为情志所伤。心肝两脏，归经皆为厥阴、手足厥阴，经气相通，因此凡临床见到情志不和，或证在心肝，兼有情志异常者，取厥阴经穴予以治疗。其中疏肝必取足厥阴肝经之太冲穴、手厥阴心包经之内关穴与之相伍。太冲为肝经之原穴，脏病取原。肝气郁结，太冲取以疏肝理气；肝血瘀滞，太冲取以化瘀消滞。内关为心包经络，通于三焦，三焦主气，厥阴主血，内关可兼施。内关又通于阴维，有宽胸理气之功。太冲、内关相配，可治疗多种疾病。如厥阴头痛，乳痈，肝郁犯脾之泄泻、呕吐，肝胆湿热之胁痛等，多与情志有关。

作霖先生施行针灸，不忘辨证。认为辨证论治，包含着相互联系的两个内容，是认识疾病和解除疾病的过程，是中医治疗的特点，对针灸临床起着必不可少的主导作用。倘若废弃辨证而施行针灸，头痛医头，脚痛治脚，将会像瞎猫逮鼠那样，事倍功半。他将辨证论治思想贯穿于针灸临床的始终，使自己每每在针灸临证时出奇制胜，取得良效。

在临床上遇到不同的疾病，只要证候相同，或病在同一经脉，便可用同样的方法选穴治疗；而同一病种，其证候不同，或病不在同一经脉上，其治疗选穴方法也就不同。譬如，落枕与急性腰扭伤是两种不同的疾病，若疼痛部位均在督脉经上，都可用人中穴治疗；若在太阳经上，皆可取后溪穴治疗。又如，失眠，虽然同是不寐，但其有"心脾血虚""心肾不交""胃不和"等不同的证候，在治疗选穴上亦有所不同。如心脾血虚取神门、三阴交；心肾不交取神门、太溪，灸涌泉；而胃不和卧不安者，取足三里、阴陵泉、内关等穴予以治疗。

就辨证论治而言，在针灸临床上有辨经取穴与辨证取穴之区别。辨经取穴是以"经脉所过，主治所及"的治疗原则为指导，根据经脉循行规律进行取穴的一种治疗方法。辨证取穴是以脏象学说为基础的。《灵枢·海论》曰："夫十二经脉者，内属于府藏，外络于肢节。"即通过四诊、八纲进行全面分析、归纳，然后选穴配方。因此，脏腑疾病到辨证取穴为主。辨经取穴与辨证取穴虽是两种方法，但在临床上又不能截然分开。对于某些疾病应辨证取穴与辨经取穴互变，才可取效迅速，运用灵活。

作霖先生临床重视后天。"夫精者，身之木也""肾主藏精"，肾为人的先天之本；脾胃为"水谷之海""气血生化之源"，为人的后天之本。精者，乃构成人体的基本物质，又为维持人体各种生理机能和物质之基础。先天之精，与生俱来，藏于肾中；后天之精，源于饮食水谷，由脾胃生化而得。先天之精有赖于后天之精的充养，后天之精全仗于先天之精的煦蒸。在临床上，应多注重补益人体的后天。人之生，先天之精已成，而后天之本当善调之。饮食入胃，脾胃健运，则水谷得化，精微得输，五脏得养，人体得充，即所谓"胃气壮，五脏六腑之气皆壮也"。故对一些体弱、消瘦、失眠等属气血生化乏源，精微不足，无以充养者，多以脾胃入手。尤其当患者年逾不惑之时，人随时日而年长，体力则随之耗散，当充其后天，生其气血，调其阴阳。对消化系统疾患不仅从脾胃两经论治，而某些长期患有慢性消耗性疾患，亦须重视调理脾胃。因为脾胃健运，生化有源，气血旺盛，则诸疾痊愈有望，正可谓"正气存内，邪不可干"也。

118. 秦亮甫：和调五脏，辨识经络，尤崇督脉

秦亮甫先生是武进人氏，上海名医。全国首批500名名老中医专家之一，上海市继承老中医学术经验继承班一、二、三届指导教师。亮甫先生认为，疾病的产生是整体功能失调、脏腑经络病理变化的反应。脏腑与经络本身就是互为络属，互为相应的。人体的经络，是全身气血往来循行的通路，它内属五脏六腑，外联官窍关节皮毛，将脏腑肢体联成统一的机体。当邪气侵入人体时，由于病的性质不同，脏腑功能、气血盛衰的不同，致使受邪的部位以及发生的症状亦各有

不同。这些症状，可以由脏腑功能异常反映出来，亦可从它们所络属的经络循行的通路上反映出来。正如《灵枢·邪客》所云："肺心有邪，其气留于肘；肝有邪，其气留于两腋；肾有邪，其气留于两腘。"说明了脏腑与经络的密切关系。临床诊治过程中用脏腑、经络理论相结合的辨证方法，更能察疾病之分毫，有利于疾病治疗。

经络是人体经气运行的通道，又是疾病发生和传变的途径。它分布周身，运行全身气血，联络脏腑肢节，沟通上下内外，使人体各部相互协调，共同完成各种生理活动。故当外邪侵入人体，经气失常，病邪会通过经络逐渐传入脏腑；反之，如果内脏发生病变，同样也循着经络反映予体表，在体表经脉循行的部位，特别是经气聚集的腧穴之处，出现各种异常反应，如麻本、酸胀、疼痛，对冷热等刺激的敏感度异常，或皮肤色泽改变，或见脱屑、结节等。《素问·脏气法时论》说："肝病者，两胁下痛，引少腹……肺病者，喘咳逆气肩背痛。"胁下、少腹、肩背，便是该脏经络循行之处。正由于经络系统能够有规律地反映出若干证候，因此，临床根据这些证候，用经络辨证的方法，可进一步确定病变性质。经络辨证与脏腑辨证互为补充，二者不可截然分开。从病理传变而论，脏腑经络又可分人体的内外，病理传变又有脏腑经络病变的先后之分。病在外在浅，往往病变在经在络；病在内在深，往往病变在脏在腑。脏腑辨证和经络辨证相结合，更能分辨疾病的部位，疾病的传变趋势以致因势利导，驱邪于外，疗疾于须臾。从治疗角度而论，临证治疗、脏腑经络一并审视，从中寻找侧重的一方。疾病在浅的属经络病，涉及面窄，诊治中可以重经络轻脏腑，有的只顺循经或局部取穴，可少考虑脏腑；而疾病在内的属脏腑病，侧重于脏腑气机、阴阳的调理，取穴偏重于俞、募、输、合、五俞母子补泻。但脏腑已涉及经络者，根于脏腑，达到病所则重取俞、募而兼取郄、络。

亮甫先生还力倡"针药结合内服外治综合应用"的治疗方法。内服外治综合应用的治疗方法，源于脏腑、经络辨证相结合的学术观点，内服外治，用常法亦用变法，根据脏腑经络的联络关系，用内服中药以调脏腑功能，亦用循经论治的方法以驱顽疾；根据脏腑经络先后的传变关系制定出何时内服，何时外治的治疗方案；亦根据仲景的"知未病""知肝传脾，当先实脾"的理论，用针或灸，施以手法，或补或泻；用中药内服或温或寒，内泻外补或内补外泻来达到"治肝实脾"之效果；亦在寒热夹杂，虚实夹杂的疑难病中，施以内服外治，用以寒热反激，补泻逆从的手法给予综合治疗，以达到疗病之目的。

亮甫先生还十分推崇督脉理论，重视督阳的调动。"督脉起少腹以下骨中央，女子入系庭孔，其孔溺孔之端。"他还在临床上不断发展和应用督脉理论。督脉是诸阳之会，诸阳之帅，通达手足三阳经，因此，对于人体的阳气的协调，应首推督脉之阳。用督脉治疗神经系统疾病，包括结核性脑炎后遗症、震颤麻痹症、神经官能症和顽固性失眠等，其机理应用了督脉"上贯心""入络脑"的理论，针刺督脉施以泻法，来平督脉之阳气，使其振奋心阳，静脑宁神，施补法以之培补真阳，补脑益髓。

用督脉治高血压，其机理是潜阳先潜督脉之阳。高血压根本病机是阴阳失调，明虚而阳亢，或阳亢不可制约。用督脉叩打使之微微出血的方法来泄阳，再则用养阴潜阳，重镇利水的中药做成外治药袋，枕于风府、大椎穴处，加用芳香的药，使药性透入百会，以此达到协调督脉阳气。用督脉治寒喘，寒喘是人体感受外寒、卫阳不能通达，肺气失去宣降。因此，辛温通阳的中药配止咳定喘的中药做成外敷药敷于大椎穴之上，以温煦督脉，以帅卫阳而祛邪治病。用督脉以治痿瘫诸证，包括四肢不用，阳事不举等。痿证是因元阴元阳不足，经络气血不通所致。针刺督脉穴痊，培补真阳，疏通经气，肾脉贯脊，可取督补肾，使之上下贯通，阳气通达，元阴充养，则痿瘫诸证可愈。

119. 哈荔田：临床调经者有"五要"

哈荔田先生是著名中医妇科专家。其父哈振冈亦长于妇科，先生幼时遵循家学，19岁即开始随父临证。1935年毕业于华北国医学院。就学期间，师古酌今，深得施今墨、周介人、范更生等名家赏识。毕业后即在天津与其父同室执业，在中医妇科方面造诣颇深。毕生勤于学习，善于思考，对妇科月经病有独到的认识，认为产里月经病的具体原因是多方面的，但本质上都是种种因素导致了肝、脾、肾三脏的功能紊乱，乃气血、冲任二脉失调的结果。因此，治疗月经病宜多从调治脏腑机能，调和气血、冲任入手。

景岳的《妇人规》谓："经血为水谷之精气，和调于五脏，洒陈于六腑，乃能入于脉也。凡其源源而来，生化于脾，总统于心，藏受于肝，宣布于肺，施泄于肾，以灌溉一身。在男子则化而为精，妇人则上为乳汁，下归血海而为经脉。但使精气无损，情志调和，饮食得宜，则阳生阴长，而百脉充实，又何不调之有？苟不知慎，则七情之伤为甚，而劳倦次之。又或为欲不谨，强弱相凌，以致冲任不守者，亦复不少。此外则外感、内伤，或医药误谬，但伤营气，无不有以致之。凡人有衰弱多病，不耐寒暑，不胜劳役，虽先天禀弱者常有之，然以气血方长，而纵情亏损，或精血未满，而早为斫丧，致伤生化之源，则终身受害，此未病之先，所当深察而调之者也。"

《妇人大全良方》谓："夫妇人月水不调者，由劳伤气血致体虚，风冷之气乘也。若风冷之气客于胞内，伤于冲任之脉，损手太阳、少阴之经。冲任之脉皆起于胞内，为经络之海。手太阳小肠之经、手少阴心之经也，此二经为表里，主上为乳汁，下为月水。然则月水是经络之余，若冷热调和，则冲脉、任脉气盛，太阳、少阴所生之血宣流依时而下。若寒温乖适，经脉则虚。若有风冷，虚则乘之，邪搏于血，或寒或温，寒则血结，温则血消。故月水乍多乍少，故为不调也。"月经主要成分是血，但血与气关系密切。气为血之帅，血为气之府，月经失常，往往与气的失常有很大关系。如气之寒、热、郁、虚、逆、陷亦可致血之寒、热、滞、脱、逆、崩漏等。即使病在血分，仍须配合调气之法，才有利于病情的恢复。如血寒配以温经理气，血热宜凉血清气，血虚则补血益气，血瘀要破瘀行气，血脱要补气固脱等。所以，要调经养血，必不可忽视调气。

一者，《素问·举痛论》曰："百病生于气也，怒则气上，喜则气缓，悲则气消，恐则气下，寒则气收，炅则气泄，惊则气乱，劳则气耗，思则气结。"张介宾注曰："气之在人，和则为正气，不和则为邪气。凡表里虚实，逆顺缓急，无不因气而至，故百病皆生于气。""百病生于气"的观点表明，致病因素是造成人体气机失调后而导致疾病发生的，所以，治疗百病当以调气为要。气是构成人体和维持人体生命活动的最基本物质。气机调畅，则五脏六腑气化功能正常进行；反之，气机失调，则五脏六腑气化功能失常，机体新陈代谢失衡，势必百病丛生。因而，在病理情况下，必须注重调节气机的升降出入运动，采取"补其不足，损其有余，郁者散之，散者收之，上者降之，下者升之"的方法，使气机升降出入失调归于相对平衡协调的正常状态。如《灵枢·刺节真邪》说："用针之类，在于调气。"

《素问·至真要大论》说："疏其血气，令其条达，而致和平。"明朝方孝孺说："能探风雅无穷意，始是乾坤绝妙词。"能清晰释析斯论的《景岳全书》指出："气之为用，无所不至，一有不调，则无所不病。故其在外，则有六气之侵；在内，则有九气之乱。凡病之为虚为实，为寒为热，至其变态，莫可名状。欲求其本，则止一气字足以尽之。盖气有不调之处，即病本所在之处也"；"所以病之生也，不离乎气；而医之治病也，亦不离乎气。但所贵者，在知气之虚实及气所从生耳"。

由此看来，"百病生于气"的观点对后世医家影响深远，在疾病的治疗中尤其强调"调气为要"的疾病治疗观。同时还应保养精神，益气全形，形与神俱，尽终天年，使气不"上"不"下"，不"缓"不"消"，不"收"不"泄"，不"结"不"乱"，从而使气机的升降出入运动归于正常，以达到《素问·至真要大论》所言之"谨察阴阳所在而调之，以平为期"则"正气存内，邪不可干"。故调"气"可使病理产物泄利排出体外。

二者，调经肝为先，疏肝经自调。肝藏血，主疏泄，性喜条达冲和，与女子月经及胎孕关系密切，有"肝为女子先天"之说。肝气平和，气机条畅，则血脉流通，血海宁静。如因忧思郁怒损伤肝气，则木郁不达，化而为火，引起诸多病变。妇女由于生理上的特点，肝经病变较多。肝肾同源，而冲任隶属于肝肾。故妇女疾患虽与五脏六腑皆有关，然与肝肾最为密切。肾为先天之本，主藏精而寓元阳，主生殖而系胞胎。女子的天癸来源于肾气，天癸是肾气充盛之后的产物，又是促进女子生长发育的重要物质。肾气肾水充足，则精血充足，天癸按期而至，生长发育健旺。妇女经、带、胎、产、乳之生理变化，与肾主生殖的功能健全密切相关。其生殖生理功能，从七岁肾气盛，二七天癸至，三七肾气平均，直至七七天癸竭，皆受肾气盛衰之主宰。肝则为藏血之脏，与冲任血海有关，主情志。女子以血为用，其一生中，经、胎、产、乳，数耗阴血，故肝经血虚，血海不充，是常见之病理改变。妇女有"善怀多郁"之心理特点，易于怫郁，易致肝郁气滞，气滞则血亦滞，而罹患多病。肝经布胁肋，乳头为其所辖，乳部疾病亦常与肝有关。故历代许多医家如叶天士，等都有"女子以肝为先天"之说。

临床凡月经失调诸病，兼见精神抑郁，胸胁满闷，乳房及少腹胀痛者，多由肝气郁结所致，治当以疏肝为主，多以逍遥散为主方随证加减。这里要注意，肝为刚脏，体阴而用阳，疏肝解郁不可一味用香燥劫阴之品，而应适当佐以肝经血分之品，如当归、芍药、首乌等，否则易化燥化火，变生他证。特别是由于肝血不足，或肝肾阴虚，水不涵木所致之月经涩少，闭经等疾患，也常兼有少腹微胀，胁肋隐痛等肝郁症状，治疗时应以滋水涵木，养血柔肝为主，于大队滋肝养血益肾药中，少佐香附、柴胡等疏肝之品，以遂其条达之性，助其升发之机。

三者，应扶脾保胃。脾胃为后天之本，气血生化之源，冲脉隶于阳明，妇女谷气盛则血海满盈，经候如常。如脾胃失调，化源不足，则可致月经异常。至于扶脾保胃，可根据证情的寒热虚实，采取温清补泻的治疗原则。一般脾病多虚多寒，胃病多实多热。但脾虚必兼湿盛，胃热常有阴伤，故脾病用药以温阳、益气、升清、燥湿、化湿为主，胃病用药多以和胃降逆，清热养阴为主。另外，调治脾胃尚须注意脾胃与肝、肾的关系、从而采取从肝治脾、从肾治脾的方法。

四者，勿忘滋水养火。肾为水火之脏，是产生月经的本源。"滋水养火"也即滋补肾阴肾阳，使阴阳调和，以达到养血调经的目的。一般说来，补肾阴应兼养肝血。因肝为肾之子，子虚能盗母气，子充则令母实。又因肾为"封藏之本"，故宜加用补肾固精之品。肾阴虚损，可致明虚阳亢，血海不宁之月经先期、过多或崩漏下血等，治宜滋补肾水，兼予介类潜藏，切忌苦寒降火，重竭真阴。肾阳虚有肾气虚、肾阳虚之别。肾气虚可见腰酸膝软，倦怠无力，发育不良，性欲淡漠等证，肾阳虚则兼见肢冷畏寒，小腹冷痛等肾气虚寒之证。总的说来，有寒象者为肾阳虚，无寒象者为肾气虚。另外，肾阳虚往往可致命门火衰，火不生土，以致脾阳失健，脾虚则不能助肺益气。所以，温补肾阳尚须兼补脾肺。

五者，因时、因地制宜。在月经周期内的不同阶段，其生理病理特点不同，因此在调治月经病时，尚须依据经前、经后、经时、平时的不同阶段和不同特点，采取"经前勿补，经后勿泻，经时治标，平时治本"的原则。采用理气和血调经之法，目的在于因势利导，使血来通畅而无滞涩之弊；倘滥用滋补则有碍血运，致使经行不利，徒增腹胀腹痛之苦。但经前勿补亦并非绝对，如月经先期，经来如崩之属于气虚不摄者，也应调补气血，或兼予固涩，以控制出血量，并调整月经周期。行经期间由于血运较之平时活跃，症状也常较明显，临床宜在辨别寒热虚实的前提下，针对具体症状治疗，以缓解病人的痛苦。

如经量过多者兼予止血，过少者兼予养血通经，腹部胀痛者兼予理气止痛等。经后由于血去脉虚，易为邪侵，故宜调理脾胃，滋补肝肾，以增强其修复机能，恢复气血。月经净后至下次经前这一平时阶段，应本着"缓则治本"的精神，着重调节脏腑气机，特别是肝、肾、脾（胃）的功能，邪盛者以祛邪为主，正虚者以扶正调血为主，以使脏腑安和，气血协调，冲任调和。

综论之，肝、肾在月经周期中发挥着重要的作用，经水盈亏满溢是一个动静平衡的过程，调经之法应有经前、经间、经期、经后之别，注重调补肝、肾在调整月经周期中的作用。治疗宜分阶段、分期治疗，以围绕补益肝、肾，调整肝、肾功能为治宜也。

中国科学技术出版社医学分社图书书目

ISBN	书 名	作 者
名家名作		
978-7-5046-7359-6	朱良春精方治验实录	朱建平
978-7-5046-8287-1	柴松岩妇科思辨经验录：精华典藏版	滕秀香
978-7-5046-8136-2	印会河脏腑辨证带教录	徐远
978-7-5046-8137-9	印会河理法方药带教录	徐远
978-7-5046-7209-4	王光宇精准脉诊带教录	王光宇
978-7-5046-8064-8	王光宇诊治癌症带教录	王光宇
978-7-5046-7569-9	李济仁痹证通论	李济仁，仝小林
978-7-5046-8168-3	张秀勤全息经络刮痧美容（典藏版）	张秀勤
978-7-5046-9267-2	承淡安针灸师承录（典藏版）	承淡安
978-7-5046-9266-5	承淡安子午流注针法（典藏版）	承淡安
经典解读		
978-7-5046-9473-7	《内经》理论体系研究	雷顺群
978-7-5046-8124-9	新编《黄帝内经》通释	张湖德
978-7-5046-8691-6	灵枢经讲解——针法探秘	胥荣东
978-7-5046-7360-2	中医脉诊秘诀：脉诊一学就通的奥秘	张湖德，王仲宗
978-7-5046-9119-4	《医林改错》诸方医案集	甘文平
978-7-5046-8146-1	《醉花窗》医案白话讲记	孙洪彪，杨伦
978-7-5046-8265-9	重读《金匮》：三十年临证经方学验录	余泽运
978-7-5046-9163-7	《药性歌括四百味》白话讲记①	曾培杰
978-7-5046-9205-4	《药性歌括四百味》白话讲记②	曾培杰
978-7-5046-9277-1	《药性歌括四百味》白话讲记③	曾培杰
978-7-5046-9278-8	《药性歌括四百味》白话讲记④	曾培杰
978-7-5046-9526-0	《药性歌括四百味》白话讲记⑤	曾培杰
978-7-5046-9527-7	《药性歌括四百味》白话讲记⑥	曾培杰
978-7-5046-9528-4	《药性歌括四百味》白话讲记⑦	曾培杰

ISBN	书　名	作　者
978-7-5046-9529-1	《药性歌括四百味》白话讲记⑧	曾培杰
978-7-5046-9487-4	《药性歌括四百味》白话讲记⑨	曾培杰
978-7-5046-7515-6	病因赋白话讲记	曾培杰，陈创涛
978-7-5236-0013-9	《运气要诀》白话讲记	孙志文
978-7-5236-0189-1	《脾胃论》白话讲解	孙志文
临证经验（方药）		
978-7-5236-0051-1	中成药实战速成	邓文斌
978-7-5236-0049-8	用中医思维破局	陈腾飞
978-7-5046-9072-2	误治挽救录	刘正江
978-7-5046-8652-7	经方讲习录	张庆军
978-7-5046-8365-6	扶阳显义录	王献民，张宇轩
978-7-5236-0133-4	扶阳临证备要	刘立安
978-7-5046-7763-1	百治百验效方集	卢祥之
978-7-5046-8384-7	百治百验效方集·贰	张勋，张湖德
978-7-5046-8383-0	百治百验效方集·叁	张勋，张湖德
978-7-5046-7537-8	国医大师验方秘方精选	张勋，马烈光
978-7-5046-7611-5	悬壶杂记：民间中医屡试屡效方	唐伟华
978-7-5236-0093-1	悬壶杂记（二）：乡村中医 30 年经方临证实录	张健民
978-7-5046-8278-9	男科疾病中西医诊断与治疗策略	邹如政
978-7-5046-8593-3	百病从肝治	王国玮，周滔主
978-7-5046-9051-7	基层中医之路：学习切实可行的诊疗技术	田礼发
978-7-5046-8972-6	广义经方群贤仁智录（第一辑）	邓文斌，李黎，张志伟
978-7-5236-0010-8	杏林寻云	曹云松
978-7-5236-0223-2	打开经方这扇门	张庆军
临证经验（针灸推拿）		
978-7-5046-9477-5	针刀治疗颈椎病	陈永亮，杨以平，李翔，陈润林